海南黎族 常用 HAINAN LIZU CHANGYONG
YAOYONG ZHIWU XIANDAI YANJIU
药用植物现代研究

杨卫丽　刘侠　潘坤◎著

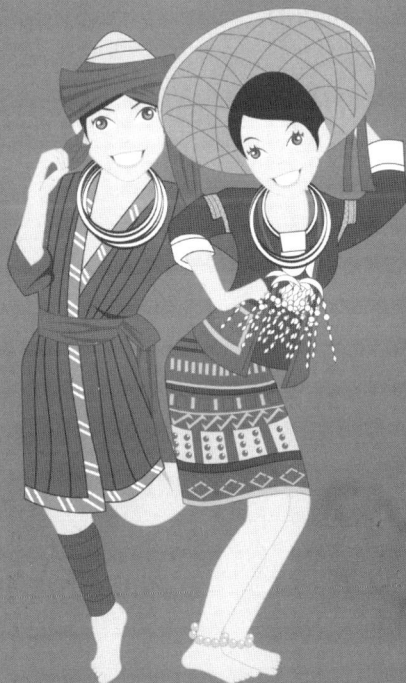

中国原子能出版社

图书在版编目（CIP）数据

海南黎族常用药用植物现代研究 / 杨卫丽，刘侠，
潘坤著. -- 北京：中国原子能出版社，2017.7
　　ISBN 978-7-5022-8400-8

　　Ⅰ.①海… Ⅱ.①杨… ②刘… ③潘… Ⅲ.①黎族—
民族医学—药用植物—研究 Ⅳ.①R298.1

　　中国版本图书馆CIP数据核字（2017）第194503号

海南黎族常用药用植物现代研究

出版发行	中国原子能出版社（北京市海淀区阜成路43号 100048）
责任编辑	王　朋
责任印刷	潘玉玲
印　　刷	三河市天润建兴印务有限公司
经　　销	全国新华书店
开　　本	787mm*1092mm　1/16
印　　张	17.75
字　　数	308 千字
版　　次	2018 年1月第 1 版
印　　次	2018 年1月第 1 次印刷
标准书号	ISBN 978-7-5022-8400-8
定　　价	69.00元

网址：http//www.aep.com.cn　　　E-mail:atomep123@126.com
发行电话：010-68452845　　　　版权所有　翻印必究

前　言

　　黎族是我国55个少数民族之一，人口约130万，在全国100万以上人口的少数民族中排名第18位，主要聚集在海南岛中部以南的琼中、五指山、保亭、陵水等各市县，由于特殊的地理位置和生态环境，加之约三千余年与疾病斗争的历史，形成了独具特色的黎族医药文化。黎药是黎族人民使用的传统民间药物简称，以植物药为主，是祖国医药宝库中的一朵奇葩。海南岛黎药资源丰富，仅五指山地区黎药资源达500多种，其中部分黎药资源为功效确切、产业应用广的典型黎药，如胆木、牛耳枫、裸花紫珠等。因此，专门针对这部分临床疗效显著、产业应用广泛的典型黎药开展深入研究，对于黎族医药和我国民族医药的发展具有积极的推动和示范作用。

　　本书内容主要包括部分黎族常用药用植物化学成分的概述和药理活性研究进展的综合分析，并结合其生物学特征（包括分类地位、资源概况、鉴别）和传统习用，对这些药用植物全面、系统地一一进行了归纳介绍，以便读者快速、综合地了解海南黎族常用药用植物的现代研究进展。同时为便于读者正确识别海南黎族常用药用植物，本书尽量配备相关植物的植株图片。

　　在本书中，杨卫丽（海南医学院）负责撰写九节~飞机草、地胆草、角花胡颓子；刘侠（海南医学院）负责撰写牛耳枫~野牡丹、鸡矢藤、单叶蔓荆、草豆蔻、胡椒；潘坤（海南医学院）负责撰写降香檀、益智、海金沙~薜荔。

　　本书的出版，是对部分黎族常用药用植物相关开发研究的一次全面、系统的认识，是我国黎族常用药用植物的研究和开发的基础工作，愿此书的出版能对我国黎族常用药用植物的研究提供一些参考资料，对从事药用植物资源开发利用的科研人员提供一些有价值的线索。由于作者水平有限，书中难免有不当之处，恳请读者给予批评和指正！

作　者

2017年6月

目 录

九节 Jiujie

Psychotria rubra（Lour.）Poir.

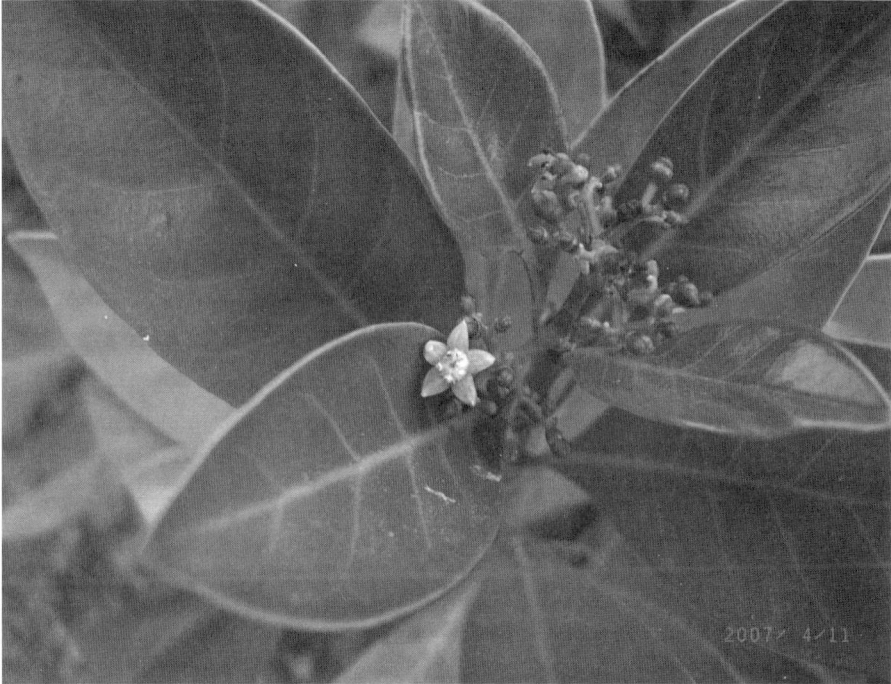

图1 九节植物图片

【基本概况】

为茜草科植物九节*Psychotria* rubra（Lour.）Poir.。嫩枝及叶入药，黎药名赛赛帕，夏、秋季采收嫩枝、叶，晒干或鲜用。根入药名为山大刀根，秋季挖根，洗净，切片，晒干或鲜用。主要分布于我国西南部至东部。印度、马来西亚、日本等国也有分布，多生于丘陵、坡地、沟谷疏林下。

【生物学研究】

一、植物形态

直立灌木，高1~3m。叶对生，纸质，长圆形、椭圆状长圆形或倒披针状长圆形，长8~20cm，宽2.5~7cm，顶端短渐尖，基部楔形，全缘，叶片干时腹面淡绿色，背面微红色；侧脉每边7~10条，弯拱向上，近叶缘处不明显联结；叶柄长8~20mm；脱叶早落，膜质，长4~6mm，顶部全缘。宽6~9mm，脱落。花序顶生，为伞房花序式或为不规则的三歧聚伞花序，长2~6cm；总花梗长5~25mm；苞片和小苞片早落，不明显；花具短花梗；萼管倒圆锥形，长约1mm；花冠淡绿色或白色，冠管阔，长2~3mm，喉部有白色的长毛，顶部5裂，裂片三角形，较冠管稍短，顶端外弯；花丝长约1mm，花药伸出，长圆形，顶部钝。浆果卵状椭圆形，长5~7mm，直径约5mm。成熟时红色，有纵棱；小核背面凸起，具纵棱，腹面平而光滑。花果期：几乎全年。[1]

二、九节的遗传育种研究

姬璇[2]等基于组织培养技术研究九节种子无菌萌发方法，采用正交试验设计法考察6-苄氨基腺嘌呤（6-BA）、赤霉素（GA）、α-萘乙酸（NAA）3种激素对种子萌发的影响。最终确定9月份采收的九节种子活性较强，可以用作实验材料及萌发条件为 $2.0\ g \cdot L^{-1}$ 升汞溶液浸泡2min，种子生长率高、污染率较小，适合无菌培养，培养基为 MS、$2.0\ mg \cdot L^{-1}$、6-BA、$0.1\ mg \cdot L^{-1}GA$、$3.0 g \cdot L^{-1}$ 活性炭。

三、九节生理学研究

洪涛等研究显示九节木的叶绿素含量变化与海拔升高不相关；彭长连等[3]发现生长在不同光强下的九节幼苗（盆栽）或幼树（自然林下）叶片的50%乙醇提取液具有明显的清除有机自由基二苯基苦基苯肼（DPPH）的能力。清除率在16%~59%（盆栽苗）和48%~88%（林下幼树）之间，自然光下生长的植物对DPPH有机自由基的清除能力最强，降低光强减弱叶片的有机自由基的清除能力。林下灌木九节的有机自由基的清除能力对光强变化有较高的敏感性。植物的有机自由基的清除能力及其随光强的变化与叶片的抗坏血酸（AsA）含量和叶提取液在204~227nm紫外区的吸光值皆呈线性相关及光强对九节植物叶绿体中活性氧产生的调控作用，研究表明生长于3种光强下的九节，叶绿体中与活性氧形成有关的脂氧合酶（LOX）、黄嘌呤氧化酶（XOD）、单胺氧化酶（MAO）的活性LOX及XOD活性受光强影响，高光强可以提高各自的活性；而MAO的活性与光强的关系恰好相反，高光强可以抑制其活性。[4]

【药学研究】

一、化学成分

从九节根部分离的到环烯醚萜苷类成分[5]psyrubrin A，为首次从该植物分离得到的化合物——黄酮化合物。

二、药理研究

卢海啸[6-8]等对九节地上部位使用不同溶剂进行提取，并对不同极性部位进行了抗抑郁、抗阿尔茨海默病的研究，发现九节地上部位的乙酸乙酯提取物和水提取物具有明显的改善学习记忆能力的作用，其中九节乙酸乙酯部位和水部位为有效部位，且存在一定的量效关系，醇提取部位具有明显的抗抑郁作用。

三、质量标准

药材性状：叶皱缩或破碎。完整叶呈椭圆状矩圆形，长8~20cm，先端尖或钝，基部渐狭，上面暗红色，下面淡红色，侧脉腋内可见簇生短柔毛；叶柄长可达2cm。质脆易碎。气微，味淡。

【传统应用】

一、药性与功效

嫩枝叶：清热解毒，祛风除湿，活血止痛。主治感冒发热，咽喉肿痛，白喉，痢疾，肠伤寒，疮疡肿毒，风湿痹痛，跌打肿痛，毒蛇咬伤。根：祛风除湿，清热解毒，消肿。主治风湿痛，感冒发热，咽喉肿痛，胃痛，疟疾，痔疮，跌打损伤，疮疡肿毒[9]。

二、传统用法

（1）白喉：山大颜鲜嫩叶。1岁以内1两2钱，1~3岁2两4钱，4~5岁3两，6~10岁5两，水煎，分4次服。

（2）下肢溃疡：山大颜嫩叶，沸水烫过使叶较软，如溃疡面腐肉多，用叶背向溃疡面贴；如溃疡面干净，照上法用叶面向溃疡面贴。每日早晚各换药一次。

（3）肠伤寒：山大颜根、叶晒干研粉。成人每次服2~3克（儿童0.5克），每日3次。

【参考文献】

[1]广东省植物研究所.海南植物志（第三卷）[M].北京:科学出版社,1974：352.

[2]姬璇，林玉凤，杜勤,等.山大颜种子无菌萌发实验研究[J].中药新药与临床药理，2017（1）:102-105.

[3]彭长连，林植芳，林桂珠.光对4种木本植物叶片清除有机自由基能力的影响[J].植物学报（英文版），2000，42（4）:393-398.

[4]李美茹，曾纪晴，王以柔,等.光强对木本植物叶绿体中活性氧产生的调控作用[J].热带亚热带植物学报，2001，9（3）:256-261.

[5]Hai-Xiao Lu, Li-Ye Liu, Dian-Peng Li,Jia-Zhou Li,Lan-Cheng Xu. A new iridoid glycoside from the root of Psychotria rubra,Biochemical Systematics

and Ecology，2014（57）：133-136.

[6]卢海啸，李家洲，叶蓥,等.九节木地上部分抗抑郁作用的实验研究[J].玉林师范学院学报，2011，32（5）:95-98.

[7]卢海啸，勾玲，李典鹏.九节木的抗阿尔茨海默病活性部位筛选[J].玉林师范学院学报，2015（5）:43-47.

[8]卢海啸，李家洲，勾玲,等.九节木不同极性提取物对小鼠学习记忆能力的影响[J].中国实验方剂学杂志，2014，20（7）:140-143.

[9] 国家中医药管理局《中华本草》编委会.中华本草（第六册）[M].上海:上海科技出版社,1999：466.

三桠苦 Sanyaku

Evodia lepta （Spreng.） Merr.

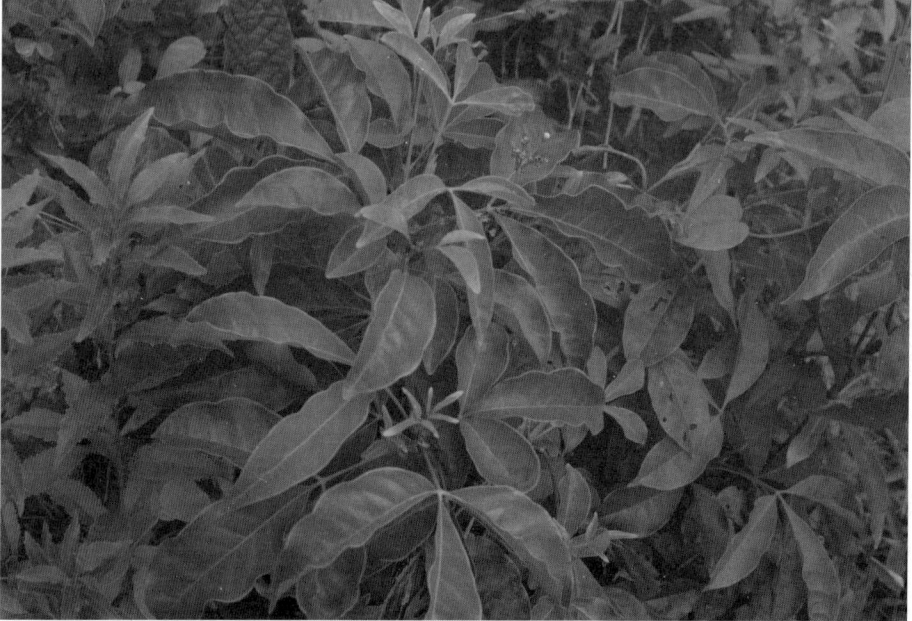

图1 三桠苦植物图片

【基本概况】

为芸香科植物三桠苦*Evodia lepta* （Spreng.） Merr.。茎叶或根入药，别名为三叉虎，黎药名三枝枪，夏、秋季采收，鲜用或切断晒干。主要分布于海南、广东、广西、福建、台湾、云南等省区。生长于低海拔至中海拔丘陵或平地，常见于灌木林或次生小乔木林中。

【生物学研究】

一、三桠苦的植物形态

落叶灌木或小乔木，高2~5m，树皮灰白色，不剥落；嫩芽具短毛，余秃净。叶对生，指状复叶，叶柄长4.5~8cm；小叶3片，矩圆形或椭圆形，长5~15cm，宽2~5.5cm，纸质，先端长尖，基部渐狭而成一短柄，全缘。花单性，圆锥花序，腋生，有近对生而扩展的分枝，被短柔毛。小苞片三角形；花萼4，矩圆形，长不及1mm，具短毛；花瓣4，黄色，卵圆形，长不及1.5mm；雄花的雄蕊4枚，长过花瓣1倍；雌花的子房上位，4室，被毛，花柱有短毛，柱头浅裂。果由4个分离的心皮所组成，直径4~6mm，间有发育不健全的1~3个心皮。种子黑色，圆形，径约3mm，光泽。花期：5~6月；果期：11~12月[1]。

二、三桠苦生理学研究

柯娴氡等[2]利用SPAD-502叶绿素计测定我国南方三桠苦植物的叶绿素相对含量，研究结果表明，成熟叶中的叶绿素相对含量均极显著大于嫩叶，而其在同一叶片不同部位的分布为：叶尖右区、在嫩叶中有显著差异（$P<0.05$）、但在成熟叶与嫩叶的叶尖均无显著差异。叶绿素相对含量的最佳测定部位为全展开叶片的中部，本项研究可为不同目的叶片叶绿素含量测定与取样提供参考。

【药学研究】

一、化学成分

三桠苦中分离得到的化合物主要为生物碱、苯并吡喃类和色烯类、黄酮类、香豆素类及挥发油类成分。

（一）生物碱类

含呋喃喹啉类生物碱吴茱萸春、香草木宁、菌芋碱、白鲜碱、

Yagp 等从泰国产三桠苦中分离得到 shimmianine、（－）-edulinine、（－）-ribalinine、balfourdine、（＋）-isoplatydesmine、（－）-ψ-ribaline、（＋）-ψ-isopoatydesmine；Kamperdick 等从越南产三桠苦的叶中分离得到 melicobisquinolinone A、N-methylflindersine 和 melicobisquinolinone B[2-4]、pteleifolins D、pteleifolins E[5]。

（二）黄酮类

朱盛华[6]对广州产三桠苦叶的80%乙醇提取物中分离出黄酮化合物，分别为三桠苦甲素、三桠苦乙素、三桠苦丙素、3,5,4'-三羟基-8,3'-二甲氧基-7-异戊烯氧基黄酮、3,7-二甲氧基山奈酚、山奈酚-3-O-α-L-阿拉伯吡喃糖苷、山奈酚-3-O-芸香糖苷、异鼠李素-3-O-α-L-阿拉伯吡喃糖苷、山奈酚-3-O-β-D-葡萄吡喃糖苷、山奈酚-3-O-α-L-鼠李糖基（1→2）-β-D-半乳糖苷、山奈酚-3-O-β-D-吡喃葡萄糖醛酸甲酯、山奈酚-3-O-α-D-葡萄糖基（1→2）-β-D-葡萄吡喃糖苷、异鼠李素、山奈酚、山奈酚-3-O-β-D-吡喃葡萄糖苷、山奈酚-3-O-β-D-吡喃葡萄糖醛酸苷、槲皮素、山奈酚-3-O-α-L-阿拉伯吡喃糖苷、3,5,7,3'-四羟基-8,4'-二氧甲基黄酮、3,5,3'-三羟基-4'-氧甲基-7-异戊烯氧基黄酮、3,5,4'-三羟基-8,3'-二氧甲基-7-异戊烯氧基黄酮。

（三）挥发油类

采用GC-MS分析技术对不同产地的三桠苦茎叶挥发性成分进行了分析，刁远明[7]等从广东产三桠苦叶中分离出46个组分，鉴定了其中18个化合物，主要成分为十六酸（30.74%），邻苯二甲酸二丁酯（15.87%），叶绿醇（13.4%），邻苯二甲酸二丁辛酯（7.58%），6,10-二甲基-2-十一烷酮（6.3%），双十一基邻苯二甲酸酯（3.85%）。梁粤等[8]将三桠苦茎挥发油进行 GC-MS 联用分析，分离得到 56 个峰，共鉴定了 27 个化合物，主要有 α-佛手柑油烯、香木兰烯、α-蛇麻烯、γ-杜松烯、β-芹子烯、α-芹子烯、α-依兰油烯、δ-杜松油烯、去氢白菖（蒲）等。

（四）苯并吡喃类和色烯类

从三桠苦的茎提取物中分离得到leptin A—H、evodione、leptolA、leptene A、etylleotol A、leptol B、etylleotol B、methylleptol B、lepteneB、methylevodionol、dichromene A—B[9-11]、Pteleifolin C

（五）香豆素及其他类

高幼衡[12]等从三桠苦中分离出2个化合物，分别是三桠苦甲素（evodosin）和β-胡萝卜苷；杨树娟[12]对云南西双版纳产三桠苦叶的化学成分进行研究，结果从三桠苦叶95%乙醇提取物中分离得到 4 个化合物，分别为2，4，6-三羟基苯乙酮-3，5-二-C-β-D-葡萄糖苷、2，4，6-三羟基苯乙酮-3，5-二-C-β（6'-O-E-对香豆酰基）-D-葡萄糖苷（三桠苦双碳苷 A）、2，4，6-三羟基苯乙酮-3，5-二-C-β（6'-O-Z-对香豆酰基）-D-葡萄糖苷（三桠苦双碳苷 B）、2，4，6-三羟基苯乙酮-3，5-二-C-β（6'-O-E-肉桂酰基）-D-葡萄糖苷（三桠苦双碳苷 C）[13]；对海南产三桠苦茎的化学成分进行研究，结果从其75%乙醇提取物中分离得到香兰素（vanillin）、木栓酮（riedelin）、苯甲酸正丁异丁酯（phthalic acid butyl isobutyl ester）、东莨菪素（scopoletin）[14]。

三桠苦具有较高的营养价值，至少含有 17 种氨基酸，其中有 7 种是人体必需氨基酸；含有 V_C、V_{pp}、V_{B1}、V_{B2} 和 β-胡萝卜素。其中 V_C 和 V_{B2} 含量较高[15]；采用微波消解技术 ICP-MS 法测定了三桠苦根、茎、叶中的 Li, B,Mg,V,Mn,Cu,As,Sr,Mo,Cs,Ba,Pb,Cr,Fe,Ni,Co,Sn,Sb,Bi,Cd20 种元素的含量，结果表明三桠苦植物的根、茎、叶中含有较高的 Mg,Mn,Fe,B,Cu,Sr,Ni,Ba 微量元素[16]。

二、药理研究

（一）护肝作用

用四氯化碳建立小鼠肝损伤模型，三桠苦提取物能明显降低动物模型的血清丙转氨酶（ALT）、谷草转氨酶（AST）和肝匀浆丙二醛（MDA）含量,提高肝脏谷胱甘肽过氧化物酶（GSH-Px）活性。三桠苦通过抗脂质过氧化反应，能够保护肝细胞膜结构的完整，阻断常见肝损伤途径[17]。

（二）镇痛抗炎作用

林紫微等[18]通过二甲苯致小鼠耳肿胀、角叉菜胶致大鼠足肿胀来观察三桠苦的抗炎作用，采用酶联免疫吸附法（ELISA 法测定肿瘤坏死因子 α（TNF-α）和白细胞介素 1β（IL-1β）的含量，结果三桠苦水提物中、高剂量能抑制二甲苯所致小鼠耳肿胀（P<0.05），中剂量对角叉菜胶致大鼠足肿胀有明显的抑制作用，在致炎 4h 效果最明显（P<0.01）。水提物中、高剂量对大鼠血清中 TNF-α[（169.61±73.80）ng/L 和（124.34±85.65）ng/L]和 IL-1β[（521.01±206.89）ng/L 和（393.99±197.61）ng/L]有不同程度的降低作用，TNF-α 较模型组[（283.98±68.68）ng/L]降低显著（P<0.05）。邓琪[19]采用紫外分光光度法和酶联免疫吸附法分别检测炎性组织中前列腺素 E_2（PGE2，prostaglandin E_2）和血清中环氧化酶 -2（cyclooxygenase,COX-2）含量，结果三桠苦茎水提物、根醇提物对二甲苯诱导的小鼠耳肿胀、醋酸致小鼠扭体、角叉菜胶诱导小鼠足爪肿胀具有抑制作用，对炎性组织中 PGE_2 和血清中 COX-2 含量也有一定的降低作用。

（三）抑菌作用

邓琪[20]等研究发现95%乙醇提取三桠苦地上部分的石油醚、氯仿和乙酸乙酯萃取物和地下部分的石油醚、氯仿萃取物对乙型溶血性链球菌都有比较明显的抑菌效果。廖建良[21]采用滤纸扩散法、平板稀释法对三桠苦叶提取液的抑菌活性进行研究，结果表明三桠苦叶提取液对金黄色葡萄球菌、绿脓杆菌和枯草芽孢菌具有较强的抑菌效果，最低抑制浓度（MIC）范围在0.125~0.5g/mL之间，提取液的抗菌活性具有热稳定性，并且在pH值3.5~9范围内均有抗菌活性,碱性条件下抑菌作用相对较强。

（四）抗氧化作用

三桠苦水提取物具有明显的清除超氧阴离子自由基、羟自由基和过氧化氢的作用，清除率与浓度之间存在着明显的量效关系。茎与根相同，但均强于叶[22]。

（五）抗肿瘤作用

杨利军[5]等对三桠苦化合物进行了体外HCV感染的人肝癌细胞Huh7.5.1的复制抑制活性的筛选，结果显示sck-c-013、sck-c-014、sck-c-023、sck-c-031和sck-c-033在5μM时有抑制作用，其中sck-c-014作用最强，其IC50为0.55μM，与阳性化合物霉酚酸相当。三桠苦提取物具有温和的抑制前列腺癌细胞的DU145增殖的活性，IC50分别为33.1、44.6、50.1μM [23]。

（六）调节血糖、血脂作用

胡向阳等通过建立高脂饮食性胰岛素抵抗大鼠模型，检测各组大鼠TC、TG、FBG、FINS等指标的变化，清醒状态下高胰岛素–正葡萄糖钳夹实验检测葡萄糖输注率，Real–time PCR法检测肝脏组织GLP-1mRNA的表达。结果给予三桠苦后,大鼠TC、TG、FBG、FINS降低（$P<0.01$或$P<0.05$）,GIR水平升高（$P<0.05$），三桠苦对高脂饮食性胰岛素抵抗大鼠糖脂代谢及GLP-1mRNA有一定调节作用。对高脂饮食性胰岛素抵抗大鼠脂肪细胞炎症因子大鼠脂联素、瘦素和抵抗素有一定调节作用[24-26]。

（七）毒性

赖伟勇[27]等研究三桠苦等水提物的急性毒性反应，将水提物对小鼠进行灌胃给药，观察并记录小鼠急性毒性反应和死亡率，采用改良寇氏法测半数致死量LD_{50}，结果测得以最大给药量灌胃三桠苦（168.0 g·kg^{-1}），小鼠无死亡，12d后平均体重增加28.5%，三又苦口服无毒。

三、质量评价

（一）性状鉴别

本品稍老枝呈圆柱状，嫩枝方柱形，直径0.3~1cm，或稍过之;常绿灰色,有直线纹。质硬而脆，易折断。小叶片皱缩或破碎，完整小叶片长圆披针形，长6~15cm，上面褐绿色，下面色浅，两面光滑无毛,有透明腺点，气微香，味极苦。以枝嫩叶绿者为佳。

（二）药材显微鉴别

（1）茎横切面。木栓层为5~10余列细胞，类方形，少切向延长，有的含棕色物。皮层窄，有分泌腔散在；束鞘纤维、石细胞群断续成环。韧皮部较窄。木质部较宽，射线细胞1~2列。髓部明显。

（2）叶片横切面上表皮细胞类方形,稍切向延长，外被较薄的角质层；小表皮细胞略小，大小不一，可见单细胞非腺毛。栅栏组织细胞1~2列，有分泌腔及草酸钙簇晶散在。海绵组织排列较紧密,多切向延长。主脉纤维管束外韧性，由上下两个维管束组成环状。中柱鞘纤维束断续成环。

（3）粉末鉴别。粉末淡黄色。木栓细胞表面观类多角形，直径约10μm，有的含棕色物。韧皮纤维成束或散在，多断碎,断面成窄状，淡黄色，比较厚，直径约12~25μm，石细胞成群或散在，类方形或不规则形，直径25~50μm。木纤维成束，比较薄。导管多为具缘纹孔，直径30~70μm，纹空细而排列紧密[28]。

（三）含量测定

李洪福[29]等建立HPLC法测定三桠苦中异吴茱萸酮酚含量的方法，以十八烷基硅烷键合硅胶为填充剂，以乙腈－醋酸水体系洗脱，体积流量为1.0mL·min^{-1}，柱温30℃，检测波长为230nm。结果在线性范围29.5~442.8μg，异吴茱萸酮酚对照品的标准曲线呈良好的线性关系，r=0.9988,该方法的平均回收率为103.9%，RSD=0.90%。刁远明[30]采用RP-HPLC法测定三桠苦中吴茱萸春，杨树娟[31]采用HPLC法同时测定三桠苦中6个成分，分别为生物碱类成分吴茱萸春，香豆素类成分7-去甲基软木花椒素和3-异戊烯基伞形花内酯，黄酮类成分3,7-二甲氧基山奈酚和3,7,3'-三甲氧基槲皮素及木脂素类成分芝麻素，对6种成分在不同产地、不同季节和不同部位三桠苦中的分布进行了全面的定量比较研究。结果来自9个产地的32个不同季节、不同部位样品中，6种成分的含有量差异很大，相对而言吴茱萸春的分布最广，在云南景谷和金平产三桠苦中含有量较高，特别是叶，其他依次为7-去甲基软木花椒素和3-异戊烯基伞形花内酯，3,7-二甲氧基山奈酚和3,7,3'-三甲氧基槲皮素，芝麻素仅分布在云南西双版纳产三桠苦叶中。

（四）检查

隆颖[32]建立三桠苦药材铜（Cu）、铅（Pb）、汞（Hg）、砷（As）、镉（Cd）5种重金属残留的电感耦合等离子体质谱（ICP-MS）测定方法，样品经过微波消解程序进行高压湿法消化后，分别以锗（72Ge）、铟（115In）、铋（209Bi）为内标，采用ICP-MS同时测定样品中Cu、Pb、Hg、As、Cd的含量，结果对国家一级标准物质柑橘叶的分析结果与所给的标准值吻合，对于所测元素，标准曲线的相关系数在0.9996~0.9999范围之内，线性关系良好，方法的平均回收率为93.4%~96.6%，RSD为4.6%~9.4%。方法快速、简便、灵敏度高，适用于三桠苦药材中5种重金属残留量的测定。

（五）指纹图谱

采用HPLC法对19批三桠苦叶进行指纹图谱构建，对指纹图谱参数共有峰和相似度进行分析，并对图谱进行聚类分析和主成分分析，结果构建了三桠苦叶的HPLC指纹图谱，得到了12个共有峰，相似度在0.69~0.98，19批药材聚成3类。三桠苦叶的HPLC指纹图谱的构建和化学模式的识别为更全面地控制该药材的质量提供方法[33]。

【传统应用】

一、药性与功效

清热解毒，祛风除湿，消肿止痛。主治感冒发热，乙脑，胃痛，咽喉肿痛，肺热咳嗽，风湿痹痛，跌打损伤，湿疹，疮疖肿毒[34]。

二、传统用法

①治脑炎初期：三桠苦叶二两，水煎服。（《广西中草药》）

②治外感痧气：三桠苦叶二至三两，煲水分数次服。（《广西中药志》）

③治慢性支气管炎急性发作：鲜三桠苦叶一两，水煎服。（《福建中草药》）

④治虫蛇咬伤，疖肿，跌打，扭伤：三桠苦鲜叶捣烂外敷。（广州部队《常用中草药手册》）

⑤治耳内生疖：三桠苦鲜叶捣烂取汁，滴耳。（《广西中草药》）

⑥治创伤，止血埋口：三桠苦叶适量，捣烂外敷。（《广西中药志》）

⑦解钩吻中毒：三桠苦叶，干者用二两，生者酌加，煎水服。（《岭

南草药志》）

⑧治鼠咬伤发作，引起淋巴腺肿：三桠苦叶二钱，黄糖酌量，共捣烂冲滚水服，连服数次。外用黑叶荔枝肉敷患处，连敷数次。（《岭南草药志》）

⑨治湿疹、皮炎、痔疮：三桠苦叶煎水外洗。（广州部队《常用中草药手册》）

【现代应用】

由三桠苦、金盏银盘、野菊花、岗梅、薄荷油五味中药和对乙酰氨基酚、马来酸氯苯那敏、咖啡因三味化药组成感冒灵胶囊，是中西药复方制剂，收载于卫生部药品标准中药成方制剂第十三册，具有解热镇痛的功效，主要用于感冒引起的头痛、发热、鼻塞流涕、咽痛等症。

金牡感冒片由金银花、牡荆根、贯众、葫芦茶、三桠苦、甘草、薄荷油等7味中药组成，具有疏风解表、清热解毒之功效，临床上一般用于外感风热、发热恶寒、头痛咳嗽和咽喉肿痛。

【参考文献】

[1] 江苏新医学院.中药大辞典（上册）[M].上海:上海人民出版社,1977：68.

[2] 柯娴氡，贺立静，苏志尧.南方4种木本植物相对叶绿素指标及其分布[J].中南林业科技大学学报，2010，30（8）:82-86.

[3] 刁远明，高幼衡，彭新生.三桠苦化学成分研究（Ⅰ）[J].中草药，2004，35（10）:1309-1311.

[4]Yagp G，Ga C. Traditional medicinal plants of thailand Ⅶ. alkaloids of Evodia epta and Evodia gracilis [J]. JSci Sco Thailand，1987，13: 107-112.

[5] Kampeidick C，Van N H，Sung T V，et al. Bisquinolinonealkaloids from Melicope ptelefolia [J]. Phytochemistry,Viet Nam，1999，50（1）：177-181.

[6]杨利军.三桠苦的化学成分及其抗HCV活性研究[D]. 中国科学院研究

生院，中国科学院大学，2012.

[7]朱盛华. 三桠苦的化学成分及茎叶成分的比较研究[D]. 广州中医药大学，2009.

[8]梁粤，郭丽冰. 气相色谱-质谱法分析三桠苦茎的挥发油成分[J]. 现代中药研究与实践，2009（6）:29-30.

[9]刁远明，高幼衡. 广东产三桠苦叶挥发性成分的气相色谱-质谱联用分析[J]. 时珍国医国药，2008，19（3）:708-708.

[10]李国林，朱大元. 4个新2,2-二甲基色烯类化合物的分离和鉴定[J]. 药学学报，1997（9）:682-684.

[11]李国林，朱大元. 三个新2,2-二甲基苯并二氢吡喃类化合物的分离与鉴定[J]. Journal of Integrative Plant Biology，1997（7）:670-674.

[12]Li G L，Zhu D Y. Chromenes from Evodia lepta [J].Phytochemistry，1997，44（6）: 1175-1177.

[13]高幼衡，朱盛华，魏志雄，等. 三桠苦中一个新的香豆素类化合物[J]. 中草药，2009，40（12）:1860-1862.

[14]杨树娟，袁玲玲，余玲,等. 傣药三桠苦叶的化学成分研究[J]. 中草药，2014，45（14）:1971-1975.

[15]鲍长余，范超君，陈湛娟，等. 海南产三桠苦的化学成分研究[J]. 海南师范大学学报（自然科学版），2012，25（1）:66-69.

[16]许泳吉，汤志方，袁瑾，等. 野生植物三桠苦的营养成分[J]. 光谱实验室，2005，22（2）:354-355.

[17]张军锋，于文辉，窦智峰，等. ICP-MS法测定三桠苦中微量元素的研究[J].海南大学学报自然科学版，2009，27（3）:256-258.

[18]庞辉，玉艳红，汤桂芳. 三桠苦提取物对小鼠实验性肝损伤的保护作用[J]. 广西医科大学学报，2006，23（6）:961-962.

[19]林紫微，赵智萍，林志军,等. 海南三桠苦抗炎作用及机制研究[J]. 海南医学，2016，27（13）:2079-2081.

[20]邓琪，黄美景，郭丽冰,等. 三桠苦抗炎镇痛作用及机制研究[J]. 中国实验方剂学杂志，2011，17（4）:125-128.

[21] 邓琪，梁粤，郭丽冰,等. 三桠苦对乙型溶血性链球菌的体外抗菌作用 [J]. 中国实验方剂学杂志，2010，16（7）:123-124.

[22]廖建良，揭育霞. 三桠苦叶提取物的抑菌活性研究[J]. 广东农业科学，2012，39（19）:90-92.

[23]毕和平，张立伟，韩长日,等. 三桠苦提取物抗氧化作用的研究[J]. 食品科学，2007，28（7）:57-60.

[24]李硕果，叶文才，江仁望.三桠苦的化学成分及抗前列腺癌活性[C].中国化学会天然有机化学学术研讨会，2010.

[25]胡向阳，李安，杨璇.三桠苦对胰岛素抵抗模型大鼠脂肪细胞炎症因子的影响[J].时珍国医国药，2012，23（10）:2514-2515.

[26]胡向阳，林春淑，杨璇.三桠苦对胰岛素抵抗模型大鼠血清脂联素、瘦素和抵抗素的影响[J].现代中医药，2012，32（5）:64-67.

[27]胡向阳，杨璇，李安.三桠苦对高脂饮食性胰岛素抵抗模型大鼠GLP-1mRNA的影响[J].实用中医药杂志，2012，28（9）:46-48.

[28]赖伟勇，谭银丰，杨卫丽,等.三种黎药的急性毒性研究[J].海南医学院学报，2010，16（4）:411-412.

[29]杨卫丽，毛彩霓，刘明生,等.三桠苦生药学研究[J].中国热带医学，2008，8（5）:851-853.

[30]李洪福，王勇，魏娜,等.HPLC法测定三桠苦中异吴茱萸酮酚含量[J].中国现代中药，2013，15（2）:97-99.

[31]刁远明，高幼衡，蔡鸿飞,等.RP-HPLC法测定三桠苦中吴茱萸春[J].中草药，2008，39（1）:126-127.

[32]杨树娟，余玲，康国娇,等.三桠苦中6种成分比较研究[J].中成药，2014，36（3）:580-585.

[33]隆颖，陈浩桉，栗建明,等.ICP-MS法测定三桠苦药材中5种重金属的残留量[J].中药材，2013，36（7）:1066-1068.

[34]卢海啸，张丽媛，倪林,等.三桠苦叶的HPLC指纹图谱研究[J].中药新药与临床药理，2012，23（2）:187-189.

[35]国家中医药管理局《中华本草》编委会.中华本草(第四册)[M].上海：上海科技出版社,1999：925

山苦茶 Shankucha

Mallotus oblongifolius（Miq） Muell.Arg.

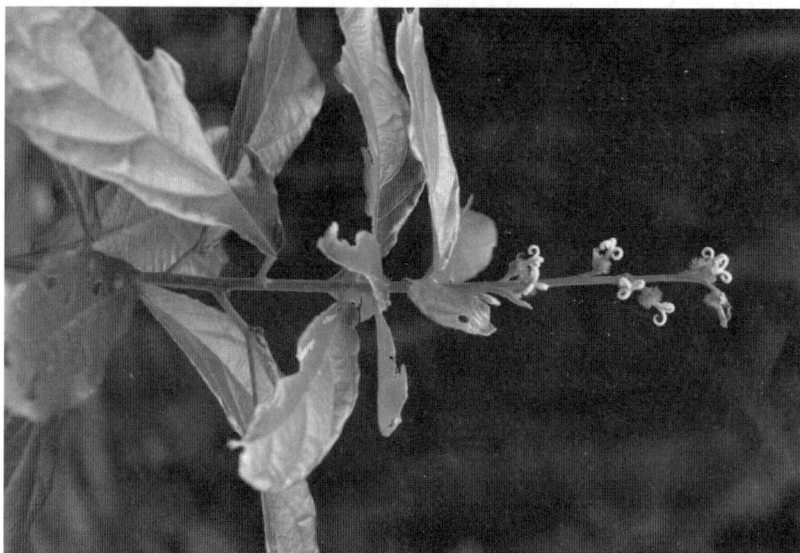

图1　山苦茶植物图片

【基本概况】

为大戟科植物山苦茶*Mallotus oblongifolius*（Miq） Muell.Arg.。叶入药，名鹧鸪茶，黎药名克塞，鹧鸪茶，毛茶，禾姑茶每年4~5月摘取，阴干。主要分布于海南、广东等省区。生长于山区、丘陵、沿海山区。

【生物学研究】

一、山苦茶的植物形态

株高一般为1~3m以上，最高的可达10m，属野生灌木，混杂生长在其他树木荆棘中。其叶片互生，枝的上部对生，叶片呈长圆状倒卵形，叶片长5~15cm，宽2~6cm，顶端急尖至尾状，下部渐狭，基部微呈心形，边全绿有波状齿，背面侧脉腋间有白色束毛，外部全无毛，背面有少数橙色透明脉点，叶脉呈羽状，叶柄长0.5~3.5cm[1]。托叶卵状披针形，被星状毛，早落。花雌雄异株；雄花总状花序，顶生，长4~12cm，苞片卵状披针形，长2~3mm，雄花1~5朵簇生于苞腋，花梗长约3mm；雄花：花蕾卵形，长约1.5mm，花萼裂片3枚，宽卵形，不等大，长约1.5mm，无毛；雄蕊25~45枚，药隔宽。雌花总状花序，顶生，长7~10cm，苞片钻形，长约2mm，被毛，花梗长约2.5mm；雌花：花萼佛焰苞状，长约4.5mm，一侧开裂，顶端3齿裂。外被星状毛和疏生黄色颗粒状腺体；子房球形，密生软刺和微柔毛，花柱中部以下合生，柱头长4~5mm，密生羽毛状突起。蒴果扁球形。直径约1.4cm；种子球形，直径约5mm，具斑纹。花期：2~4月；果期：6~11月。

二、山苦茶的传粉生物学研究

三苦茶的传粉生物学研究尚有争议，《中国植物志》中记载三苦茶的花为雌雄异株，但林海等[2]认为山苦茶的花为雄雌异株，稀同株，雄花序总状，长4-10cm，每节上簇生2-5朵花；雌花序总状，长7-10cm，顶生；雄花花梗长0.5-3mm，雌花花梗长约2mm。李娟玲[3]通过长期观察发现，鹧鸪茶具有花单性，雌雄异株和雌雄同株的特征，且雌雄同株的植株个体约占整个群体的20%左右。

三、山苦茶遗传多样性研究

鹧鸪茶叶片中富含多酚、蒽醌和甾体等化合物，在提取基因组DNA时样品容易褐化，李娟玲对山苦茶遗传多样性做了如下工作[3-6]，首先研究了提取鹧鸪茶基因组DNA的方法，采用 3×CTAB 提取液，提高 NaCl 浓度以及增加巯基乙醇用量至 5%等措施能有效排除多酚类等化合物的干扰，应用该改良CTAB法所得鹧鸪茶基因组DNA其长度接近21kb,OD$_{260}$/OD$_{280}$比值在1.8左右，以此DNA为模板可获得条带清晰、重复性好的ISSR-PCR扩增结果；其次建立鹧鸪茶RAPD-PCR的优化反应体系，通过单因素试验选定其各影响因子比较适宜的浓度范围，再利用正交试验设计方法，对影响鹧鸪茶RAPD-PCR反应的5种因素进行4水平优化试验，并运用SAS软件对试验结果进行了分析，最后确定优化的RAPD-PCR反应体系为:10×Buffer缓冲液2.5μL+Mg^{2+}2.5mmol/L+dNTPs 0.2mmol/L+Taq DNA聚合酶1.5U+S28引物0.48mmol/L+ 80ng模板，定容至25μL，PCR扩增程序为:94℃预变性4min，然后按94℃变性30s，38℃退火45s，72℃延伸120s，进行45个循环，最后72℃延伸10min：16℃保存。该优化的RAPD-PCR反应体系具有良好的稳定性和重现性，可应用于鹧鸪茶不同居群间亲缘关系和遗传多样性分析；再次采用单因素试验研究了大戟科野桐属植物鹧鸪茶ISSR-PCR反应体系中的主要影响因子，经过优化实验,建立了一套稳定的鹧鸪茶ISSR-PCR反应体系：10×buffer2.5μL，1.5~3.0mmol·L^{-1}MgCl$_2$，50~300μmol·L^{-1}dNTPs，Taq酶2.5~3.0U，引物0.3~0.6μmol·L^{-1}，DNA模板80~160ng.最后用无菌超纯水补足至25μL.PCR扩增程序为：94℃预变性4min，然后按94℃变性40s，52~54℃退火45s，72℃延伸120s，进行40个循环，最后72℃延伸8min；16℃保存，该反应条件可应用于鹧鸪茶不同居群间亲缘关系和遗传多样性分析。最后也通过单因素试验优化反应体系的主要影响因子，建立了适用于鹧鸪茶的稳定 ISSR-PCR 反应体系，并从99条ISSR引物中筛选出15条多态性丰富、条带清晰且重复性良好的有效引物，通过ISSR对其中的66份鹧鸪茶种质资源进行遗传多样性分析、聚类分析表明，野生鹧鸪茶居群按照地理位置可划分为万宁类群、三亚类群、保亭类群和文昌类群，同时在万宁、文昌、三亚和保亭等地的丘陵和山区收集了11个野生鹧鸪茶居群，并保存126 份鹧鸪茶种质，收集保存的鹧鸪茶种质资源在性别特征、花/果期、叶色和香气等方面存在显著的遗传差异。

【栽培技术】

梁柳[7-8]以山苦茶当年生带芽茎段为试验材料，研究了山苦茶离体茎段培养和快速繁殖的影响因素。结果表明山苦茶带芽茎段最佳消毒方法为 70% 的酒精浸泡 30s，0.1%HgCl$_2$ 溶液消毒 8min，最适宜的山苦茶茎段启动培养基为 MS+2.0mg/L 6-BA+1.5mg/L KT。1/2MS 为基本培养基，细胞分裂 6-BA 和 KT 组合有利于嫩茎增殖。山苦茶较好的继代增殖培养基为 1/2MS+2.0mg/L 6-BA+1.5mg/L KT，生根培养基为 1/2MS+2.0mg/L IBA+2.0mg/L NAA；同时以五指山野生的 1~2 年生的山苦茶木质化枝条为扦插材料，利用不同浓度（100、400、800 mg/L）的根旺、IBA、NAA、IAA 浸泡 3 类插穗（长度都约为 10cm，直径分别为 0.20~0.40、0.45~0.70、0.75~1.00 cm）基部，时间为 0.5、2.0、8.0 h，扦插基质为河沙。结果表明，不同处理间扦插生根率和生根数与对照组相比，均存在显著差异，以直径为 0.45~0.70cm 的插穗的插条的生根效果最好，单一生长调节剂的处理中，以根旺及 IBA 的效果最好，生根率达到 50% 以上；不同浓度的生长调节剂处理中以 800mg/L 的 IBA 效果最好，生根率达到 60%，生根条数 13 条；3 种处理时间中以 0.5 h 的生根效果最好。

【药学研究】

一、化学成分

林连波[9-11]等运用溶剂法和色谱法对山苦茶化学成分进行分离和纯化，通过理化性质和光谱数据的解析，从海南山苦茶叶中分离出数种个化合物，分别鉴定为3-羟基-4，5（R）-二甲基-2（5H）-呋喃酮，没食子酸，（6S，9R）-6-羟基-3-酮-α-紫罗兰醇-9-O-β-D-葡萄糖苷，（Z）-3-己烯醇-β-D-葡萄糖苷，3，4，8，9，10-五羟基-二苯并[b, d]吡喃-6-酮，木栓醇，β-谷甾醇，木栓酮、aviculin（（+）-lyoniresinol3α-O-α-L-rhamnopyranoside。采用气相色谱-质谱联用仪（GC-MS）对海南山苦茶叶挥发油化学成分进行了分析鉴定，结果分离和鉴定了50种成分，主要成分为十六碳酸，（Z,Z）-9,12-十八碳二烯酸, γ-榄香烯, 叶绿醇。郭玲等[13]应用 GC-MS 技术对鹧鸪茶叶中低极性油状物进行分离得到27个色谱峰，与质谱库图谱对照鉴定出20种化合物， 鹧鸪茶低极性油状物的化学成分主要为脂肪酸酯类：其中主要有十八酸丁酯（7.70%）、亚油酸乙酯（6.45%）、棕榈酸 1,1- 二亚甲基酯（5.84%）；其次为烷烃类：占总含量 13.93%，其中 2,6,6-三甲基-二环[3,1,1]庚烷（6.73%）；酸类占总含量 10.63%，以棕榈酸含量最高，达7.94%，另外还含有少量的酯（5.23%）。

（一）微量元素和氨基酸

苏冰霞等 [14] 以海南山苦茶叶为原料，采用电感耦合等离子原子发射光谱法对不同产地山苦茶叶元素含量进行比较，并对万宁产山苦茶叶、茶渣及其经热水浸提后乙醇沉淀法分离的水溶性粗多糖中的 14 种矿物质元素含量进行了分析，结果表明， 山苦茶叶水溶性粗多糖得率为 16.7%，山苦茶叶中14种元素含量由高到低顺序依次为常量元素钾、钙、镁、钠、硫、磷和微量元素钡、锰、铁、锌、铜、铬、钼、铍；不同地区的山苦茶叶各元素含量稍有不同，总体差异不大。对茶渣和粗多糖的各元素含量及其形态分布分析发现，山苦茶各元素（除钾外）的不溶态（36.9%~94.2%）均大于可溶态（2.45%~53.8%），茶渣中仍有大量的营养元素有待研究和利用。

郭玲[15]对海南山苦茶叶中游离氨基酸进行了测定。结果表明，其含量总游离氨基酸为0.2%，人体必需氯基酸占总游离氨基酸为18.7%，脯氨酸含量特高，占总游离氨基酸达57%。

（二）提取工艺研究

苏冰霞[16]设计合理的超声波辅助提取山苦茶水溶性多糖的技术路线，Sevag试剂和蛋白酶结合脱蛋白，以水溶性多糖得率为技术指标，正交试验得出最佳浸提工艺，并对样品的水分、灰分和15种元素含量进行分布分析。实验确定的最佳工艺参数为超声波功率250W、超声时间40min、超声温度60℃、液料比15：1（mL/g）、热水浸提时间30min，水溶性山苦茶多糖的得率为9.976%.影响茶多糖浸出率的因素按影响大小依次为超声波功率＞超声时间＞超声温度＞浸提时间＞液料比，蛋白质去除率为17.7%。山苦茶和茶渣等经烘箱干燥后均含有少量水分，可溶态灰分和不溶态灰分含量相差不大，重复性很好，山苦茶15种元素按含量高低为K、Ca、Mg、Na、S、P、Ba、Mn、Fe、Ni、Zn、Sc、Cu、Cr、Li。其中K、Mg、Na、Mn、Zn、S、P在可溶性多糖中含量高于茶渣的含量，而Ba、Cr、Li、Fe、Cu、Ca、Sc、Ni在茶渣中含量较高。

张潞[17]研究山苦茶中茶多酚的最佳提取工艺，按照GB/T2008方法测定茶多酚，通过单因素试验和L8（27）正交试验，研究了提取温度、料液比、提取时间、提取次数对山苦茶茶多酚提取率的影响。结果提取温度和料液比是影响山苦茶茶多酚提取率的主要因素，最佳提取工艺为提取温度100℃，料液比1:35，提取时间40min，提取2次。在此条件下，测得山苦茶茶多酚提取率为63.60%（RSD 1%），多酚含量为9.73%。谢基隆[18]采用超声波技术提取海南鹧鸪茶中的总多酚。以鹧鸪茶总多酚的提取率为指标，通过单因素试验和正交试验探究乙醇体积分数、料液比、超声时间、超声功率、提取温度对鹧鸪茶总多酚提取的影响。结果表明，最佳工艺条件为乙醇体积分数50%，料液比1：40（g：mL），超声时间20min，超声功率360W，提取温度60℃，此条件下萃取鹧鸪茶总多酚提取率可达12.56%。

张晓梦[19]以鹧鸪茶多酚提取率为指标考察提取工艺，采用单因素和正交实验确定鹧鸪茶多酚的最佳提取工艺；通过AB-8、NKA-9、DM-130、HPD-600、HPD-826五种树脂的静态实验优选最佳纯化树脂，通过动态实验确定最佳的吸附、解吸条件。提取工艺确定为：取鹧鸪茶药材适量，粉碎，加15倍量40%乙醇回流提取3次，每次45min，合并滤液，过滤，减压回收乙醇并浓缩至相对密度约1.1（60℃），喷雾干燥（进口温度105℃，出口温度95℃，蠕泵转速7r/min，风机转速1900r/min），即得鹧鸪茶提取物。通过静态试验选出AB-8大孔吸附树脂为最佳树脂，纯化工艺确定为：取鹧鸪茶提取物过AB-8大孔吸附树脂，上样量为12mg/mL树脂，上样流速为1BV/h，上样药液pH值为3。先用水洗至洗脱液无色，再用4BV80%乙醇洗脱，洗脱流速为2BV/h，收集醇洗脱液，减压回收乙醇并浓缩至相对密度约1.0（60℃），低温冷冻干燥（-50℃，400Pa），得到鹧鸪茶多酚。

二、药理研究

（一）利胆作用

王九辉[20]等认为山苦茶提取物可通过增加前列腺素的释放以及直接作用于钙通道对豚鼠离体胆囊产生收缩作用。将肌条置于恒温浴槽，以BL-410生物功能实验系统记录肌条张力变化。结果山苦茶提取物对离体胆囊肌条具有剂量依赖的收缩作用，最大效应为乙酰胆碱（10μmol·L^{-1}）的76%±8%。EC$_{50}$为0.14~0.30 mg·mL^{-1}（n=8），阻滞药吲哚美辛和维拉帕m显著降低其缩胆囊作用。华运群[21]采用随机区组和拉丁方设计，研究山苦茶醇提物对动物小肠和胆囊平滑肌的作用，结果表明，山苦茶醇提物乳剂，对小白鼠小肠推进运动有明显的抑制作用和促进胆囊排空作用，对乙酰胆碱（Ach）、组胺、5-羟色胺（5-HT）兴奋的豚鼠离体回肠和被5-HT兴奋的豚鼠离体胆囊也均有明显的抑制作用。

（二）抑菌作用

李彦军等[22]采用滤纸片法，以抑菌圈大小为评价指标，对鹧鸪茶提取物的抑菌性能进行测试，确定抑菌活性后，采用溶剂萃取法和离子沉淀法对鹧鸪茶提取物进行精制，并通过UV、GC、HPLC等方法分析鹧鸪茶提取物抑菌活性的物质基础。结果发现鹧鸪茶提取物对枯草芽孢杆菌、大肠杆菌、金黄色葡萄球菌和酵母菌的抑菌作用较为明显，对其物质成分进行分析发现，鹧鸪茶提取物与茶多酚对照品存在共有色谱峰，认为茶多酚可能为鹧鸪茶提取物抑菌活性的物质基础之一。

（三）镇痛和抗氧化作用

华运群等[23]采用鹧鸪茶醇提物乳剂对小鼠进行镇痛作用研究，发现采用扭体法和热板法镇痛实验方法结果完全一致且镇痛效果明显，说明鹧鸪茶具有明显镇痛作用，但较盐酸吗啡弱。刘月丽等[24-25]研究表明海南山苦茶提取物能够提高衰老小鼠脑组织的抗氧化能力。将120只小鼠随机分为正常组、模型组、阳性药组（维生素E）及海南山苦茶高、中、低剂量组，除正常组外，其余各组小鼠颈背部皮下注射D-半乳糖120mg/kg，连续8周，诱导衰老模型；同时，阳性药组小鼠灌胃给予维生素E 50mg/kg，海南山苦茶高、中、低剂量组小鼠分别灌胃给予81、57、40mg/kg海南山苦茶提取物，正常组和模型组小鼠灌胃给予等体积的0.5%羧甲基纤维素钠。8周后，处死小鼠，取脑组织，匀浆，测定脑组织中超氧化物歧化酶（SOD）、过氧化氢酶（CAT）和谷胱甘肽过氧化物酶（GSH-px）活性以及丙二醛（MDA）的含量。结果模型组小鼠MDA含量较正常组明显升高（P<0.01），SOD、CAT、GSH-px活性较正常组明显降低（P<0.01）；维生素E组和山苦茶提取物高、中、低剂量组小鼠的MDA含量较模型组明显降低（P<0.01），CAT活性较模型组明显升高（P<0.01），山苦茶提取物高、中剂量组SOD和GSH-px活性较模型组明显升高（P<0.01）；同时研究了海南山苦茶提取物对衰老小鼠学习记忆能力的影响，发现海南山苦茶提取物能够改善D-半乳糖诱导的衰老小鼠学习记忆能力。采用水迷宫、跳台实验和避暗实验测试衰老小鼠的学习记忆能力，结果海南山苦茶提取物能够缩短D-半乳糖诱导的衰老小鼠在水迷宫实验中潜伏期、增加跨越平台次数，延长跳台和避暗实验中的训练和测验潜伏期、减少错误次数，且呈现剂量依赖性。

李晓彤[26]采用DPPH体系、ABTS体系和Oyaizu法对鹧鸪茶的甲醇提取物、70%乙醇提取物和水提取物的抗氧化活性进行了测定，并利用HPLC-MS/MS对活性较高的乙醇提取物的抗氧化特征性成分进行了分析。结果表明：鹧鸪茶3种提取物均具有一定的抗氧化能力，呈剂量效益关系。其中3种提取物中以70%乙醇提取物对DPPH和ABTS清除能力最强，而还原力则弱于水提取物和强于甲醇提取物。通过HPLC-MS/MS从70%乙醇提取物中得到7个酚类物质，其中3个酚类物质被鉴定为阿魏酸甲酯、儿茶素和槲皮素。

（四）动脉粥样硬化的防治作用

刘月丽[27-28]探讨山苦茶提取物对动脉粥样硬化（athemsclerosis，AS）的防治作用及其机制，一次性给大鼠腹腔注射VD370万U/kg，高脂饮食，建立AS模型，并预防性给予山苦茶提取物高剂量（0.081g/kg）、低剂量（0.026g/kg）处理。9周后，取血测定TG、TC、LDL-C、HDL-C、SOD、NOS、MDA水平；引流胆汁，测胆汁中TB和胆固醇；取肝脏，称肝湿重，计算肝指数；迅速取胸主动脉，制成宽3mm的胸主动脉环，保留内膜，并测定其内皮依赖性舒张能力，余HE染色，进行病理检查。结山苦茶提取物降低AS大鼠血清MDA、TC、TG、LDL-C水平，提高NOS，SOD活性；增加HDL-C/LDL-C，增加胆汁中TB的排出，改善血管组织病理变化，增强内皮依赖性血管舒张能力。高剂量山苦茶提取物能降低AS大鼠的肝指数。最终确定山苦茶提取物可以防治动脉粥样硬化，这可能与其降低TC、增强

NOS活性、清除脂质过氧化产物、提高机体抗氧化能力有关。并探讨山苦茶提取物对动脉粥样硬化大鼠血管内皮功能的影响。方法梯度浓度稀释山苦茶提取物，与DDPH反应，测自由基清除率及其EC_{50}。一次性给大鼠腹腔注射VD370万U/kg，高脂饮食，建立AS模型，并预防性给予山苦茶提取物处理。9周后处死大鼠，取血清测定SOD、NOS、MDA。迅速取出胸主动脉，制成宽3mm的主动脉环，保留内膜，并测定其内皮依赖性舒张能力。结果山苦茶可以清除自由基，并可明显降低AS大鼠血清MDA水平，提高NOS、SOD活性，增强内皮依赖性血管舒张能力。结论山苦茶提取物增加AS大鼠内皮依赖性血管舒张能力，可能与增强NOS活性、清除自由基、提高机体抗氧化能力有关。

（五）抗疲劳及免疫增强作用

闫佳等[29-30]研究山苦茶对小鼠的抗疲劳作用。对照组小鼠灌胃蒸馏水，低、中和高剂量组分别灌胃0.5g/kg、1.0g/kg、2.0g/kg的山苦茶，连续30d。分别测定小鼠负重游泳时间和血乳酸、血尿素氮。结果各剂量组小鼠的3项指标与对照组相比有显著性差异（P＜0.05），确定山苦茶可提高小鼠抗疲劳的能力，具有保健作用；另外又探讨山苦茶对小鼠非特异性免疫功能的影响。80只昆明种健康小鼠随机分为4组，空白对照组（给予无菌蒸馏水0.1mL/10g）及山苦茶低、中、高剂量组（分别给予山苦茶0.5、1.0、2.0g/kg），每组20只，分别作小鼠碳粒廓清试验和腹腔巨噬细胞吞噬试验，计算并比较各组小鼠胸腺指数、脾脏指数、校正吞噬指数及腹腔巨噬细胞吞噬率、吞噬指数。结果灌胃不同剂量山苦茶水提物7d后，与空白对照组相比，山苦茶各剂量组小鼠的胸腺指数、脾脏指数以及单核巨噬细胞碳粒廓清能力、吞噬率、吞噬指数均明显增加，差异均有统计学意义（P均<0.05）。确定山苦茶可通过影响小鼠免疫器官来增强机体的免疫能力，可加快小鼠体内碳颗粒的清除速度，增强小鼠的非特异性免疫能力，能提高小鼠巨噬细胞的吞噬率和吞噬指数，对正常机体的非特异性免疫功能具有增强作用。

（六）骨质疏松治疗作用

张晓梦[19]探讨鹧鸪茶多酚防治去势大鼠骨质疏松的作用。将大鼠随机分为6组，即假手术组、模型组、鹧鸪茶多酚低、中、高剂量组和戊酸雌二醇阳性对照组。除假手术组大鼠外，其他组大鼠均行卵巢切除术，手术4w后开始给药。给药8w后，10%水合氯醛麻醉，腹主动脉取血，按试剂盒方法测定E_2、SOD、MDA、ALP（碱性磷酸酶）；并计算子宫指数、胸腺指数、脾脏指数、股骨骨密度等指标。鹧鸪茶多酚可以用于防治去势大鼠骨质疏松。可增加骨密度、升高血清SOD、E_2含量，降低MDA、ALP含量，升高子宫指数等指标。

三、质量评价：

（一）性状鉴别

叶片皱缩，黄绿色，呈长圆状倒卵形，顶端急尖至尾状，下部渐狭，基部微呈心形，边全绿有波状齿，背面侧脉腋间有白色束毛，外部全无毛，背面有少数橙色透明脉点，叶脉呈羽状，叶柄长3cm。

（二）理化鉴别

张晓梦[19]采用薄层色谱法鉴别出儿茶素、EGCG、ECG、EGC、没食子儿茶素、没食子酸等6种成分，斑点清晰，重现性好，可作为鉴别方法。

（三）含量测定

（1）没食子酸含量的测定。毛彩霓[31]建立以高效液相色谱法测定黎药山苦茶中没食子酸含量的方法。色谱柱为C_{18}（250mm×4.6mm，5μm），流动相为甲醇–0.1％磷酸（5:95），检测波长为272nm，柱温为30℃，流速为$1.0mL·min^{-1}$以外标法计算样品含量。结果没食子酸检测浓度在$5\sim60μg·mL^{-1}$范围内与峰面积积分值呈良好线性关系（r=0.9992）；平均回收率为99.07％，RSD=2.80％（n=9）。方法简便、快捷，可用于山苦茶中没食子酸的含量测定。

张晓梦[19]利用HPLC采用一测多评法测定没食子酸与表儿茶素含量，该方法准确可靠，重现性好，可作为鹧鸪茶多酚的质控方法。

（2）多糖含量测定

苏冰霞[32]用石油醚和95％乙醇分别浸提山苦茶叶，以去除其中脂溶性成分和单糖、低聚糖、苷类等杂质，再用水提醇沉法提取分离山苦茶多糖,最后采用Sevag试剂法和蛋白酶酶解法去除茶多糖中的蛋白质。以葡萄糖为标准，蒽酮–硫酸比色法测定山苦茶多糖含量。考察了乙醇浓度对山苦茶多糖沉淀量的影响。结果表明，采用Sevag试剂法和蛋白酶酶解法相结合去除蛋白质效果较好。采用80％乙醇浓度沉淀山苦茶多糖效果最佳，测定波长为604nm，山苦茶中多糖含量为1.012％，方法回收率96.7％，RSD为2.45％，多糖提取液4h内显色稳定。该试验方法测定茶多糖准确快速，显色稳定且精密度好。

（四）检查

魏娜[33]等测定山苦茶药材中重金属元素含量，采用石墨炉原子吸收光谱法测定药材中铜、铝镉含量，用氢化物原子荧光法测定其中的砷、汞含量。结果山苦茶中5种重金属元素（铜、镉、铅、汞及砷）含量分别为4.400、0.075、0.520、0.044、0.480mg/kg，药材重金属含量均符合药用植物及制剂的外经贸绿色行业标准。

（五）指纹图谱

张晓梦[19]建立鹧鸪茶药材的指纹谱，并进行模式识别研究。采用戴安Acclaim120C$_{18}$色谱柱（250mm×4.6mm，5μm）；以乙腈–0.03％三氟乙酸梯度洗脱；检测波长：280nm；流速1.0mL/min；柱温30℃；信号采集时间70min。在建立的鹧鸪茶药材HPLC指纹图谱中，共标记15个共有峰，指认出没食子酸、EGC、儿茶素、EC、EGCG、ECG等6种成分；并进行聚类分析与主成分分析，最终将鹧鸪茶药材分为3类。

【传统应用】

药性与功效：清热解毒，利胆消食。

【现代研究】

一、鹧鸪茶的加工

闫佳[34]采用青茶工艺制作山苦茶，之后经真空包装辐照杀菌，与当地百姓采摘后直接晒干的山苦茶相比较，水浸出物、茶多酚、蛋白质、可溶性糖含量均增加，咖啡碱含量降低；卫生指标经检验符合国标。产品汤色橙红明亮，滋味醇厚回甘，清香怡人。

王明强[35]以鹧鸪茶为主料，柠檬片、杭白菊为辅料，通过正交试验和感官审评，研究了原料的颗粒大小及比例对袋泡茶品质的影响。结果表明，向鹧鸪茶中添加60％的杭白菊和20％的柠檬片，原料的粒度大小为20~60目时，产品的色泽、香气、滋味最佳。

二、复合饮料开发

李翔[36]以鹧鸪茶、菊花为原料，并加蜂蜜矫味，采用正交实验设计，对鹧鸪茶清热复配饮料的配方和浸提工艺进行优化研究。结果表明：鹧鸪茶和菊花比例为1:1.5，添加蜂蜜4.0％、柠檬酸0.1％、抗坏血酸0.01％，浸提时间 10min，浸提温度 70℃，料液比 1:80 时茶多酚含量最高，产品感官最优。

闫佳[37]对山苦茶天然饮料的浸提条件以及口感风味进行调配工艺研究，确定山苦茶饮料的生产工艺。产自海南万宁的山苦茶通过在85℃、15min的500倍纯净水提取且过滤，正交试验表明将上述山苦茶提取液100g加入0.2%柠檬酸、3%蔗糖、0.5%蜂蜜得到山苦茶饮料的最佳品质，此饮料酸甜适中，具有山苦茶应有风味及色泽，是营养保健型饮料。

【参考文献】

[1] 陈焕镛.海南植物志（第二卷）[M].北京:科学出版社,1965：156.

[2] 林海，周升.海南山苦茶的生物学特性及其生态分布[J].海南大学学报自然科学版，1992（4）:32-34.

[3] 李娟玲，刘国民，贾媛,等.一种高效提取鹧鸪茶基因组DNA的方法[J].中国农学通报，2010，26（8）:69-73.

[4] 李娟玲，刘国民，曹嵩晓,等.利用单因子和正交设计双重实验法优化鹧鸪茶RAPD-PCR反应体系[J].农学学报，2011，01（6）:14-21.

[5] 李娟玲，刘国民，贾媛.鹧鸪茶ISSR-PCR反应体系优化的研究[J].海南师范大学学报（自然科学版），2009，22（2）:173-178.

[6] 李娟玲，刘国民，宫庆龙,等.鹧鸪茶种质资源ISSR分子标记中的引物筛选[J].安徽农业科学，2010，38（5）:40-43.

[7] 梁柳，王和飞，刘进平.山苦茶组织培养与快速繁殖研究[J].中国农学通报，2011，27（28）:139-144.

[8] 梁柳，王和飞，刘进平.山苦茶扦插繁殖技术[J].热带作物学报，2011，32（2）:217-220.

[9] 林连波，刘明生，林强,等.海南山苦茶挥发油成分的研究[J].时珍国医国药，2001，12（10）:865-866.

[10] 符小文，林连波，郭玲,等.海南山苦茶叶的化学成分（Ⅱ）[J].天然产物研究与开发，2005，17（4）:444-447.

[11] 林连波，符小文，艾朝晖,等.海南山苦茶叶的化学成分研究Ⅰ[J].中国中药杂志，2006，31（6）:477-479.

[12] 林连波，刘明生，林强,等.海南山苦茶挥发油成分的研究[J].时珍国医国药，2001，12（10）:865-866.

[13]郭玲，林连波.海南山苦茶叶低极性油状物成分的分析[J].中国药学杂志，2005，40（10）:797-798.

[14]苏冰霞，唐永富，段云,等.山苦茶矿物质元素的含量和形态初步分析[J].热带农业科学，2012，32（8）:8-11.

[15]郭玲，林连波，刘明生.海南山苦茶中游离氨基酸的分析[J].中国野生植物资源，2001，20（6）:66-67.

[16]苏冰霞，葛会林，段云,等.山苦茶多糖提取工艺及其部分成分分析[J].食品科学，2013，34（12）:51-55.

[17]张潞，程玉钏，郑永芹,等.正交试验优选山苦茶多酚提取工艺[J].中华现代中医学杂志，2012.

[18]谢基隆，薛长风，裴志胜.鹧鸪茶总多酚超声波提取工艺优化研究[J].农产品加工，2016（10）:36-39.

[19]张晓梦.鹧鸪茶多酚提取纯化及防治去势大鼠骨质疏松的研究[D].山西省中医药研究院，2014.

[20]王九辉，何佟，林连波.山苦茶提取物对豚鼠离体胆囊肌条的作用及其机制[J].中南药学，2004，2（3）:131-133.

[21]华运群，徐生淦.山苦茶对动物小肠和胆囊平滑肌的作用[J].海南大学学报（自然科学版），1994（4）:331-337.

[22]李彦军，王勇，高艳娟，等.鹧鸪茶提取物抑菌活性研究及其成分分析[J].食品工业科技，2014，35（10）:202-204.

[23]华运群，欧树安.山苦茶的镇痛作用[J].中国药理学通报，2003，19（2）:235-236.

[24]刘月丽，黄奕弟，林连波.海南山苦茶提取物对衰老小鼠脑组织抗氧化能力的影响[J].海南医学院学报，2012，18（7）:872-874.

[25]刘月丽，林连波.海南山苦茶提取物对衰老小鼠学习记忆能力的影响[J].中国热带医学，2012，12（1）.21-23.

[26]李晓彤，魏静，谷满屯,等.鹧鸪茶提取物抗氧化活性研究与抗氧化特征成分的HPLC-MS/MS[J].食品科技，2015（10）:265-269.

[27]刘月丽，王立群，伍海涛,等.山苦茶提取物对动脉粥样硬化防治作用的研究[J].海南医学院学报，2008，14（6）:608-611.

[28]刘月丽，伍海涛，王立群,等.山苦茶提取物对动脉粥样硬化大鼠血管内皮功能的影响[J].中国热带医学，2008，8（3）:384-385.

[29]闫佳，李跃萍，闫庆峰,等.山苦茶对小鼠非特异性免疫功能的影响[J].海南医学院学报，2012，18（5）:589-591.

[30]闫佳，李跃萍，闫庆峰,等.山苦茶抗疲劳作用的实验研究[J].海南

医学院学报，2012，18（7）:875-876.

[31]毛彩霓，杨卫丽，赖伟勇,等.HPLC法测定黎药山苦茶中没食子酸的含量[J].中国药房，2009（3）:198-199.

[32]苏冰霞，谢轶，吴学进,等.山苦茶多糖的分离和含量测定[J].热带作物学报，2012，33（3）:567-571.

[33]魏娜，赖伟勇，张俊清,等.牛耳枫等五种药材重金属元素含量分析[J].中外医疗，2008，27（23）:85-86.

[34]闫佳，李跃萍，闫庆峰,等.青茶工艺制作山苦茶的研究[J].农产品加工·学刊，2012（8）:71-72.

[35]王明强，曹兵，李翔.复配袋泡鹧鸪茶的研究与开发[J].饮料工业，2009，12（7）:8-10.

[36]李翔，吴霞，罗容,等.鹧鸪茶清热复合饮料工艺初探[J].食品科技，2010（7）:127-130.

[37]闫佳，李跃萍，闫庆峰,等.山苦茶天然饮料工艺[J].食品研究与开发，2012，33（4）:135-136.

飞机草 Feijicao

Chromolaena odoratum（L.）R. King et H. Rob.

【基本概况】

　　为菊科植物飞机草*Chromolaena odoratum*（L.）R. King et H. Rob.。茎叶入药，名为飞机草，夏、秋季采收，鲜用或切断晒干。主要分布于海南、云南、广西，原产美洲。生长村旁、山坡或疏林中，常见。

【生物学研究】

一、飞机草的植物形态

　　多年生草本，根茎粗壮，横走。茎直立，高1~3m，苍白色，有细条纹；分枝粗壮，常对生，水平射出，与主茎成直角，少有分披互生而与主茎成锐角的；全部茎枝被稠密黄色茸毛或短柔毛。叶对生，卵形、三角形或卵状三角形，长4~10cm，宽1.5~5cm，质地稍厚，有叶柄，柄长1~2cm，上面绿色，下面色淡，两面粗涩，被长柔毛及红棕色腺点，下面及沿脉的毛和腺点稠密，基部平截或浅心形或宽楔形，顶端急尖，基出三脉，侧面纤细，在叶下面稍突起，边缘有稀疏的粗大而不规则的圆锯齿或全缘或仅一侧有锯齿或每侧各有一个粗大的圆齿或三浅裂状，花序下部的叶小，常全缘。头状花序多数或少数在茎顶或枝端排成伞房状或复伞房状花序，花序径常3~6cm，少有13cm的。花序梗粗壮，密被稠密的短柔毛。总苞圆柱形，长1cm，宽4-5mm，约含20个小花；总苞片3~4层，覆瓦状排列，外层苞片卵形，长2mm，外面被短柔毛，顶端钝，向内渐长，中层及内层苞片长圆形，长7~8mm，顶端渐尖；全部苞片有三条宽中脉，麦秆黄色，无腺点。花白色或粉红色，花冠长5mm。瘦果黑褐色，长4mm，5棱，无腺点，沿棱有稀疏的白色贴紧的顺向短柔毛。花果期4～12月。[1]。

【药学研究】

一、化学成分

（一）所含有成分

鲜枝叶含挥发油0.3%～0.4%，其中主含香豆素（coumarin），乙酸龙脑酯（bornylacetate），芳樟醇（linalool），泽兰醇（eupatol），左旋泽兰烯（eupatene）。地上部分含黄酮类：异樱花素（isosakuranetin），飞机草素（odoratin），刺槐素（acacetin），樱花素（sakuranetin），山奈素（kaempferide），树柳素（tamarixetin），三裂鼠尾草素（salvigenin，异樱花素-7-甲醚（isosakuranetin-7-methyl ether），4，5-二羟基-3，7-二甲氧基黄酮（4，5-dihydroxy-3，7-dimethoxy flavone），4，5，6，7-四甲氧基黄烷酮（4，5，6，7-tetramethoxy flavanone），4-羟基-5，6，7-三甲氧基黄烷酮（4-hydroxy-5，6，7-trimethoxyflavanone），2，4-二羟基-4'，5'，6'-三甲氧基查耳酮（2，4-dihydroxy-4',5',6'-trimethoxychalcone）等。还含羽房豆醇（lupeol），β-香树脂醇（β-amyrin），环氧羽房豆醇（epoxy-lupeol），茴香酸（anisic acid），蜡醇（ceryl alcohol）以及α-、β-和γ-谷甾醇（sitosterol）[2-9]。

（二）挥发油的提取[10]以及分析

取飞机草地上部分、花及根，分别粉碎后过40目筛，称取150g药材粉末置2000mL圆底烧瓶中，加入1500mL蒸馏水，连接挥发油提取器，照挥发油测定方法（《中华人民共和国药典》2015年版一部附录XD甲法）[7]提取挥发油，分别得淡黄色油状物0.30mL、0.45mL、0.10mL，收率分别为0.20%、0.30%、0.060%。

（1）GC-MS分析条件。HP-5MS石英毛细管柱（30m×0.25mm×0.25μm）；程序升温条件：初始温度为60℃，保持3min，以5℃/min升到100℃，再以3℃/min升到230℃，再以8℃/min升到250℃，保持10min；进样口温度260℃，载气为He，柱流量1.0mL/min，进样量1.0μL，分流比50:1。

质谱条件：EI离子源，电子能量：70eV，离子源温度220℃，扫描范围m/z:45-550 amu。

（2）成分分析。按上述实验条件，对海南产飞机草地上部分、花和根部的挥发油成分进行GC-MS分析，得飞机草挥发油总离子流图（见图1～3）。对总离子流图中各峰经质谱扫描后得到的成分色谱图经质谱工作站NIST98L、Wiley275标准质谱数据库对化合物进行检索，并结合图谱分析，鉴定各种化学成分，采用色谱数据处理系统，按峰面积归一化法计算各峰在挥发油中的相对百分含量，结果如表1所示。

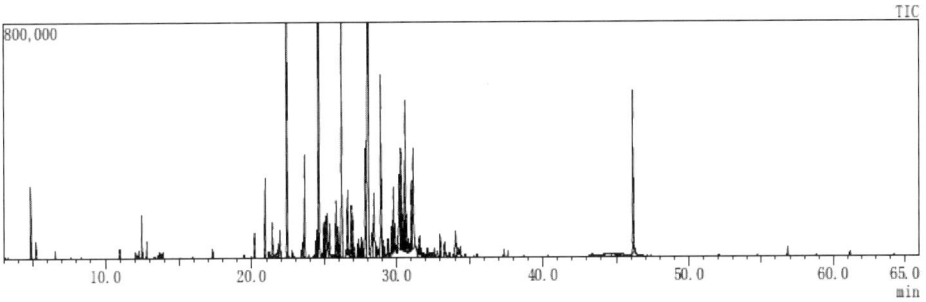

图1　海南产飞机草地上部分挥发油总离子流图

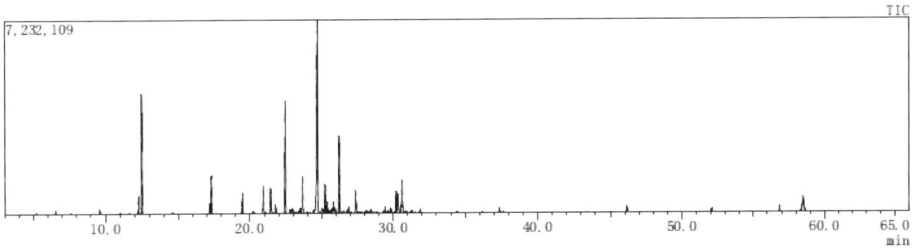

图2　海南产飞机草花挥发油总离子流图

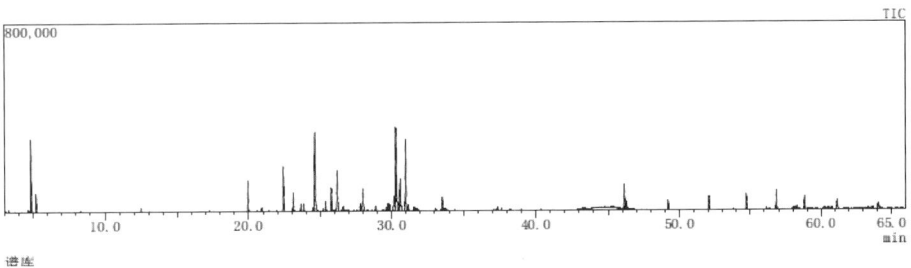

图3　海南产飞机草根部挥发油总离子流图

表1　海南产飞机草地上部位、花及根部挥发油的化学成分

Compounds	Flowers% Area	Aerial parts % Area	Roots% Area
Monoterpene hydrocarbons			
α –Pinene	0.341	11.241	–
β –Thujene	0.660	–	–
β –Pinene	0.191	5.420	–
β –Myrcene	–	0.418	–
（–）–Limonene	–	0.532	–
α –Thujene	–	0.092	–
β –cis–Ocimene	0.401	0.490	1.177
γ –Terpinen	–	0.167	–
Isoterpinolene	–	0.303	–
α –Terpinen	2.003	–	–
2,5–Dimethyl–3–methylene–1,5–heptadiene	–	–	0.307
	3.596	18.663	1.484
Oxygenated monoterpenes			
β –Linalool	–	0.133	–
4–Carvomenthenol	–	0.239	–
（2S,4R）–p–Mentha–[1（7）,8]–diene 2–hydroperoxide	–	0.074	–
α –Terpineol	–	0.229	–
4–Cyclohexylidene–n–butanol	–	0.103	–
		0.778	–
Sesquiterpene hydrocarbons			
Caryophyllene	5.443	4.504	2.005
α –Copaene	1.925	1.345	0.841
α –Cedrene	0.452	1.044	–

续表

Compounds	Flowers% Area	Aerial parts % Area	Roots% Area
β –Elemen	1.388	0.906	–
α –Cubebene	0.562	0.243	0.401
α –Caryophyllene	4.745	4.613	–
germacrene D	24.170	14.604	7.232
germacrene B	1.819	1.409	–
α –Amorphene	1.072	0.761	–
τ –Cadinene	6.066	5.644	–
α –Farnesene	0.041	–	–
g-Gurjunene	0.124	–	–
g-Elemene	0.302	0.228	–
α –Muurolene	0.179	–	–
（Z,E）–α –Farnesene	0.089	–	0.316
α –Longipinene	–	–	2.608
β –Farnesene	–	–	1.045
Cyclohexene,1–methyl–4–（5–methyl–1–methylene–4–hexenyl）–,（S）–	–	–	1.564
（1S–cis）–1,2,3,5,6,8a-Hexahydro–4,7–dimethyl–1–（1-methylethyl）–naphthalene	–	–	3.407
α –Bourbonene	–	0.182	–
g-Caryophyllen	–	0.223	–
Cadina–4（14）,5–diene	–	0.284	–
Valencen	–	0.565	–
（3aS,3bR,4S,7R,7aR）–7–methyl–3–methylidene–4–（propan–2–yl）octahydro–1H–cyclopenta[1,3]cyclopropa[1,2]benzene	–	0.784	–
1–isopropyl–7–methyl–4–methylene–1,2,3,4,4a,5,6,8a–octahydronaphthalene	–	0.494	–

Compounds	Flowers% Area	Aerial parts % Area	Roots% Area
	48.377	37.833	19.419
Oxygenated sesquiterpenes			
α−Elemol	0.293	0.892	−
Nerolidol	0.122	0.323	−
Globulol	0.076	−	−
Ledol	0.163	0.248	−
Drimenol	0.418	−	−
T−Muurolol	1.228	−	−
1（5）−Guaien−11−ol	1.079	−	−
Selinenol	−	0.646	−
7−（1,1-Dimethylethyl）−2,3−dihydro−3,3−dimethyl 1H−inden−1−one,	−	0.259	16.139
11−Isopropylidene−12−oxatetracyclo[4.3.1.1（2,5）.1（4,10）]dodecane,	−	0.333	−
α−Cadinol	2.032	1.925	1.799
α−Bisabolol	0.054	−	0.316
	5.465	4.626	18.254
Terpene related compounds			
2−Hexenal	−	0.141	−
cis−β−Hexenyl Formate	−	0.090	−
（E）−2−Hexen−1−ol	−	0.397	−
Cyclopropanecarboxylic acid, pent−2−en−4−ynyl ester	−	0.206	−
Stevioside	0.065	−	−
Caryophyllene oxide	0.048	0.175	1.080
Tricyclo[4.4.0.0（2,7）]dec−8−ene−3−methanol, α,α,6,8−tetramethyl−, stereoisomer	1.079	−	−

Compounds	Flowers% Area	Aerial parts % Area	Roots% Area
Phytol	0.459	0.941	2.808
α–Bisabolol oxide B	0.037	–	–
9–Methyl–10–methylenetricyclo[4.2.1.1（2,5）] decan–9–ol	–	0.126	–
Pyrethrins	–	0.362	–
3–Hepten–2–one	–	–	0.323
7–Methoxy–2,2–dimethyl–2H–1–benzopyran	–	–	5.183
（–）–Spathulenol	–	–	0.367
Cyclopentanecarboxylic acid，3–isopropylidene–, bornyl ester	–	–	1.493
Phthalic acid，cyclobutyl tridecyl ester	–	–	1.319
（7R,8S）–Ethyl 8–hydroxy–trans–bicyclo[4.3.0]– 3–nonene–7–carboxylate	–	–	0.300
Oxalic acid，allyl nonyl ester	–	–	0.639
	1.688	2.438	13.512
Hydrocarbons			
3,4–diethenyl–3–methyl– Cyclohexene	18.831	17.478	–
1,3–bis（1–methylethyl）– Benzene	0.905	–	–
（S）–Spiro[4.4]nona–1,6–diene	0.159	–	–
Heneicosane	0.545	–	2.980
Pentacosane	0.648	–	–
Tetracontane	4.251	–	–
Propyl cyclopropane	–	0.275	–
Nortricyclen	–	0.333	–
1–（1–Propynyl）cyclohexene	–	0.073	–
2,3,4,5–Tetramethyltricyclo[3.2.1.02,7]oct–3–ene	–	1.102	–

Compounds	Flowers% Area	Aerial parts % Area	Roots% Area
2,8–Dimethyl–7–methylene–1,8–nonadien–3–yne	–	0.307	–
5,5–Dimethyl–1,3–heptadiene,	–	0.063	–
1,1'–（1,10–Decanediyl）bis（decahydronaphthalene）	–	0.461	–
Aromadendrene	–	0.146	–
5–Phenyltridecane	–	0.084	–
1,11–Hexadecadiyne	–		0.414
Octadecyl–cyclohexane,	–		0.749
	25.339	20.322	4.143
Others			
1,3–Bis（1–methylethyl）–benzene,	0.905	–	–
1–Methyl–6–（3–methylbuta–1,3–dienyl）–7–oxabicyclo[4.1.0]heptane	0.060	–	–
1,3,3–Trimethyl–1–phenylindane	0.631	–	–
2,4–Diphenyl–4–methyl–2（E）–pentene	0.128	–	–
Phthalic acid, diisobutyl ester	1.446	–	–
Hexahydrofarnesyl acetone	0.118	–	–
m–Diisopropylbenzene	–	0.097	–
O–（4–Butylbenzoyl）–O'–（2–methylbenzoyl）–1,2–benzenediol	–	0.062	–
β–Elemen	–	0.906	–
9–Methyl–10–methylenetricyclo[4.2.1.1（2,5）]decan–9–ol	–	0.126	–
2–（1,3–Butadienyl）mesitylene	–	0.202	–
5,6,7,8,9,10–Hexahydrobenzocyclooctene	–	5.787	–
7–（1,1–Dimethylethyl）–2,3–dihydro–3,3–dimethyl1H–inden–1–one	–	0.259	–

续表

Compounds	Flowers% Area	Aerial parts % Area	Roots% Area
2-[1-（4-Hydroxyphenyl）-1-methylethyl]-phenol	–	0.404	–
Demethoxyageratochromene	–	–	5.183
5,10-Pentadecadiyn-1-ol	–	–	0.240
Ethylene glycol allyl ether	–	–	0.244
2',4'-Dihydroxy-3',5'-dimethoxyacetophenone	–	–	0.187
1-Tridecyn-4-ol	–	–	0.302
	3.288	7.843	6.156
Total	87.753	92.503	62.968

表2　飞机草药材不同部位化学成分类型

Constituents	Flowers		Aerial parts		Roots	
	% Area	NC	% Area	NC	% Area	NC
Terpenoids						
Monoterpene hydrocarbons	3.596	5	18.663	8	1.484	2
Oxygenated monoterpenes	–	–	0.778	5	–	–
Sesquiterpene hydrocarbons	48.377	15	37.833	17	19.419	9
Oxygenated sesquiterpenes	5.465	9	4.626	7	18.254	3
Terpene related compounds	1.688	5	2.438	8	13.512	9
Hydrocarbons	25.339	6	20.322	10	4.143	3
Others	3.288	6	7.843	8	6.156	5
Total	87.753	46	92.503	63	62.968	31

NC: Number of compounds

　　从海南产飞机草地上部分、花及根部分别分离鉴定出46、63、31种化合物，占总挥发油总量的87.753 %、92.503%、62.96%以上，其中主要成分为倍半萜类化合物，含量较高的成分有germacrene D（大牛儿烯D）分别在各部位含量为24.170%、14.604%、7.232%；Caryophyllene（石竹烯）分别在各部位含量为5.443%、4.504%、2.005%。

二、药理研究

（一）抑菌作用

飞机草提取物可抑制绿脓杆菌、大肠杆菌、金黄色葡萄球菌、淋球菌等生长，并能促进伤口愈合[5-6]。

所选菌种见如3所示，1#~5#细菌种由海南医学院热带医学与检验医学院实验中心微生物实验室提供。6#~12#真菌种由海南医学院科学实验中心提供。

表3　供试菌种

编号Code	类别Species	菌种Microorganism
1	G+	金黄色葡萄球菌Staphylococcus aureus
2	G+	表皮葡萄球菌Staphylococcus Epidermis
3	G-	伤寒沙门（氏）菌（S.typhi）
4	G-	大肠杆菌（E.coli）
5	G-	福氏志贺菌（Shigella flexneri）
6	酵母菌	白色念球菌（C.albicans）
7	酵母菌	△白色念球菌（C.albicans）
8	酵母菌	热带假丝酵母菌（C.tropicalis）
9	酵母菌	△热带假丝酵母菌（C.tropicalis）
10	酵母菌	光滑假丝酵母菌（C.glabrata）
11	酵母菌	△光滑假丝酵母菌（C.glabrata）
12	酵母菌	近平滑假丝酵母菌（C. parapsilokis）
13	酵母菌	克柔假丝酵母菌（C. krusei）
14	酵母菌	△克柔假丝酵母菌（C. krusei）

注：△为临床分离的菌株

（1）培养基的制备。

称取营养琼脂33.10g，于2000mL的三角烧瓶中加去离子水1000mL，边加边搅拌，加热煮沸至全部溶解。放入高压蒸汽灭菌器中经121.0℃、20min灭菌，取出冷却至约50℃左右时倒入经过高压灭菌的培养皿中，厚度约4～6mm左右，冷却凝固后备用。

称取沙氏营养琼脂培养基65.13g，于2000mL的三角烧瓶中加去离子水1000mL，边加边搅拌，加热煮沸至全部溶解。放入高压蒸汽灭菌器中经121.0℃、20min灭菌，取出冷却至约50℃左右时倒入经过高压灭菌的培养皿中，厚度约4～6mm左右，冷却凝固后备用。

（2）菌种的活化。

将-40℃斜面保存的菌体接种环挑取一环，画线固体培养基，细菌于37℃培养24h。真菌于28℃培养48h，4℃保存，备用。

（3）麦氏标准管的配制和菌悬液的制备。

麦氏标准管的配制：在对菌悬液进行麦氏比浊法测定时，需要配制麦氏标准（McFarland Standards）管，配制方法如表4所示。

表4　麦氏标准管配制

麦氏标准管号	1.175%BaCl$_2$/ml	1%H$_2$SO$_4$/ml	细菌数 ×10^{8}CFU/mL
0.5	0.5	99.5	1.5
1	1.0	99.0	3.0
2	2.0	98.0	6.0
3	3.0	97.0	9.0
4	4.0	96.0	12.0
5	5.0	95.0	15.0
6	6.0	94.0	18.0
7	7.0	93.0	21.0
8	8.0	92.0	24.0
9	9.0	91.0	27.0
10	10.0	90.0	30.0

菌悬液的制备：在无菌条件下，用接种环轻轻刮下菌体溶于无菌生理盐水中，用涡旋混匀器混匀，制成含有该菌种的菌悬液，菌液浓度调至0.5～1.0麦氏管。

（4）飞机草抑菌部位的提取。

称取飞机草50.00g，依次用10倍于样品的水、甲醇、乙醇、正丁醇、丙酮、乙酸乙酯、二氯甲烷、石油醚索氏提取3h，经减压回收得浸膏，水浴蒸干。干膏真空干燥器3h，称重并计算提取的得率，结果如表5所示。

表5　飞机草不同溶剂依次提取的得率

抑菌部位	药材重量/g	干膏重量/g	得率/%
水提取物		5.43	10.86
甲醇提取物		3.36	6.72
乙醇提取物		1.08	2.16
正丁醇提取物	50.00	0.91	1.82
丙酮提取物		0.38	0.76
乙酸乙酯提取物		0.43	0.86
石油醚提取物		0.4	0.80

（5）溶液的配制。

阴性对照溶液的配制：5%吐温80溶液作为阴性对照溶液，置于4℃冰箱中贮存，备用。

阳性对照溶液的配制：称取0.40g氨苄青霉素钠溶解于40.0mL5%吐温80溶液中摇匀，作为阳性对照溶液，置于4℃冰箱中贮存，备用。

抑菌溶液的配制：称取水提取物、甲醇提取物、乙醇提取物、正丁醇提取物、丙酮提取物、乙酸乙酯提取物和石油醚提取物各0.40g，分别溶解于40.0mL5%吐温80溶液中摇匀，作为各提取部位的抑菌溶液，置于4℃冰箱中贮存，备用，并对各提取部位的抑菌溶液进行编号，结果如表6所示。

表6　抑菌溶液及编号

抑菌溶液	编号
水提部位抑菌溶液	A（水）
甲醇部位抑菌溶液	B（甲）
乙醇部位抑菌溶液	C（乙）
正丁醇部位抑菌溶液	D（正）
丙酮部位抑菌溶液	E（丙）
乙酸乙酯部位抑菌溶液	F（乙）
石油醚部位抑菌溶液	G（石）

（6）抑菌活性研究——滤纸片扩散法。

将直径为6mm的圆形空白滤纸片经121.0℃、20min高压灭菌后，放入各部位抑菌液中分别浸渍6h，无菌条件下晾干备用。移液枪吸取菌悬液加于用培养基制备完毕的培养皿中，涂布均匀。将吸附各原液样品的滤纸片放入不同的含菌培养皿上，每培养皿放置1片，平行制作3个培养皿。相应的提取溶剂作阴性对照，氨苄青霉素钠作阳性对照。细菌经37℃生化培养箱恒温培养24h，酵母28℃恒温培养48h，采用十字交叉法测量抑菌圈直径，取平均值。抑菌圈直径>阴性对照抑菌圈直径有抑菌效果。参照《微生物学检验技术》判定结果，抑菌圈直径小于10mm为钝敏，10~15mm为低度敏感，15~20mm为中度敏感，20mm以上为高度敏感。

（二）结果与分析

（1）飞机草不同提取物的提取率。

由表5可以得知，飞机草采用不同极性溶剂依次提取得到的飞机草各提取物中，水和甲醇提取部位提取率较高，分别为10.86%和6.72%，乙醇、正丁醇、丙酮、乙酸乙酯和石油醚部位提取率相对较低，分别为2.16%、1.82%、0.76%、0.86%和0.80%。

（2）飞机草提取物对各受试菌种的抑菌效果。

通过滤纸片法抑菌试验，初步得出了飞机草不同提取物对各受试菌种的抑制效果，对其进行了拍照和抑菌圈直径的测量，结果如表7~9所示。

表7 飞机草不同提取部位对金黄色葡萄球菌的抑菌活性 （抑菌圈直径：mm）

抑菌部位	阴性对照	质控菌株	阳性对照
A（水）	7.00	12.75	29.13
B（甲）	7.00	9.30	29.13
C（乙）	7.00	9.76	29.13
D（正）	7.00	9.91	29.13
E（丙）	7.00	11.40	29.13
F（乙）	7.00	11.96	29.13
G（石）	7.00	15.50	29.13

由表7可知，飞机草各部位提取物对金黄色葡萄球菌的抑菌圈直径>7mm，表明飞机草不同溶剂的提取物对金黄色葡萄球菌均有抑菌效果。其石油醚提取物抑菌作用最强为中度敏感，抑菌圈直径为15.50mm。水提取物、丙酮提取物和乙酸乙酯提取物抑菌作用为低敏感度，抑菌圈直径分别为12.75mm、

11.40mm、11.96mm。

表8 飞机草不同提取部位对表皮葡萄球菌的抑菌活性（抑菌圈直径：mm）

抑菌部位	阴性对照	质控菌株	阳性对照
A（水）	7.00	12.29	43.20
B（甲）	7.00	8.29	43.20
C（乙）	7.00	8.40	43.20
D（正）	7.00	10.13	43.20
E（丙）	7.00	11.90	43.20
F（乙）	7.00	24.20	43.20
G（石）	7.00	18.10	43.20

由表8可知，飞机草各提取物对表皮葡萄球菌的抑菌圈直径>7mm，表明飞机草不同溶剂的提取物对表皮葡萄球菌均有抑菌效果。其乙酸乙酯提取物抑菌作用最强为高度敏感，抑菌圈直径为24.20mm；石油醚提取物抑菌作用较强为中度敏感，抑菌圈直径为18.10mm；水提取物和丙酮提取物抑菌效果次之为低敏感度，抑菌圈直径分别为12.29mm、11.90mm。

表9 飞机草不同提取部位对伤寒沙门（氏）菌的抑菌活性（抑菌圈直径：mm）

抑菌部位	阴性对照	质控菌株	阳性对照
A（水）	7.00	10.97	40.35
B（甲）	7.00	10.71	40.35
C（乙）	7.00	15.23	40.35
D（正）	7.00	11.00	40.35
E（丙）	7.00	10.53	40.35
F（乙）	7.00	19.48	40.35
G（石）	7.00	19.79	40.35

由表9可知，飞机草各提取物对伤寒沙门（氏）菌的抑菌圈直径>7mm，表明飞机草不同溶剂的提取物对伤寒沙门（氏）菌均有抑菌效果。其乙酸乙酯提取物和石油醚提取物抑菌作用较强且两者的抑菌活性相近，抑菌圈

直径分别为19.48mm和19.79mm；乙醇提取物抑菌效果达到中度敏感，抑菌圈直径为15.23mm；水提取物、甲醇提取物、正丁醇提取物和丙酮提取物四者抑菌活性相近均为低度敏感，抑菌圈直径分别为10.97mm、10.71mm、11.00mm和10.53mm。

表10　飞机草不同提取部位对大肠杆菌的抑菌活性（抑菌圈直径：mm）

抑菌部位	阴性对照	质控菌株	阳性对照
A（水）	7.00	11.20	53.72
B（甲）	7.00	0.00	53.72
C（乙）	7.00	13.87	53.72
D（正）	7.00	11.00	53.72
E（丙）	7.00	18.50	53.72
F（乙）	7.00	20.50	53.72
G（石）	7.00	23.60	53.72

由表10可知，甲醇提取物对于大肠杆菌无抑菌作用。除甲醇提取物外，飞机草各提取物对大肠杆菌的抑菌圈直径>7mm，说明飞机草不同溶剂的提取物对金黄色葡萄球菌均有抑菌效果。其石油醚提取物和乙酸乙酯提取物抑菌作用最强为高度敏感，抑菌圈直径分别为23.60mm和20.50mm；丙酮提取物次之为中度敏感，抑菌圈直径为18.50；水提取物、乙醇提取物和正丁醇提取物的抑菌效果比较差为低敏感度，其抑菌圈直径分别为11.20mm、13.87mm和11.00mm。

表11　飞机草不同提取部位对福氏志贺菌的抑菌活性（抑菌圈直径：mm）

抑菌部位	阴性对照	质控菌株	阳性对照
A（水）	7.00	11.89	22.30
B（甲）	7.00	8.87	22.30
C（乙）	7.00	10.73	22.30
D（正）	7.00	9.80	22.30
E（丙）	7.00	11.07	22.30
F（乙）	7.00	9.07	22.30
G（石）	7.00	8.17	22.30

表12　飞机草不同提取部位对白色念球菌的抑菌活性（抑菌圈直径：mm）

抑菌部位	阴性对照	质控菌株	临床分离菌株
A（水）	7.00	12.23	12.03
B（甲）	7.00	10.25	8.93
C（乙）	7.00	9.57	9.43
D（正）	7.00	10.13	10.07
E（丙）	7.00	8.10	8.15
F（乙）	7.00	8.25	8.52
G（石）	7.00	8.00	8.70

表13　飞机草不同提取部位对热带假丝酵母菌的抑菌活性（抑菌圈直径：mm）

抑菌部位	阴性对照	质控菌株	临床分离菌株
A（水）	7.00	8.00	8.20
B（甲）	7.00	10.00	10.03
C（乙）	7.00	8.00	8.00
D（正）	7.00	10.25	10.15
E（丙）	7.00	10.85	11.10
F（乙）	7.00	9.85	9.60
G（石）	7.00	8.00	8.00

表14　飞机草不同提取部位对光滑假丝酵母菌的抑菌活性（抑菌圈直径：mm）

抑菌部位	阴性对照	质控菌株	临床分离菌株
A（水）	7.00	8.47	8.50
B（甲）	7.00	9.30	8.87
C（乙）	7.00	10.50	10.87
D（正）	7.00	11.07	11.20
E（丙）	7.00	10.47	8.30
F（乙）	7.00	10.00	12.13
G（石）	7.00	8.20	8.00

表15 飞机草不同提取部位对近平滑假丝酵母菌的抑菌活性（抑菌圈直径：mm）

抑菌部位	阴性对照	质控菌株
A（水）	7.00	9.43
B（甲）	7.00	12.67
C（乙）	7.00	11.84
D（正）	7.00	10.08
E（丙）	7.00	10.85
F（乙）	7.00	8.70
G（石）	7.00	12.01

表16 飞机草不同提取部位对克柔假丝酵母菌的抑菌活性（抑菌圈直径：mm）

抑菌部位	阴性对照	质控菌株	临床分离菌株
A（水）	7.00	0.00	0.00
B（甲）	7.00	8.15	8.35
C（乙）	7.00	8.70	8.00
D（正）	7.00	8.00	8.13
E（丙）	7.00	9.45	9.47
F（乙）	7.00	8.55	8.67
G（石）	7.00	8.27	8.90

由表11～16的抑菌结果可以看，采用不同极性溶剂依次提取得到的飞机草各提取部位对金黄色葡萄球菌、表皮葡萄球菌、伤寒沙门（氏）菌、热带假丝酵母菌和白色念球菌等菌种都具有一定的抑菌活性，但抑菌活性的强弱和抑菌活性部位有所差别。

飞机草提取物对细菌的抑菌活性中，对于福氏志贺菌其水提取物抑菌作用稍强，丙酮提取物和乙醇提取物次之，但是相比较金黄色葡萄球菌、表皮葡萄球菌、伤寒沙门（氏）菌和大肠杆菌其抑菌作用较弱。

飞机草提取物对真菌的抑菌活性中，对于白色念球菌的质控株和临床分离菌株中水提取部位抑菌作用最强达到低度敏感，甲醇提取部位和正丁醇提取部位次之，均达到低度敏感；对于热带假丝酵母菌的质控菌株和临床分离菌株中甲醇提取部位、正丁醇提取部位和丙酮提取部位三者的抑菌活性强弱相近且低度敏感，均达到低度敏感；对于光滑假丝酵母菌的质控菌株和临床分离菌株中乙醇提取物、正丁醇提取部位和乙酸乙酯提取部位抑菌作用相近达到低度敏感；对于近平滑假丝酵母菌母菌的质控菌株和临床分离菌株中甲醇提取物的抑菌作用最强，乙醇提取部位和石油醚提取部位菌作用稍弱、正丁醇提取部位和丙酮提取部位为抑菌作用次之，但均达低度敏感；对于克柔假丝酵母菌的质控菌株和临床分离菌株其飞机草各提取部位的抑菌圈直径均小于10mm为耐药，抑菌效果不显著，而且飞机草水提取部位对克柔假丝酵母菌无抑菌作用。

（三）对平滑肌作用

飞机草和茎的煎剂对离体兔十二指肠有抑制作用，对离体豚鼠回肠有兴奋作用，二者对离体兔子宫均无明显作用，给小鼠腹腔注射时，二者毒性都很小。

（四）抗病毒作用

飞机草所含黄酮类成分飞机草素具有较强的抗单纯疱疹Ⅰ型病毒和抗流感甲型病毒的作用[7]。

（五）抗炎作用

飞机草的叶片煎剂在东南亚被广泛用于治疗软组织损伤、烧伤和皮肤感染，它的水提液对小鼠的炎症具有抗性[8-9]。

（六）细胞毒性

刺槐素对人肺癌细胞（NCI-H187）具有中等细胞毒性；木犀草素也同样对人肺细胞（NCI-H187）具有中等细胞毒性，并对人体乳腺癌细胞（BC）具有细胞毒性[10]。

三、质量评价

（一）性状鉴别

茎具细纵纹，绿黄色或黑褐色，断面白色。叶对生，具叶柄；三角长卵形或卵状披针形，长3~10cm，宽2~6cm，先端渐尖，基部宽楔形，叶缘中部以下有疏大锯齿，主脉3出，两面被有柔毛。头状花序数个集生一总梗上，再排成伞房状，小花全为管状。揉碎有香味。

（二）药材显微鉴别

飞机草药材粉末淡黄绿色。①叶表皮细胞碎片多见，表皮细胞的垂周壁深波状弯曲；非腺毛略弯曲，薄壁，细胞竹节状，多为3~12个细胞；上表皮无气孔，下表皮有气孔，气孔为不定式，副卫细胞3~5个。②纤维多见，韧皮部纤维细胞单个或成束，梭形，末端斜尖或钝圆，壁增厚，细胞腔较小，孔沟明显，直径在33~63μm 之间。③木质部纤维细胞长梭形，大多成束，一字形纹孔，直径在28~56μm之间。④木栓细胞表面观呈多角形，壁稍厚。⑤薄壁细胞碎片多见，细胞类圆形或长圆形。⑥导管多见，多为具缘纹孔导管，直径在55~148μm之间。飞机草粉末显微特征如图4所示。

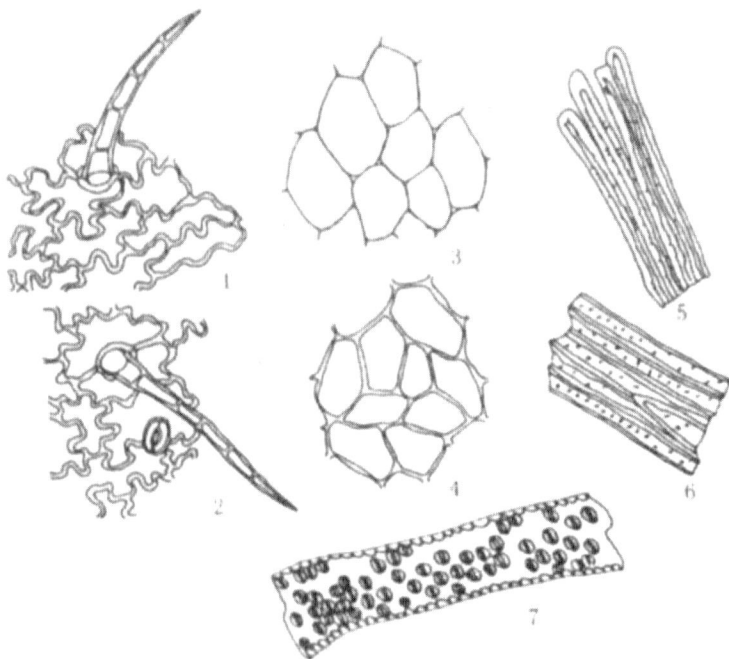

图4　飞机草粉末图（10×10）
1.叶上表皮碎片 2.叶下表皮碎片 3.薄壁细胞 4.木栓细胞
5.韧皮纤维 6.木纤维 7.具缘纹孔导管

（三）薄层色谱鉴别

（1）供试品溶液的配制。

取干燥飞机草地上部分切断，按10倍量加入95%乙醇，加热回流提取2h，提取两次，合并提取液，滤过，浓缩，药液浓度为0.4g/mL，上AB-8大孔树脂，上样流速2mL/min，分别用90%、60%、30%乙醇洗脱，60%乙醇洗脱液作为供试品溶液。

（2）对照品溶液的配制。

取山奈酚对照品适量，置2mL溶量瓶中，加甲醇溶解，制成0.5mg/mL的溶液作为对照品溶液。

（3）展开剂的选择。

根据山奈酚的特点，选择以下几种系统进行分离试验：

展开系统1：环己烷–乙酸乙酯–甲酸（8:9:0.5）；

展开系统2：环己烷–乙酸乙酯–甲酸（4:5:0.5）；

展开系统3：环己烷–乙酸乙酯–甲酸（7:5:0.8）；

展开系统4：环己烷–乙酸乙酯–甲酸（10:8:1）；

从薄层展开效果来看，展开系统4即以环己烷–乙酸乙酯–甲酸（10:8:1）为展开剂时，展开效果最佳，故选择该展开剂作为飞机草薄层色谱鉴别的展开系统。

（4）薄层色谱条件确认。

硅胶薄层板在烘箱内105℃～110℃活化0.5 h后进行点样，展开剂为环己烷–乙酸乙酯–甲酸（10:8:1）的混合展开剂，毛细管多次点样后，薄层板静置10min后，放入薄层色谱展开槽展开，取出，晾干，喷3%三氯化铁显色剂显色，在105℃烘箱放置5min至斑点清晰，置紫外灯（365nm）下检视。

（5）薄层色谱鉴别。

照薄层色谱法《中国药典》2015年版一部附录（ⅥB）试验，吸取上述两种溶液各4μL，分别点于同一硅胶G薄层板（硅胶板为本实验室自制）上，以乙酸乙酯–环己烷–甲酸（10:8:1）的溶液为展开剂，展开，取出，晾干，喷以3%三氯化铁溶液，在105℃烘箱放置5min至斑点清晰，置紫外灯（365nm）下检视。供试品色谱中，在与对照药材色谱相应的位置上，显相同颜色的斑点。

（四）含量测定

芹菜素[12-13]具有广泛的药理作用，对多种肿瘤具有预防、治疗或化疗增敏作用；对多种原因导致的骨、前列腺、肝脏、眼等组织、器官的病变具有防护作用；还具有抗菌、抗病毒、抗过敏、抗氧化、防护辐射损伤及调节分化等作用，因此芹菜素可作为飞机草药材质量控制的指标成分。本研究为综合利用海南产飞机草药材资源、飞机草的进一步开发应用研究及其质量控制指标的选择提供了依据和参考。

（1）分光光度法测定飞机草中总黄酮的含量。

①对照品溶液的制备。

精密称取已干燥至恒重的芦丁对照品，置50mL量瓶中，加70%乙醇溶解，稀释至刻度，摇匀，得0.220mg/mL的芦丁对照品溶液。

②供试品溶液的制备。

飞机草药材粉碎后过40目筛，称取飞机草样品（海南文昌）1.0g，置具塞锥形瓶中，以体积分数70%的乙醇为提取剂、料液比为1：50，称定重量，提取温度40℃、超声50min，加入70%乙醇补足重量，滤过，同法超声两次，合并滤液，将滤液转移至250mL容量瓶中，用70%乙醇定容，作为供试品溶液。

（2）显色方法的考察。

波长扫描：准确吸取芹菜素对照品溶液，芦丁对照品溶液，飞机草供试品溶液各5.0mL，分别置25mL容量瓶中，用95%乙醇溶液定容，摇匀，以样品空白，用95%乙醇同法制备参比溶液。取适量在200-600nm 波长范围内扫描，得波长扫描图，芹菜素对照品、芦丁对照品和供试品溶液在400-600nm 无吸收峰。波长扫描图见图6-8。

$AlCl_3$显色法波长扫描：分别准确吸取芹菜素对照品溶液1.0mL，芦丁对照品溶液2.0mL，飞机草供试品溶液3.0mL，置25mL容量瓶中，各加1.5mL 5%$AlCl^3$，再准确加入95%乙醇溶液定容，摇匀，以样品空白，用95%乙醇同法制备参比溶液，放置10min，取适量在400～600nm 波长范围内扫描，得波长扫描图，芹菜素对照品溶液液无吸收峰，芦丁的最大吸收波长为405nm，供试品溶液在410nm有最大吸收。波长扫描图如图5～7所示。

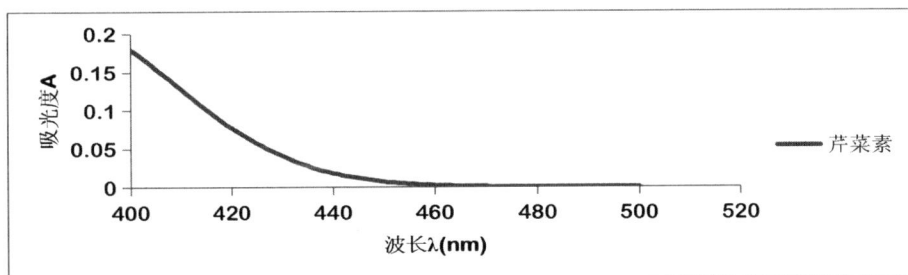

图5 芹菜素对照品溶液波长扫描图（$AlCl_3$显色）

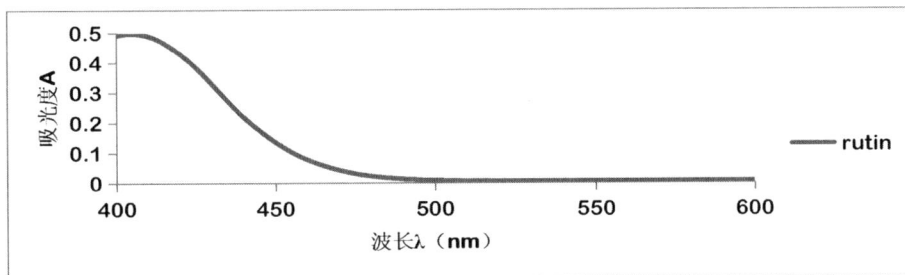

图6 芦丁对照品溶液液波长扫描图（$AlCl_3$显色）

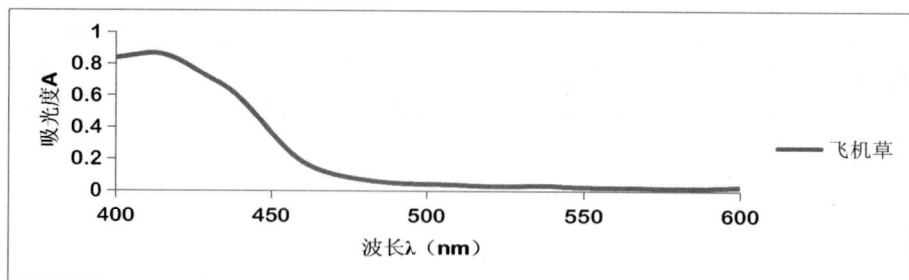

图4　飞机草供试品波长扫描图（AlCl₃显色）

NaNO₃-Al（NO₃）₃-NaOH显色法波长扫描：准确吸取芹菜素对照品溶液，芦丁对照品溶液，飞机草供试品溶液各4.0mL分别置25mL量瓶中，各加入5%NaNO₂溶液1.0mL，摇匀，放置6min，再加10%Al（NO₃）₃溶液1.0mL，摇匀，放置6min，最后加入5%NaOH溶液5.0mL，然后加入95%的乙醇定容至刻度，摇匀，放置10min，以样品空白，用95%乙醇同法制备参比溶液，在400～600nm波长范围内扫描，得波长扫描图。芦丁对照品490nm有吸收峰但不明显，芹菜素对照品和供试品溶液供试品无吸收峰不明显。波长扫描图如图8～10所示。

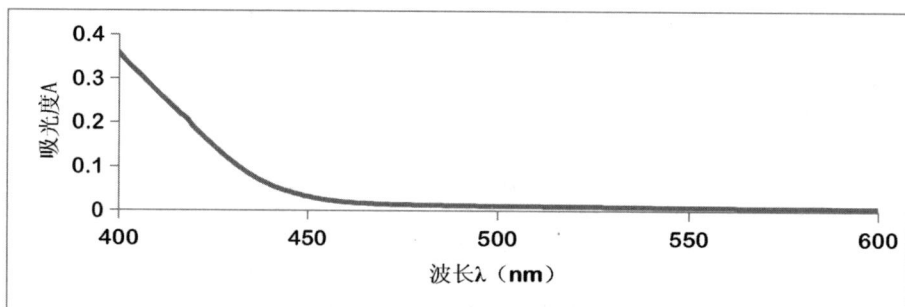

图8　芹菜素对照品溶液波长扫描图（NaNO₃-Al（NO₃）₃-NaOH显色）

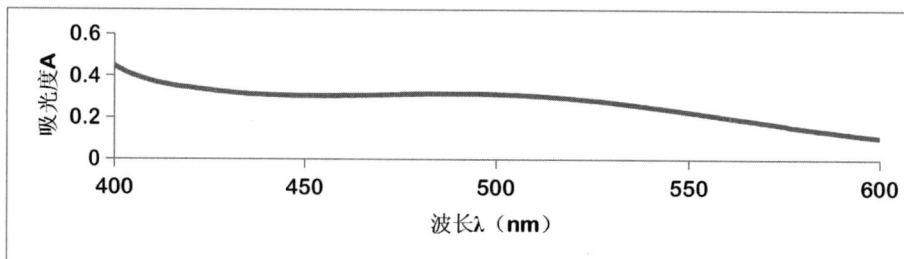

图9　芦丁对照品溶液波长扫描图（NaNO₃-Al（NO₃）₃-NaOH显色）

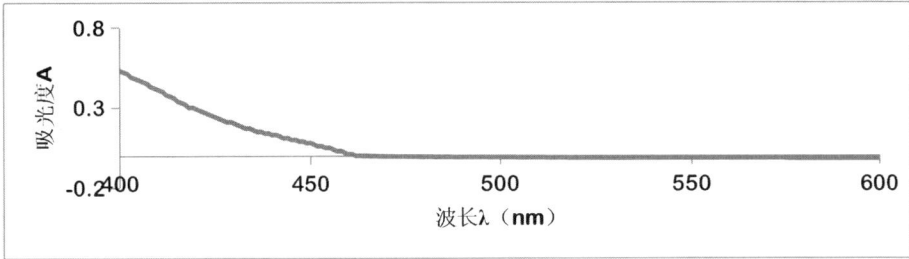

图10 飞机草供试品波长扫描图（$NaNO_3$–Al（NO_3）$_3$–NaOH显色）

（3）$AlCl_3$的加用量考察

精密吸取芦丁对照品5份，每份2.0mL，分别加入5%$AlCl_3$溶液0.5mL、1mL、1.5mL、2.0mL、2.5mL，加入70%乙醇定容至10mL，摇匀，显色10min进行扫描测定，结果加入5%$AlCl_3$为1.5mL时吸光度最大。

表17 $AlCl_3$显色剂的加入量考察

$AlCl_3$加入量（mL）	0.5	1.0	1.5	2.0	2.5
吸光度	0.586	0.595	0.609	0.599	0.591

显色条件的确定：10mL容量瓶于常温，加样后加入1.5mL1%$AlCl_3$溶液，再加入乙醇定容，静置10min后即可测量，以样品空白，用70%乙醇同法制备参比溶液。

测定波长的选择：分别精密吸取2.0mL对照品溶液和3.0mL供试品溶液，置25mL量瓶中，分别加入1.5mL5%$AlCl_3$乙醇溶液，混匀，70%乙醇溶液定容，放置10min，在波长400～600nm范围内波谱扫描，结果如图11所示。

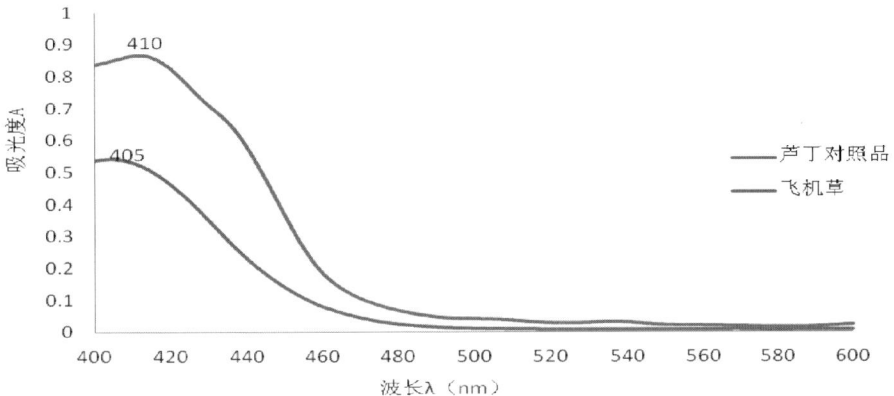

图11 飞机草药材和芦丁对照品显色后的波谱扫描图

飞机草药材与芦丁对照品波谱相似，飞机草药材最大吸收峰为410nm，芦丁对照品最大吸收峰为405nm，由于飞机草药材在405nm下的吸光度值与

410nm下的吸光度值相近，故选择405nm为检测波长。

（4）标准曲线的绘制。

精密吸取浓度为0.2200mg/mL的芦丁对照品溶液0.0、1.0、1.5、2.0、2.5、3.0、3.5mL于25mL容量瓶中，各加入1.5mL5%AlCl₃乙醇溶液，混匀，加70%乙醇溶液定容，放置10min，在波长405nm处测定吸光度值。

表18　飞机草总黄酮含量测定标准曲线

对照品浓度C（μg/mL）	8.8	13.2	17.6	22	26.4	30.8
吸光度（A）	0.26342	0.37518	0.48694	0.5987	0.71046	0.82222

以吸光度A为纵坐标，芦丁浓度C（μg/mL）为横坐标，绘制标准曲线，回归方程为：$Y=0.0254X+0.0399$，$R^2=1$（n=6），表明芦丁浓度在8.8～30.8μg/mL与吸光度值有良好线性关系。

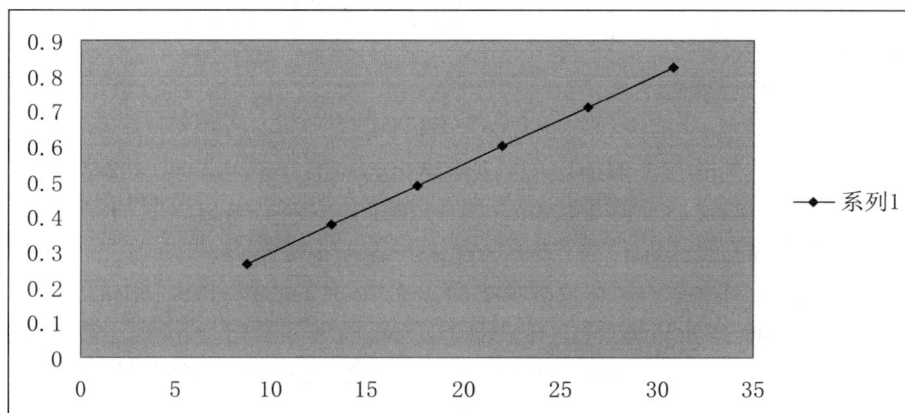

图12　飞机草黄酮含量测定标准曲线

（5）精密度试验。

精密吸取芦丁对照品溶液，进行显色，测定吸光度连续测定5次，结果如表19所示，RSD=0.49%。

表19　精密度试验结果（n=6）

No.	1	2	3	4	5	6
吸光度（A）	0.563	0.567	0.563	0.566	0.568	0.570

（6）稳定性试验。

精密吸取供试品溶液2.0mL，在显色后的120min内每隔15min测定吸光度。结果表明飞机草总黄酮与Al^{3+}形成的红色络合物在120min内稳定,RSD=0.55%。

表20 稳定性试验（n=6）

时间（min）	0	15	30	60	90	120
吸光度	0.559	0.561	0.560	0.565	0.565	0.563

（7）重复性试验。

精密称取飞机草（海南文昌）粗粉约1g，共5份，置于锥形瓶中，制备总黄酮供试品溶液，显色后测定。RSD=1.90%（n=6）。

表21 重复性试验（n=6）

No.	1	2	3	4	5	6
含量（mg/g）	5.12	5.16	4.93	4.94	5.08	5.11
平均含量（mg/g）	5.06					

（8）回收率试验。

精密称取已知含量（0.97%）的飞机草地上部分（吊罗山）6份，置于锥形瓶中，分别加入一定量的芦丁对照品，显色，在波长405 nm下测定吸光度值。计算回收率，结果平均加样回收率=100.33%，RSD=1.25%（n=6）。

表22 飞机草加样回收率结果（n=6）

取样量/g	样品中含量/mg	加入量/mg	实测量/mg	回收率/%	平均回收率/%	RSD/%
1.0055	9.753	10.52	20.34	100.64		
1.0032	9.731	10.73	20.42	99.62		
1.0034	9.733	9.51	19.25	100.07	100.33	1.25
1.0016	9.716	9.75	19.32	98.50		
1.0064	9.762	9.89	19.75	100.99		
1.0082	9.780	10.10	20.10	102.18		

（9）含量测定。

分别取粉碎后过40目筛的飞机草药材粉末1g，置100mL具塞锥形瓶中，加入体积分数70%的乙醇70mL，称定重量，超声50min，加入70%乙醇补足重量，滤过，同法超声两次，合并续滤液，取续滤液2mL，置25mL量瓶中，加入5%AlCl₃溶液1.5mL，再加70%的乙醇定容，作为供试品溶液，另取70%的乙醇2mL同法平行制备空白对照溶液，静置10min后测定吸光度值，带入线性方程计算含量。每个批样品平行测定3份，测定结果如表

23 所示。

表23 海南省10个产地飞机草总黄酮含量测定结果 （n=3）

来源	批号	取样量（g）	含量（%）	平均含量（%）
文昌	20150502	1.1584	1.53	1.54
	20150502	1.1860	1.55	
	20150502	1.1193	1.55	
定安	20150504	1.1334	1.37	1.35
	20150504	1.1239	1.34	
	20150504	1.1664	1.33	
东方八所	20150505	1.1934	1.28	1.31
	20150505	1.1426	1.33	
	20150505	1.1554	1.32	
陵水英州	20150508	1.1754	1.24	1.24
	20150508	1.1448	1.24	
	20150508	1.1448	1.24	
海口秀英	20150509	1.1943	1.14	1.13
	20150509	1.1645	1.12	
	20150509	1.1993	1.14	
吊罗山	20150801	1.1946	0.96	0.97
	20150801	1.1299	0.98	
	20150801	1.1576	0.97	
琼中加凯	20150803	1.1733	0.93	0.93
	20150803	1.1693	0.94	
	20150803	1.1817	0.92	

续表

来源	批号	取样量（g）	含量（%）	平均含量（%）
五指山市	20150820	1.1190	0.88	0.88
	20150820	1.1924	0.89	
	20150820	1.1248	0.87	
五指山	20150821	1.1575	0.97	0.97
	20150821	1.1841	0.95	
	20150821	1.1296	0.99	
鸣凤谷	20150823	1.1346	1.14	1.15
	20150823	1.1385	1.15	
	20150823	1.1277	1.15	

（10）正交试验优选飞机草药材总黄酮提取方法。

在预实验基础上，取飞机草药材粉末1.0g（海口秀英），精密称定，以总黄酮含量为指标，对乙醇浓度、料液比、提取时间和提取次数进行正交试验，每个因素选择3个水平，按L9（34）正交设计进行试验。L9（34）正交试验设计如表24所示。

表24　飞机草中总黄酮提取工艺因素水平表

水平	因素			
	A：乙醇浓度（%）	B：料液比（倍）	C：提取时间（min）	D：提取次数（次）
1	50	50	30	1
2	60	60	40	2
3	70	70	50	3

表25　飞机草中总黄酮提取工艺正交表L9（34）试验安排和结果

序号	A	B	C	D	总黄酮含量（%）
1	1	1	1	1	0.719
2	1	2	2	2	0.792

序号	A	B	C	D	总黄酮含量（%）
3	1	3	3	3	0.840
4	2	1	2	3	0.803
5	2	2	3	1	0.837
6	2	3	1	2	0.845
7	3	1	3	2	1.006
8	3	2	1	3	0.960
9	3	3	2	1	0.961
K1/3	0.784	0.843	0.841	0.839	
K1/3	0.828	0.863	0.852	0.881	
K1/3	0.976	0.882	0.894	0.868	
R	0.192	0.0390	0.053	0.042	

由表25的极差分析结果可以看出，RA>RC>RD>RB，4个因素对飞机草中总黄酮提取率的影响大小依次为：乙醇浓度（A）>提取时间（C）>提取次数（D）>料液比（B）。四因素中，乙醇浓度的提取作用最为显著，料液比提取作用较不显著。在试验设计范围内，优化飞机草中总黄酮的最佳条件为$A_3B_3C_3D_2$即乙醇体积分数70%、料液比1:70、提取时间50min、提取2次。

（11）正交实验结果验证。

为确定该工艺的稳定性与优劣，在上述正交试验的基础上，按照飞机草中总黄酮的最佳提取工艺，进行重复验证实验。精密称取适量的飞机草，按正交试验优化的最佳工艺条件提取，即乙醇浓度70%、料液比1:70、提取时间50min、提取2次，测定含量，结果如表26所示。

表26　验证实验结果

序号	取样量（g）	含量（%）	平均含量（%）
1	1.1943	1.14	
2	1.1645	1.12	1.13
3	1.1993	1.14	

　　结果可知，由$A_3B_3C_3D_2$工艺条件提取的飞机草总黄酮含量平均为1.13%，高于其他条件提取所得的总黄酮含量，故证明正交试验优选的$A_3B_3C_3D_2$为最佳提取工艺。

　　（五）液相色谱法测定飞机草中芹菜素的含量

　　（1）对照品溶液的制备。

　　精密称取芹菜素对照品适量，置10mL量瓶中，加甲醇溶解并定容，制成浓度为0.165mg/mL的对照品溶液。

　　（2）供试品溶液的制备。

　　取飞机草地上部分干燥粉末（80目筛）1.0g，精密称定，置100mL锥形瓶中，加丙酮50mL，称定质量，超声波提取30min，取出，放冷，用丙酮补足失重，摇匀，0.45μm微孔滤膜滤过，取续滤液作为供试品溶液。

　　（3）色谱条件。

　　色谱柱：Diamonsil C_{18}（4.6mm×250mm，5μm）；流动相：甲醇–0.4%醋酸溶液（53:47）；流速：1.0mL/min；柱温：30℃；检测波长：360nm。色谱图如图13所示。

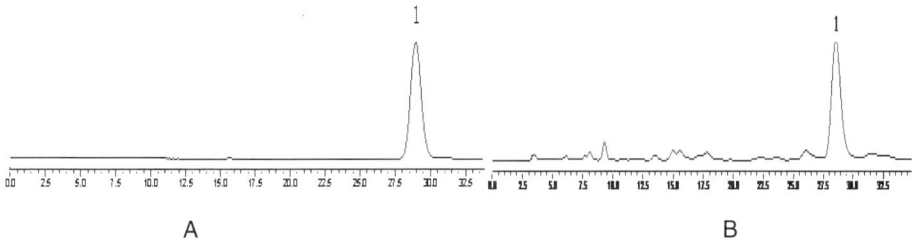

图13　芹菜素对照品和飞机草供试品的高效液相色谱图

（A对照品；B样品；1.芹菜素）

　　（4）线性范围考察。

　　取芹菜素对照品溶液，按色谱条件分别进样1，5，10，15，20，25，30μL。记录芹菜素峰面积，以芹菜素进样质量为横坐标，峰面积积分值为纵坐标，绘制标准曲线，得回归方程：$Y = 30021771.86X+9504.29$（$r=0.9999$）结果表明，芹菜素进样质量在0.0165~0.495μg范围内与峰面积呈良好线性关系。

　　（5）精密度试验。

　　取同一对照品溶液在上述色谱条件下连续进样6次，以芹菜素峰面积计算RSD为2.30%，表明进样精密度良好。

　　（6）重复性试验。

　　按1.6.2项下供试品溶液制备方法，取同一药材粉末，平行制备6份，测定芹菜素的含量，供试品中芹菜素含量的RSD为0.65%。

（7）稳定性试验。

取同一供试品溶液，分别在0，2.5，7.5，12.5，17.5和21.5h进样，测定芹菜素峰面积，峰面积的RSD为1.36%，表明供试品溶液在21.5h内稳定性良好。

（8）回收率试验。

取已知含量的样品（海口薛村，含量为0.24mg/g）0.50g共6份，精密称定，分别加入质量浓度为0.0599mg/mL的对照品溶液（取芹菜素对照品适量，精密称定5.99mg，置100 mL量瓶中，加丙酮溶解并稀释至刻度，配制成0.0599mg/mL对照品溶液）2mL，按1.6.2项下供试品溶液的制备方法制备供试品溶液，进样测定，结果如表27所示。

表27　芹菜素加样回收率结果（n=6）

样品量 （g）	已知量 （mg）	加入量 （mg）	测得量 （mg）	回收率 （%）	平均回收率 （%）	RSD （%）
0.5050	0.1212		0.2374	96.99		
0.5027	0.1206		0.2391	98.91		
0.5057	0.1213	0.1198	0.2446	102.9	100.5	2.34
0.5077	0.1218		0.2428	101.0		
0.5030	0.1207		0.2442	103.1		
0.5032	0.1208		0.2408	100.2		

（9）样品测定。

取10批飞机草样品各1.0g，精密称定，分别按照1.6.2项下制备供试品溶液，按1.6.3 项下色谱条件进样，测定，每批样品平行测定3次，测定结果如表28所示。

表28　飞机草10个不同产地样品中芹菜素的含量测定结果（n=3）

产地	含量（mg/g）	产地	含量（mg/g）
海南陵水	0.27	海南万宁	0.20
海口薛村	0.24	海南琼海	0.33
海南临高	0.24	海口学院路	0.21
海口桂林洋	0.26	海口石塔	0.40
海南乐东	0.24	海口椰海大道	0.32

四、检查

（一）水分测定

按2015《中国药典》第四部水分测定法（通则0832）中甲苯法测定飞机草药材中水分，取供试品适量（约相当于含水量1~4mL），精密称定，置A瓶中，加甲苯约200mL，必要时加入干燥、洁净的无釉小瓷片数片或玻璃珠数粒，连接仪器，自冷凝管顶端加入甲苯至充满B管的狭细部分。将A瓶置电热套中或用其他适宜方法缓缓加热，待甲苯开始沸腾时，调节温度，使每秒馏出2滴。待水分完全馏出，即测定管刻度部分的水量不再增加时，将冷凝管内部先用甲苯冲洗，再用饱蘸甲苯的长刷或其他适宜方法，将管壁上附着的甲苯推下，继续蒸馏5min，放冷至室温，拆卸装置，如有水黏附在B管的管壁上，可用蘸甲苯的铜丝推下，放置使水分与甲苯完全分离（可加亚甲蓝粉末少量，使水染成蓝色，以便分离观察）。检读水量，并计算成供试品的含水量（％）。

表29　飞机草的水分测定

样品	样品质量/g	甲苯量/mL	水分体积/mL	水分含量/%
乐东	50.1547	200	5.5	10.96607
府城薛村	49.7892	200	5.47	10.98632
府城丁村	50.6808	200	5.44	10.73385
学院路	48.988	200	5	10.20658
陵水	50.0539	200	6.05	12.08697
椰海大道	50.0352	200	4.64	9.273471
桂林洋	50.2608	200	6.44	12.81317
琼海	50.1432	200	6.6	13.1623
万宁	49.9938	200	6.8	13.60169
临高	50.5537	200	5.71	11.29492

（二）灰分测定

按2015《中国药典》第四部灰分测定法（通则2302）测定飞机草药材

中水分，供试品粉碎通过二号筛，混合均匀后，取供试品2~3g，置炽灼至恒重的坩埚中，称定重量（准确至0.01g），缓缓炽热，注意避免燃烧，至完全炭化时，逐渐升高温度至500℃~600℃，使完全灰化并至恒重。根据残渣重量，计算供试品中总灰分的含量（%），结果如表30所示。

表30 飞机草总灰分测定

地方	样品质量/g	已恒重坩埚质量/g	灰分和坩埚质量/g	灰分和坩埚质量/g	总灰分/g	灰分含量/%	平均%
府城薛村	2.5111	34.3901	34.6276	34.6277	0.2375	9.458006	9.329875
	2.5919	32.8597	33.0985	33.0982	0.2385	9.201744	
学院路	2.5243	33.9015	34.1899	34.1897	0.2882	11.41703	11.55251
	2.5231	27.0767	27.3716	27.3717	0.2949	11.688	
乐东	2.5329	31.1536	31.4741	31.4742	0.3205	12.65348	12.79487
	2.5873	32.7785	33.1134	33.1132	0.3347	12.93627	
临高	2.5033	32.0922	32.3605	32.3603	0.2681	10.70986	10.633
	2.5947	30.7813	31.0552	31.0554	0.2739	10.55613	
万宁	2.4994	27.2164	27.5545	27.5546	0.3381	13.52725	13.57889
	2.5751	27.1337	27.485	27.4847	0.351	13.63054	
椰海大道	2.5702	32.7765	33.0547	33.0547	0.2782	10.82406	10.78355
	2.5207	34.4735	34.7443	34.7444	0.2708	10.74305	
府城丁村	2.4354	34.5871	34.8759	34.8757	0.2886	11.85021	11.73131
	2.4913	27.0784	27.3677	27.368	0.2893	11.61241	
桂林洋	2.556	30.4958	30.751	30.7507	0.2549	9.972613	10.05076
	2.5136	32.095	32.3497	32.3496	0.2546	10.1289	
琼海	2.5597	34.599	34.858	34.8579	0.2589	10.11447	10.15115
	2.5501	32.7385	32.9983	32.9983	0.2598	10.18784	
陵水	2.4597	27.0769	27.3755	27.3756	0.2986	12.13969	12.03079
	2.6011	30.4583	30.7684	30.7684	0.3101	11.92188	

（三）醇溶性浸出物的测定

按2015《中国药典》第四部浸出物测定法（通则2201）中热浸法测定飞机草药材中浸出物含量，取供试品约2~4g，精密称定，置100~250mL的锥形瓶中，精密加70%乙醇50~100mL，密塞，称定重量，静置1h后，连接回流冷凝管，加热至沸腾，并保持微沸1h。放冷后，取下锥形瓶，密塞，再称定重量，用70%乙醇补足减失的重量，摇匀，用干燥滤器滤过，精密量取滤液25mL，置已干燥至恒重的蒸发皿中，在水浴上蒸干后，于105℃干燥3h，置干燥器中冷却30min，迅速精密称定重量。除另有规定外，以干燥品计算供试品中醇溶性浸出物的含量（％）。

表31　飞机草药材醇溶性浸出物

产地	样品质量/g	70%乙醇量/mL	滤液/mL	蒸发皿净重/g	蒸干后重/g	干膏重/g	干膏率/%
府城薛村	3.001	60	25	54.5973	54.8604	0.2631	7.013662
	3.0014	60	25	52.4878	52.763	0.2752	
	3.0007	60	25	58.2695	58.5355	0.266	
学院路	3.0062	60	25	57.953	58.1768	0.2238	5.955692
	3.0082	60	25	46.5727	46.7933	0.2206	
	3.002	60	25	61.6701	61.88	0.2099	
乐东	3.0006	60	25	56.7092	56.9748	0.2656	7.08125
	3.0003	60	25	62.827	63.0948	0.2678	
	3.001	60	25	59.8293	60.0894	0.2601	
临高	3.0017	60	25	62.8233	63.0367	0.2134	5.687444
	3.0016	60	25	59.8263	60.391	0.5647	
	3.0022	60	25	54.5927	54.7981	0.2054	
万宁	3.0005	60	25	61.6676	61.8567	0.1891	5.041826
	3.0011	60	25	50.7222	50.9015	0.1793	
	3.0003	60	25	52.5275	52.698	0.1705	

续表

产地	样品质量/g	70%乙醇量/mL	滤液/mL	蒸发皿净重/g	蒸干后重/g	干膏重/g	干膏率/%
椰海大道	3.0008	60	25	46.5671	46.8252	0.2581	
	3.0013	60	25	58.1406	58.404	0.2634	6.880832
	3.0018	60	25	57.9389	58.1846	0.2457	
府城丁村	3.0016	60	25	52.525	52.7611	0.2361	
	3.001	60	25	50.7195	50.9654	0.2459	6.292644
	3.0016	60	25	61.6617	61.9046	0.2429	
桂林洋	3.0018	60	25	58.1435	58.3551	0.2116	
	3.0027	60	25	57.9444	58.1524	0.208	5.639283
	3.0025	60	25	46.5705	46.7878	0.2173	
琼海	3.0036	60	25	50.7202	50.9172	0.197	
	3.0003	60	25	55.935	56.1292	0.1942	5.247037
	3.0004	60	25	55.9588	56.1496	0.1908	
陵水	3.0017	60	25	56.7053	56.9022	0.1969	
	3.0006	60	25	58.2635	58.4629	0.1994	5.247693
	3.0001	60	25	55.9311	56.1305	0.1994	

（四）重金属测定：

（1）铜的测定。

采用火焰原子吸收分光光度法测定飞机草药材中铜的含量。

①仪器条件。灯电流：2mA左右；灯模式：氘灯扣背景；狭缝：0.2nm；波长：324.7nm，助燃比：8:1.5。

②供试品溶液的制备。分别称取已于50℃烘干、粉碎后过80目筛的飞机草药材粉末1.5g，精密称定，置100mL锥形瓶中，加入浓硝酸30mL，高氯酸3mL浸泡过夜，置电热板上消化完全，冷却后，移入10mL容量瓶中，用水稀释至刻度，摇匀，即得，同时做空白试验。

③标准曲线的绘制。取1μg/mL的铜标准溶液，依次吸取0.05mL、0.1mL、0.2mL、0.3mL的铜标准溶液，分别用水定容至100mL，制成0.5ng/mL、1ng/mL、2ng/mL、3ng/mL的铜标准浓度系列，以吸光度值对浓度进行

回归 计算，结果显示元素吸光度值与浓度呈良好线性关系。铜标准曲线为 y=0.1122x+0.0009，r为09996。表明铜浓度在0.5ng/mL到3ng/mL之间时吸光度与浓度呈良好线性关系

表32　铜元素标准系列各浓度吸光度值表

浓度（ng/mL）	0.5	1	2	3
吸光度	0.054	0.115	0.229	0.335

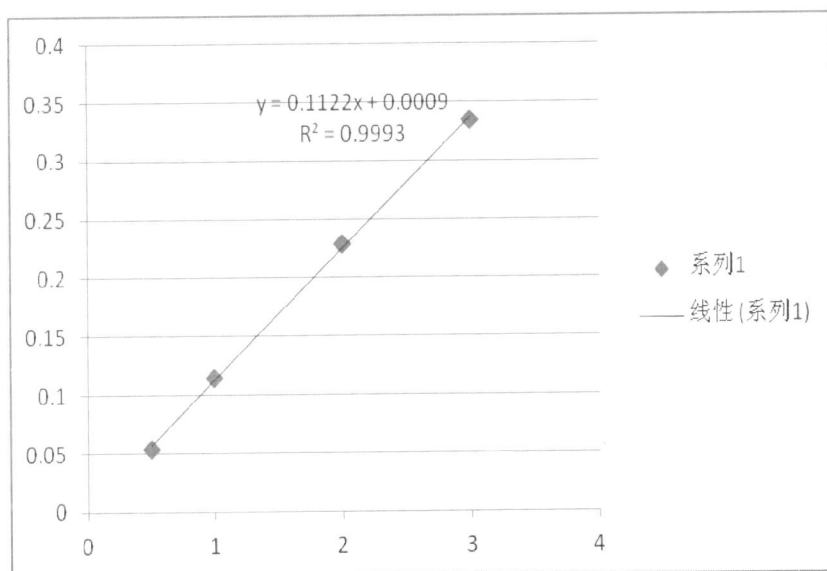

图14　铜的标准曲线

（2）铅、镉、砷、汞的测定。

采用氢化物原子荧光光谱法测定飞机草药材中铅、镉、砷、汞的含量。

①仪器条件。负高压：290V；原子化温度：200℃；原子化高度：8.0mm；灯电流：砷60mA，汞25mA，铅80mA，镉80mA；载气：400mL/min；屏蔽气：800mL/min；读数时间10s；延迟时间1s；读数方式：峰面积；硼氢化钾溶液浓度：测砷汞20g/L、测铅镉30g/L（加入时间16s）；载流：测砷汞5%的盐酸；测铅1.6%的盐酸；测镉0.20mol/L硫酸。

②砷、汞供试品溶液的制备。分别称取已于50℃烘干、粉碎后过80目筛的飞机草粉末1.5g，精密称定，置100mL锥形瓶中，加入浓硝酸30mL，高氯酸3mL浸泡过夜，置电热板上消化完全，冷却后，5%的硝酸溶液定容到25mL，为供试品溶液，同时做空白对照，待测（消解完全的标准为消解瓶中留3~5mL溶液，且消解过程中不冒烟）

④铅供试品溶液的制备。分别称取已于50℃烘干、粉碎后过80目筛的飞机草粉末1.5g,精密称定,置100mL锥形瓶中,加入浓硝酸30mL,高氯酸3mL浸泡过夜,置电热板上消化完全,消解完全后用1.5%的硝酸溶液定容到25mL,为铅的供试品溶液,同时做空白对照,待测。

⑤镉供试品溶液的制备。分别称取已于50℃烘干、粉碎后过80目筛的飞机草粉末1.5g,精密称定,置100mL锥形瓶中,加入浓硝酸30mL,高氯酸3mL浸泡过夜,置电热板上消化完全,直到溶液近干,消解完全后用2%的盐酸溶液定容至100mL,为镉的供试品溶液,同时做空白对照,待测。

⑥汞标准曲线的绘制。取1μg/mL的汞标准溶液,依次吸取0.01mL、0.02mL、0.05mL、0.1mL的汞标准溶液,分别用5%的盐酸定容至100mL,制成0.1μg/L、0.2μg/L、0.5μg/L、1.0μg/L的汞标准浓度系列,用原子吸收测定元素吸光度值,以吸光度值对浓度进行回归计算,结果显示元素吸光度值与浓度呈良好线性关系。

表33　汞元素标准系列各浓度吸光度值表

浓度（μg/L）	0.1	0.2	0.5	1.0
吸光度	219.66	278.49	466.57	808.26

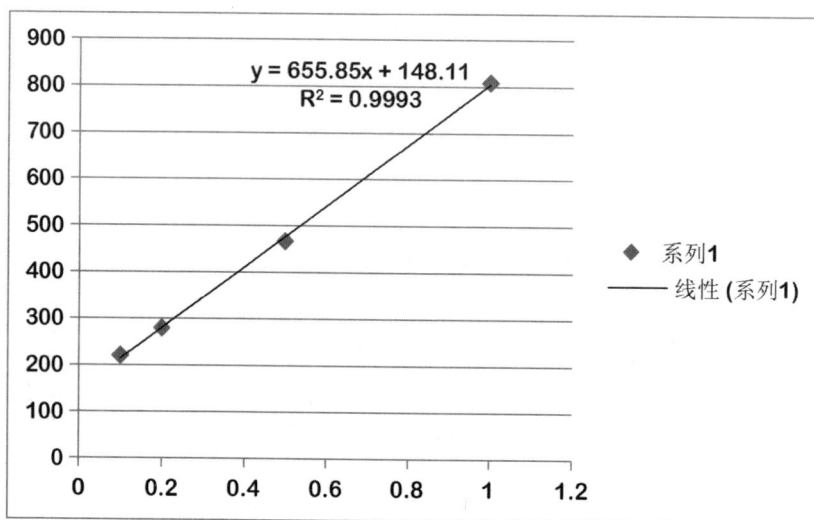

图15　汞标准曲线图

汞标准曲线为 y=655.85x+148.11,r为0.9996。 表明汞浓度在0.1μg/L到1.0μg/L之间时吸光度与浓度呈良好线性关系。

砷标准曲线绘制取10μg/mL的砷标准溶液,依次吸取0.5mL、1mL、

2mL、5mL的砷标准溶液，分别用5%的盐酸定容至100mL，制成5μg/L、10μg/L、20μg/L、50μg/L的砷标准浓度系列，用原子吸收测定元素吸光度值，以吸光度值对浓度进行回归计算，结果显示元素吸光度值与浓度呈良好线性关系。

表34 砷元素标准系列各浓度和荧光值表

浓度（μg/L）	5	10	20	50
吸光度	102.14	167.61	311.34	768.73

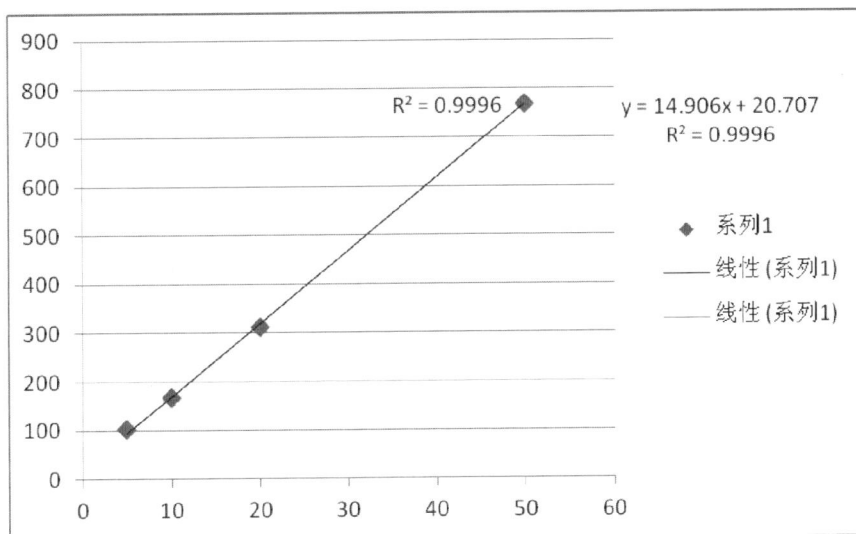

图17 砷标准曲线图

砷标准曲线为 y=14.906x+20.707，r为0.9998。表明砷浓度在5μg/L到50μg/L之间时吸光度与浓度呈良好线性关系。

铅标准曲线的绘制。取 10μg/mL 的铅标准溶液，依次吸取 0.5mL、1mL、2mL、5mL 的标准溶液，分别用 2% 的硝酸定容至 100mL 容，制成5μg/L、10μg/L、20μg/L、50μg/L 的铅标准浓度系列，用原子吸收测定元素吸光度值，以吸光度值对浓度进行回归计算，结果显示元素吸光度值与浓度呈良好线性关系。

表35 铅元素标准系列各浓度和荧光值表

浓度（μg/L）	5	10	20	50
吸光度	68.26	206.06	412.43	1092.13

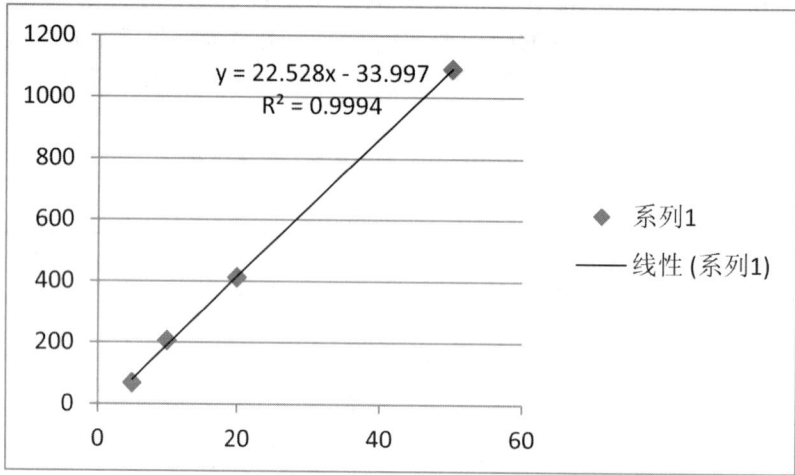

图17　铅标准曲线图

铅标准曲线为 y=22.528x-33.997， r为09997。 表明铅浓度在5μg/L到50μg/L之间时吸光度与浓度呈良好线性关系。

镉标准曲线的绘制 取 1μg/mL 的镉标准溶液，依次吸取 0.01mL、0.1mL、0.2mL、0.5mL 镉标准溶液，分别用 2% 的盐酸定容至 100mL，制成 0.1μg/L、1μg/L、2μg/L、5μg/L 的镉标准浓度系列，用原子吸收测定元素吸光度值，以吸光度值对浓度进行回归计算，结果显示元素吸光度值与浓度呈良好线性关系。

表36　镉元素标准系列各浓度吸光度值表

浓度（μg/L）	0.1	1	2	5
吸光度	386.76	659.82	906.87	1707.76

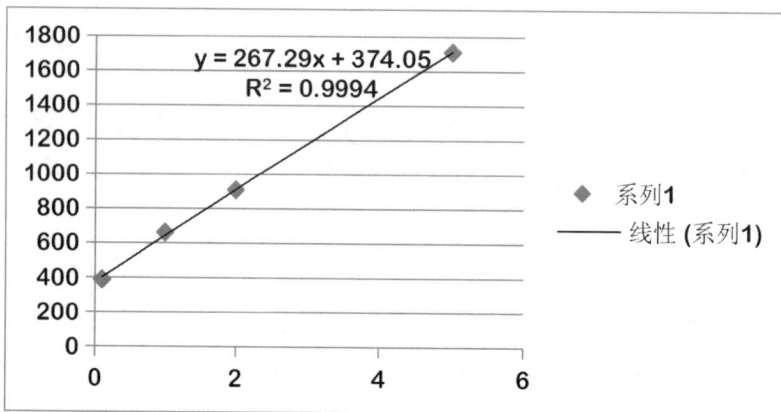

图18　镉标准曲线图

镉标准曲线为 y=267.29x+374.05 ，r为09997。 表明镉浓度在0.1μg/L到5μg/L之间时吸光度与浓度呈良好线性关系。

⑥精密度试验 取铜、砷、汞、铅、镉工作标准溶液，各测定5次，分别计算其RSD，Cu为1.00%，As为1.20%，Hg为1.60%，Pb为2.40%，Cd为0.92%，结果如表37所示。

⑦重复性试验 取同一批次飞机草药材（文昌）1g，精密称定，按照"2.1.1.2"及"2.1.2.2"条方法平行制备5份样品，计算RSD，Cu为7.65%，As为1.11%，Hg为2.11%，Pb为1.02%，Cd为1.18%，结果如表37所示。

表37 重金属元素检测的精密度和重复性

元素	Cu	As	Hg	Pb	Cd
精密度	1.00%	1.20%	1.60%	2.40%	0.92%
重复性	7.65%	1.11%	2.11%	1.02%	1.18%

⑨回收率试验 精密称取飞机草药材（桂林洋）15份，每份1.0g，分别精密加入高、中、低3个质量浓度的各元素对照品溶液，每种添加量各3份，测定加样回收率，结果如表38所示。

表38 回收率试验结果

元素	中量（μg/g）	加入量（μg/g）	测的总量（μg/g）	回收率（%）
		0.00077	0.00236	101.6
Cu	0.00156	0.00079	0.00241	105.3
		0.00076	0.00252	123.9
		0.0076	0.023	106.5
As	0.0149	0.007453	0.024	122
		0.0075	0.0235	114.6
		0.00015	0.000453	114
Hg	0.000282	0.00019	0.00048	104.2
		0.00014	0.00044	112.9
		0.0034	0.0102	102.35
Pb	0.00672	0.0035	0.0106	110.9
		0.0033	0.0103	108.5
		0.000065	0.000185	96.9

元素	中量（μg/g）	加入量（μg/g）	测的总量（μg/g）	回收率（%）
Cd	0.000122	0.000063	0.000191	109.5
		0.000062	0.000196	119.4

⑨样品含量测定　对10批飞机草药材中的铜、铅、镉、砷、汞、的含量进行了测定，结果如表39~41所示.

表39　学校飞机草中重金属含量

重金属元素	平均吸光度	平均浓度μg/kg
汞	746.82	0.733
铜	0.108	0.955
铅	803.74	27.2
镉	701.48	1.225
砷	1547.51	85.05

表40　万宁飞机草中重金属含量

重金属元素	平均吸光度	平均浓度μg/kg
汞	460.79	0. 34
铜	0.103	0.910
铅	226.16	1.314
镉	490.86	0.437
砷	676.96	26.67

表41　乐东飞机草中重金属含量

重金属元素	平均吸光度	平均浓度μg/kg
汞	243.67	0.041
铜	0.087	0.767
铅	649.45	20.593
镉	430.72	0.212
砷	930.1	43.645

表42 椰海大道飞机草中重金属含量

重金属元素	平均吸光度	浓度μg/kg
汞	535.51	0.443
铜	0.095	0.839
铅	746.52	25.015
镉	631.71	0.964
砷	762.69	34.419

表43 琼海飞机草中重金属含量

重金属元素	平均吸光度	平均浓度μg/kg
汞	916.38	0.967
铜	0.182	1.614
镉	410.13	0.135
砷	392.93	7.624
铅	414.29	9.682

表44 桂林洋飞机草中重金属含量

重金属元素	平均吸光度	平均浓度μg/kg
汞	418.6	0.282
铜	0.178	1.578
铅	344.87	6.72
镉	406.66	0.122
砷	501.51	14.905

表45 陵水飞机草中重金属含量

重金属元素	平均吸光度	平均浓度μg/kg
汞	433.41	0.302
铜	0.104	0.919
铅	550.02	16.065
镉	457.18	0.311
砷	1125.62	56.755

表46 薛村飞机草中重金属含量

重金属元素	平均吸光度	平均浓度μg/kg
汞	491.27	0.382
铜	0.134	1.186
铅	1037.61	38.273
镉	519.99	0.546
砷	1086.42	54.127

表47 临高飞机草中重金属含量

重金属元素	平均吸光度	平均浓度μg/kg
汞	439.57	0.311
铜	0.145	1.284
铅	599.04	18.297
镉	490.71	0.134
砷	688.28	27.429

表48 石塔飞机草中重金属含量

重金属元素	平均吸光度	平均浓度μg/kg
汞	463.58	0.344
铜	0.190	1.685
铅	995.29	36.345
镉	631.98	0.965
砷	635.66	23.911

10批飞机草的铜含量范围为0.6~0.8μg/kg，砷的含量范围为5~90μg/kg，汞的含量范围为0.05~1.0μg/kg，铅的含量范围为1~40μg/kg，镉的含量范围为0.1~1.4μg/kg。参照中华人民共和国对外贸易经济合作部《药用植物及制剂外经贸绿色行业标准》（WM/T2—2004）的规定：砷≤2.0mg/kg，汞≤0.2mg/kg，铜≤20mg/kg，铅≤5.0mg/kg，镉≤0.3mg/kg。部分产地的部分重金属存在超标现象。

【参考文献】

[1]国家中医药管理局.中华本草.第七分册[M].上海:上海科技出版社,1999:841-842.

[2]袁经权,杨峻山,缪剑华.飞机草化学成分研究[J].中草药,2005,36(12):1771-1773.

[3]丁智慧,张学铜,刘吉开.飞机草中的化学成分[J].天然产物研究与开发,2001,13(5):22-24.

[4]袁经权,杨峻山,缪剑华.飞机草黄酮类成分的研究[J].中药材,2007,30(6):657

[5]Phan T T, Hughes M A, Cherry GW. Effects of an aqueous extract from the leaves of Chromolaena odorata on the proliferation of human keratinocytes and on the immigration in an invitro model of reepithelialization[J].Wound Repair Regen, 2001, 9(4):305-313.

[6]Thang P T, Patrick S, Teik L S, et al. Anti-oxidant effects of the extracts from the leaves of Chromolaena odorata on human dermal fibroblasts and epidermal kerationocytes against hydrogen peroxide and hypoxanthine-xanthine ox-idase induced damage Burns, 2001, 27(4):319-327.

[7]段金廒,杨念云.Application of the effective part of Chinese medicinal material lindley Eupatorium herb in preparing antiviral medicine.知识产权局发明专利申请公开说明书,CN1486699A7Apr:2004,10PP(中华人民共和国).

[8]Owoyele VB,Adediji JO,Soladoye AO.Anti-inflammatory activity of aqueous leaf extract of Chromolaena odorata.Inflammopharmacology,2005,13(5-6):479-484.

[9]杨帆,邓慧鸣,倪盼丽,等.飞机草-裸花紫珠联合用于止血抗炎的药效学研究[J].广州化工,2017,45(5).

[10]Suksamran A,ChotiPong A,Suavansri,et al. Antimycobacterial activity and cytotoxicity of flavonoids from the flowers of Chromolaena odorata[J]. Archives of Pharmacal Research, 2004,27(5):507-511.

[11]黄吉生,孙君鑫,郭艺,等.正交试验法优选飞机草地上部分总黄酮提取工艺研究[J].海南医学,2016,27(4):524-525.

[12]王勇,杨卫丽,张华,等.飞机草挥发油的超临界CO_2萃取工艺[J].中国现代中药,2015,17(1):51-53.

[13]杨卫丽，王勇，吴丽贞,等. 正交试验法优选飞机草药材中芹菜素提取工艺研究[J]. 海南医学院学报，2014，20（11）.

牛耳枫 Niuerfeng

Daphniphyllum calycinum Benth.

【基本概况】

为虎皮楠科植物牛耳枫*Daphniphyllum calycinum* Benth.。果实、枝叶和根入药，名为牛耳枫子、牛耳枫枝叶、牛耳枫根。黎药名嘞哈嘤。分布于海南澄迈、文昌、琼海、万宁、三亚等地。江西、福建、广东、广西、云南等省区均有分布。生长于山间灌丛中或小溪两岸疏林中。越南北部也有分布。

【生物学研究】

一、牛耳枫的植物形态

灌木，高1~5m。叶革质，阔椭圆形或倒卵形，长10~15cm，宽3.5~9cm，顶端钝或近圆形，有时急尖，基部阔楔形，腹面绿色，光滑，背面被白色细小乳头状突起，侧脉每边8~11条，网脉明显；叶柄长3~15cm。雄花：花梗长1.2cm，苞片卵形，长约4mm；花萼盘状，径4~5mm，萼裂片3~4，阔三角形；雄蕊9~10枚，长约4mm，花丝极短，花药内向，药隔发达，长圆形，顶部稍内弯；雌花：花梗长5~6mm；苞片卵形，长2.5~3mm；萼片3~4，阔三角形；子房椭圆形，花柱短，柱头2，伸直，浅2裂。核果卵圆形，长约1cm，果皮被白粉，干时有瘤状皱纹，具宿存花萼。花期4~5月[1]。

【栽培技术】

一、种子萌发

黄燕芬[2-3]以不同来源地牛耳枫种子为实验材料，随机抽样测定种子形态、通过室内发芽试验观察种子萌发特性和脱水耐性。结果表明，牛耳枫种子可能是无休眠和光中性的中间性种子；种子的大小、萌发率、萌发适温、脱水耐性上均存在地理变异；种子大小与萌发率可能呈负相关；灵川和北流的牛耳枫种子作为育种选择优于其余3地的种子。

以牛耳枫种子为试验材料，对其开展萌发需光性、萌发温度、脱水耐性和贮藏方式等萌发贮藏特性研究，结果表明，牛耳枫种子是无休眠和光中性的中间性种子；适宜萌发温度为15℃~25℃恒温和15℃/25℃变温；脱水显著降低萌发率；4℃湿藏是短期贮藏较好的方法。

李晓斌[4]对牛耳枫种子育苗和栽培技术进行研究，掌握牛耳枫种子催芽处理方法及栽培管理技术要点，为海南牛耳枫资源的进一步开发利用提供依据，催芽试验结果表明，牛耳枫种子播种前用温水浸种处理平均发芽率最高，可达到88.3%。

二、病虫害防治

刘威[5]过野外及种植基地的调查，对牛耳枫上发生的主要病害进行了调查和初步鉴定，共发现2种危害较严重的病害，分别鉴定为牛耳枫枯梢病致病菌镰刀菌属（*Fusarium* sp.）、炭疽病病原菌刺盘孢属（*Colletotrichum* sp.）。针对这2种病害做了田间药剂防治试验，筛选出对枯梢病防治效果较好的化学药剂为1.8%辛菌胺醋酸盐水剂，对炭疽病防治效果较好的化学药剂为25%丙环唑乳油、10%苯醚甲环唑乳油。

【药学研究】

一、化学成分 [6-8]

（一）生物碱 Methyl homosecodaphniphyllate、Daphnezomine M、

Caldaphni-dine E、Calyciphylline F、Calyciphylline B、Deoxycalciphylline B、Daphnicyclidin H和Macropodumine C、deoxycalciphylline B 、daphiodhanins D、calyciphylline A、deoxycalciphylline。

（二）其他 羽扇豆酮、β-谷甾醇、胡萝卜苷、芦丁、5-oxymaltol、secodaphniphylline、2,6-dimethyl-3-hydroxychromone。

二、提取工艺

何立美[9]以总黄酮含量为指标,分别比较热水提取法、超声提取法、乙醇加热回流法、索氏提取法的提取效率。在此基础上，以正交设计法优化总黄酮的提取工艺。结果表明牛耳枫总黄酮的最佳提取工艺参数：乙醇浓度为60%，总料液比1:50，超声提取时间40min，提取次数2次，在此条件下总黄酮得率为35.3mg/g。

三、药理作用

（一）抗肿瘤作用

王蓓[10]等研究牛耳枫生物碱2- hydroxyyunnandaphnine D体外抗肿瘤活性及作用机制，用MTT法检测6.25~100 mg/L 2-hydroxyyunnandaphnine D分别作用于人肝癌细胞（HepG-2）、人乳腺癌细胞（MCF-7）及人宫颈癌细胞（HeLa）后不同时间点的细胞存活并计算细胞增殖抑制率和 IC_{50}；FDA/PI双染色荧光显微镜观察细胞死亡情况；分光光度法检测Caspase-3酶活性变化；MTT法检测凋亡抑制剂Z-VAD-FMK对 2-hydroxyyunnandaphnine D抑瘤活性的影响.结果显示，2-hydroxyyunnandaphnine D对3肿瘤株均有明显的抑制作用，且具有明显的时效量效关系，其48h的 IC_{50} 值分别为（1.30 ± 0.09），（7.32 ± 0.10）和（8.41 ± 0.11）mg/L。FDA/PI双染色荧光显微镜观察显示2-hydroxyyunnandaphnine D组中死亡细胞数较正常对照组细胞死亡数量增加，且随着剂量的加大细胞死亡数量增加；MTT法显示凋亡抑制剂Z-VAD-FMK不能阻断2个浓度的2-hydroxyyunnandaphnine D对HepG-2细胞的增殖抑制作用，Caspase-3酶活性测定显示10、30mg/L 2-hydroxyyunnandaphnine D作用后肿瘤细胞的Caspase-3酶活力单位与正常对照组比较无统计学意义。结果表明，牛耳枫生物碱2-hydroxyyunnandaphnine D在体外具有明显的抑制肿瘤细胞增殖的作用，其作用机制并非通过激活Caspase-3途径。

（二）抑菌作用

从牛耳枫果实甲醇提取物的乙酸乙酯萃取物中分离得到10个已知化合物,并以水稻纹枯病菌Rhizoctonia solani、番茄白绢病菌Sclerotium rolfsii和香蕉枯萎病菌Fusarium oxysporum f.sp.cubense 3种植物病原菌为指示菌种，对化合物的抑菌活性成分进行了测定。经核磁共振氢谱和碳谱解析，10个化合物分别鉴定为：对甲氧基苯甲酸、对羟基苯甲醛、5,7-二羟基色原酮、对羟基苯甲酸、反式对羟基肉桂酸、5,7,4'-三羟基-3'-甲基黄酮、山奈酚、β-胡萝卜苷、木犀草素和3,4-二羟基苯甲酸。菌丝生长速率法测定结果表明，在100 mg/L下，化合物5,7-二羟基色原酮、5,7,4'-三羟基-3'-甲基黄酮、山奈酚、和3,4-二羟基苯甲酸对水稻纹枯病菌的抑制率分别为58.1%、74.3%、85.0%和79.5%;化合物5,7,4'-三羟基-3'-甲基黄酮和山奈酚对番茄白绢病菌的抑制率分别为66.2%和72.5%;化合物6对香蕉枯萎病菌的抑制率为5,7,4'-三羟基-3'-甲基黄酮[11]。

四、质量标准

（一）药材性状

茎枝呈圆柱形，长50~70cm，直径0.3~0.7cm；表面灰绿色或浅灰棕色，体轻质硬，可折断,断面灰白色或浅棕色，有疏松髓部或髓部中空。单叶互生，完整叶片展开后成宽椭圆形至倒卵形，长10~15cm，宽3.5~9cm；先端钝或急尖，基部宽楔形，全缘，边缘背卷。上表面草绿色至浅灰棕色；下表面前浅绿色至灰棕色，叶脉下表面突起，侧脉明显。叶柄长3~5cm，革质。气微，味微苦。

（二）显微鉴别

（1）茎横切面。木栓层为数列扁平细胞；皮层窄，为数列类圆形细胞；中柱鞘部位具纤维束及石细胞，常横排成不连续的环。韧皮部窄，形成层明显，木质部宽广，导管较小，类方形或多角形，多单个或2~3个径向排列，木射线为1~3列细胞；髓部薄壁细胞类圆形，较大，中央多成空隙。

（2）叶横切面。上表皮细胞类长方形或多角形，外壁增厚，下表皮细胞较小；栅栏细胞1~2列；海绵组织疏松有空隙。主脉于上表面稍隆起，于下表面明显凸出，主脉维管束类半圆形，外韧型；中柱鞘纤维单个或多个聚焦成群且断续排列，薄壁细胞中具众多的草酸钙簇晶。

（3）粉末鉴别。粉末灰绿色上表皮细胞垂周壁呈波状弯曲，内含草酸钙簇晶，常2~4个含晶细胞并列。下表皮细胞垂周壁较平直，外壁有乳头状突起，表面观呈小圆圈状，草酸钙簇晶较多，常2~4含晶细胞并列。石细胞类圆形、类长多角形，有的一段延长渐尖。纤维壁稍薄，两端尖。纤维管胞具长圆形纹孔。

（三）薄层鉴别

取牛耳枫药材粉末2g，加入20mL甲醇超声提取30min，回收甲醇并蒸干，残渣加1mL，甲醇溶解，作为供试品溶液。另取芦丁对照品10mg加甲醇溶解并定容于10mL容量瓶中，每mL含有1mg芦丁溶液，作为对照品溶液。照薄层色谱法（附录ⅥB）试验，吸取上述供试品溶液10~20μL、对照品溶液10μL，分别点于同一聚酰胺板上，以乙醇：水（70：30）为展开剂，展开，取出，晾干，254nm荧光灯下观察，供试品色谱中，在与对照品相应的位置上有相同的暗斑[12]。

（四）含量测定

何远景[13-14]采用高效液相色谱法测定牛耳枫中山奈酚-3-O-芸香糖苷的含量，岛津LC-20AD高效液相色谱仪，以乙腈-0.4%甲酸（16：84）为流动相，流速1.0mL·min^{-1}，检测波长346nm，柱温：35℃，检测牛耳枫中山奈酚-3-O-芸香糖苷含量。结果，山奈酚-3-O-芸香糖苷线性范围为6.92—69.2μg/mL（r=0.9997），平均回收率（n=6）为98.69%。并建立HPLC法测定牛耳枫中芦丁的含量，采用Scienhome Puritex C^{18}（200×4.6mm,5μm）色谱柱，流动相为甲醇-乙腈-36%醋酸-水（22:10:2.6:65.4），流速为1.0mL.min^{-1}，检测波长：356nm，柱温为25℃。结果芦丁在5.8~232μg/mL范围内具有良好的线性关系，其回归方程为:Y=31600X-74683，r=0.9998。平均加样回收率为100.9%，RSD=1.97%。

（五）检查

魏娜[15]测定牛耳枫药材中重金属元素含量，采用石墨炉原子吸收光谱法测定药材中铜、铝镉含量，用氢化物原子荧光法测定其中的砷、汞含量。结果牛耳枫中5种重金属元素（铜、镉、铅、汞及砷）含量分别为6.700,0.080,3.000,0.052,0.690mg/kg，药材重金属含量均符合药用植物及制剂的外经贸绿色行业标准。

【传统应用】

果实：止痢。主治久痢。枝叶：祛风止痛，解毒消肿。主治风湿骨痛，疮疡肿毒，跌打骨折，毒蛇咬伤。根：清热解毒，活血化瘀，消肿止痛。主治外感发热，咳嗽，咽喉肿痛，胁下痞块，风湿骨痛，跌打损伤[16]。

【现代研究】

由牛耳枫和辣蓼组成的肠胃康，具有理气健胃，除湿化滞等功效，主要用于治疗急慢性肠胃炎。

【使用注意】

孕妇禁服。

【参考文献】

[1] 陈焕镛.海南植物志（第二卷）[M].北京:科学出版社,1965：187.

[2]黄燕芬，潘春柳，邓志军,等. 不同种源牛耳枫种子对萌发特性和脱水耐性的比较研究[J]. 种子，2014，33（9）:93-96.

[3]黄燕芬，邓志军，潘春柳,等. 牛耳枫种子的萌发和贮藏特性研究[J]. 种子，2013，32（11）:83-85.

[4]李晓斌，林梅，陆文,等. 牛耳枫种子育苗及栽培技术研究[J]. 热带林业，2015，43（1）:12-15.

[5]刘威，胡凤云，黄雪彦,等. 牛耳枫主要病害的初步鉴定及其田间药剂防治试验[J]. 江苏农业科学，2014，42（4）:111-113.

[6]朱文粮，罗都强，刘召阳. 牛耳枫中生物碱的研究[J]. 天然产物研究与开发，2010，22（6）:1024-1027.

[7]何立美. 辣蓼与牛耳枫中黄酮类成分的提取及发酵工艺优化研究[J]. 广东药学院，2015.

[8]王永丽，刘伟，尉小慧,等. 牛耳枫的化学成分及抗胆碱酯酶活性分析[J]. 中国实验方剂学杂志，2016（20）:53-57.

[9]王蓓，戎瑞雪，郑聪毅,等. 牛耳枫生物碱2-hydroxyyunnandaphnine D体外抗肿瘤活性及作用机制[J]. 河北大学学报（自然科学版），2013，33（4）:401-407.

[10]张小坡，张俊清，裴月湖,等. 黎药牛耳枫化学成分研究[J]. 中国现代中药，2011，13（10）:26-29.

[11]李晶晶，曾东强. 牛耳枫果实中抑菌活性成分的初步分离[J]. 农药学学报，2013，15（3）:261-266.

[12]杨卫丽，刘明生，毛彩霓,等. 黎族常用药牛耳枫生药学研究[J]. 海南医学院学报，2009，15（5）:401-402.

[13]何远景，陈国彪，张金花. 高效液相色谱法测定牛耳枫中芦丁的含量[J]. 中国热带医学，2007，7（11）:2105-2106.

[14]何远景. HPLC法测定牛耳枫中山奈酚-3-O-芸香糖苷的含量[J]. 四川中医，2017（2）:57-59.

[15]魏娜，赖伟勇，张俊清,等. 牛耳枫等五种药材重金属元素含量分析[J]. 中外医疗，2008，27（23）:85-86.

[16] 国家中医药管理局《中华本草》编委会.中华本草（第四册）[M].上海:上海科技出版社，1999：865.

乌檀 Wutan

Nauclea officinalis Pierrc ex Pitard

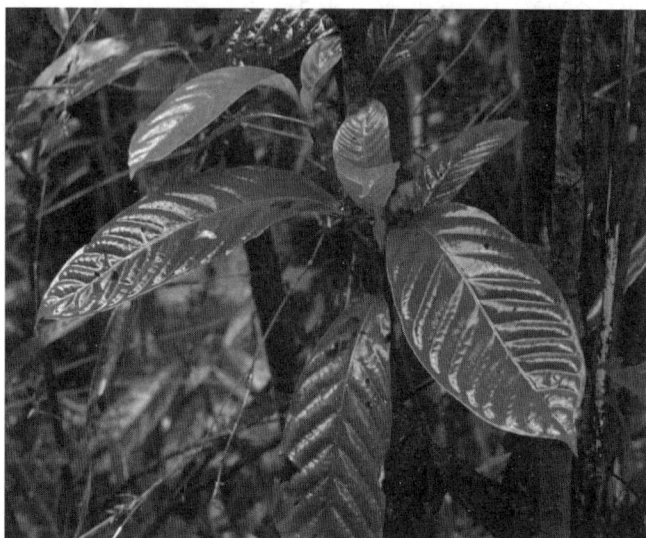

图1 胆木原植物

【基本概况】

为茜草科乌檀*Nauclea officinalis* Pierrc ex Pitard。茎枝和树皮入药，名为胆木。黎药名采哄。分布于海南省三亚、保亭、昌江等地。广东、广西等省区均有分布。越南、柬埔寨等国也有分布。

【生物学研究】

一、乌檀的植物形态

乔木，高4~12m；小枝纤细而光滑。叶纸质，椭圆形，罕有倒卵形，长7~11cm，宽3.5~5cm，顶端渐尖而略钝，基部楔形，干时腹面深褐色，背面浅褐色；侧脉每边5~7条，纤细，斜伸向上，近边缘处彼此联结，在叶片两面略凸起；叶柄长10~15mm；托叶早落，倒卵形，长6~10mm，顶端圆。头状花序顶生，单生，圆球形，具总花梗；总花梗长1~3cm，中部以下有早落的苞片；花未见。小坚果合成一圆球状体，球状体成熟时黄褐色，直径9~15mm，表面粗糙；种子椭圆形，长仅达1mm，腹面平坦，背面拱起，种皮黑色有光泽，并有微小窝孔。果期：夏季[1]。

二、乌檀遗传多样性研究

（一）PsbA-trnH-PCR 体系的建立

（1）胆木基因组 DNA提取。具体实验步骤按照天根植物基因组DNA试剂盒说明书进行提取，最终取提取所得胆木基因组DNA样品5μL于0.8%琼脂糖凝胶中电泳30min，电泳结果用凝胶成像系统观察并照相保存。同时用核酸蛋白分析仪于260nm和280nm波长下测定胆木DNA样品（稀释50）的吸收值。根据核酸蛋白分析仪测得A260/A280的值来判断DNA纯度，同时计算DNA产量。DNA量（μg）＝A260×稀释倍数×50×DNA总体积。

（2）引物设计。以胆木基因组中的叶绿体DNA的PsbA-trnH序列为模板，扩增引物采用通用引物PsbA-trnH，它们分别是正向引物5'-GTTATGCATGA ACGTAATGCTC-3'和反向引物5'-CGCGCATGGTGGATT CACAATCC-3'。

（3）PCR扩增条件的正交设计。对影响胆木PsbA-trnH-PCR 扩增体系的引物、DNA 模板、Taq 酶、dNTPs、Mg^{2+} 5个因素4个水平进行考察（见表1），按照L16（45）正交实验表设计试验。10×PCR Buffer 统一添加2.5μL，每个实验组合按表2用量添加，最后补足ddH_2O至25μL，进行PCR扩增。取5μL PCR扩增产物经0.8%的琼脂糖凝胶电泳25mim，凝胶成像系统观察电泳结果并拍照。

（4）PsbA-trnH-PCR扩增退火温度考察。采用单因素方法考察退火温度，设置4个退火温度分别为45℃、50℃、55℃、60℃，Taq 、dNTPs 、Mg^{2+} 0.75mmol/L，引物、模板等加入量以正交实验确定最佳PsbA-trnH-PCR实验反应体系为准，取5μL不同温度PCR扩增产物经0.8%的琼脂糖凝胶电泳25mim，凝胶成像系统观察电泳结果并拍照。

表1 选择性扩增体系正交实验水平和因素

Table 1 Levels and factors of selective amplification system in orthogonal design

编号	Taq酶 （U/25 μL）	Mg^{2+} （mmol/L）	dNTPs （mmol/L）	引物 （μmol/L）	DNA （ng）
1	0.75	0.75	0.3	0.05	5
2	1.0	1	0.4	0.1	10
3	1.25	1.25	0.5	0.15	15
4	1.5	1.5	0.6	0.2	20

表2 PsbA-trnH -PCR 正交实验扩增体系

Table 2 Orthogonal amplification PCR system of PsbA-trnH

编号	Taq酶 （U/25 μL）	Mg^{2+} （mmol/L）	dNTPs （mmol/L）	引物 （μmol/L）	DNA （ng）
1	0.75	0.75	0.3	0.05	5
2	0.75	1	0.4	0.1	10
3	0.75	1.25	0.5	0.15	15
4	0.75	1.5	0.6	0.2	20
5	1.0	0.75	0.4	0.15	20
6	1.0	1	0.3	0.2	15
7	1.0	1.25	0.6	0.05	10
8	1.0	1.5	0.5	0.1	5
9	1.25	0.75	0.5	0.2	10
10	1.25	1	0.6	0.15	5
11	1.25	1.25	0.3	0.2	20
12	1.25	1.5	0.4	0.05	15
13	1.5	0.75	0.6	0.1	15
14	1.5	1	0.5	0.05	20
15	1.5	1.25	0.4	0.2	5
16	1.5	1.5	0.3	0.15	10

（5）胆木基因组DNA的PsbA-trnH-PCR扩增。采用正交实验获得的最佳PsbA-trnH-PCR扩增体系，以胆木样品提取所得基因组DNA为模板进行PCR扩增。取扩增产物5μ经0.8%的琼脂糖凝胶电泳25min，凝胶成像系统观察电泳结果并拍照。

（6）胆木样品基因组DNA。提取结果由图2和表3可知，提取所得的胆木基因组DNA条带明亮整齐，未见明显降解。可以确定提取的胆木基因组DNA可以进行下一步实验，用于PCR扩增。

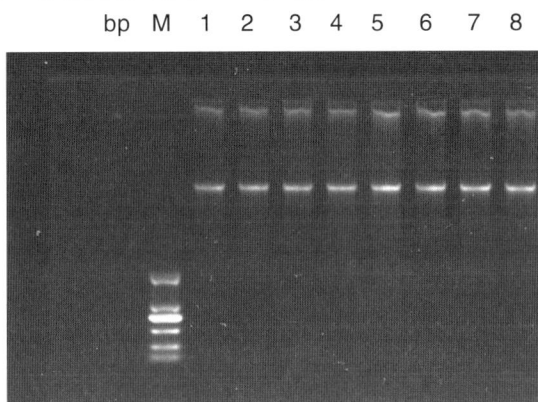

图2　胆木基因组DNA的提取

Fig. 2 Extraction of genomic DNA of N. officinalis

表3　胆木基因组DNA提取量

Table 3 The yield of genomic DNA of N. officinalis

名称	样本编号	DNA（μg）	A260/A280
胆木	DM082017	5.4	1.83
胆木	DM082021	5.5	1.79
胆木	DM082036	5.6	1.85
胆木	DM082049	6.1	1.90
胆木	DM082058	6.4	1.81
胆木	DM082061	6.2	1.89
胆木	DM082076	5.3	1.86
胆木	DM082089	5.1	1.70

（7）PCR扩增条件的确定。根据电泳条带有无、是否清晰明亮、有

无非特异性条带为依据来确定PsbA-trnH-PCR正交设计试验最佳反应体系。由图3可知，PsbA-trnH-PCR 扩增获得16个产物其电泳结果为：编号为7、12、14的体系扩增结果不理想，条带不明显或者无条带；编号为3、4、8、9、10、11、15、16 的体系可以扩增出目标产物，但其他非特异性条带也比较多；编号为1、2、5、6、13的体系扩增效果较好，目标产物条带清晰，条带之间区分度较好。根据以上分析，初步确定PsbA-trnH-PCR正交设计试验最佳反应体系是编号5，即：模板DNA20ng，引物0.15μmol/L，Taq酶1.0U，Mg^{2+}0.75mmol/L，dNTPs0.4mmol/L，不含Mg^{2+}的10×PCRBuffer2.5μL，灭菌ddH_2O补足至总体积25μL。

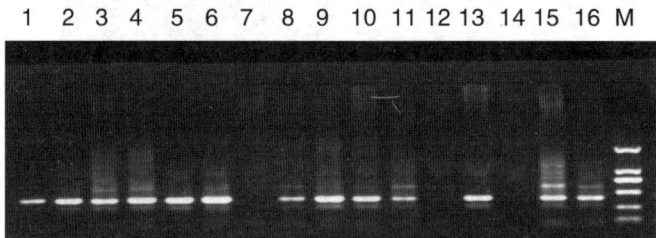

图3　正交试验优化胆木PsbA-trnH-PCR反应体系

Fig. 3 The reaction system of PsbA-trnH-PCR optimized by orthogonal tests

（8）胆木PsbA-trnH-PCR退火温度优化考察。45℃、50℃、55℃、60℃4个退火温度对PsbA-trnH-PCR体系影响，由图4可知，从45℃到60℃均可扩增出目标产物，60℃扩增产物较少，效果不理想，因55℃扩增效果最佳，最终PsbA-trnH-PCR退火温度确定为55℃。

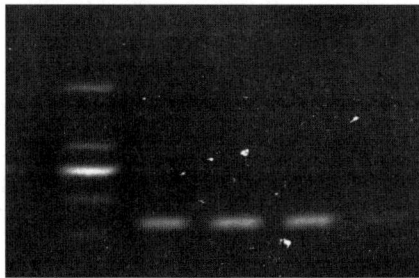

图4　不同退火温度胆木PsbA-trnH-PCR产物

Fig. 4　PsbA-trnH-PCR products of N.officinalis at differentannealing temperature

（9）胆木的PsbA-trnH-PCR 扩增产物分析。根据最优PsbA-trnH-PCR扩增体系扩增而得的产物经测序获得PsbA-trn部分序列，其序列长为287bp，将该序列导入NCBI数据库并进行同源检测，与该数据库中的已有胆木PsbA-trnH序列（KP095461.1）进行相似度考察，其相似度为100%，由此可见，以上确定的PsbA-trnH-PCR扩增体系可准确扩增出胆木PsbA-trnH序列。本实验结果为今后利用胆木PsbA-trnH序列来研究胆木种质资源的遗传多样性及药材鉴别奠定了基础。

（二）DNA提取条件的改良

（1）响应面法的设计。通过预实验对胆木DNA提取条件进行设计，分别对PVP含量、β-巯基乙醇含量、Nacl含量、CTAB含量、EDTA含量5个因素进行设计，每个因素取三个水平。试验因素水平设计如表4所示，利用Design Expert 8.0.6软件对实验数据进行分析。

表4　Box-Behnken 试验因素水平

因素	水平编码		
	-1	0	1
A:PVP含量（%）	0	2.5	5
B:β-巯基乙醇含量（%）	0	2.5	5
C:Nacl含量（%）	0	5	10
D:CTAB含量（%）	1	2	3
E:EDTA含量（%）	0	1.5	3

（2）提取黎药胆木DNA。

配置100mmol/L的Tris-Cl 50mL，配置过程中浓盐酸调pH至8.0，配置0.5mol/L EDTA溶液50mL，配置过程中5mol/L氢氧化钠溶液调pH至8.0。

按照响应面法所设计出的比例配置不同比例的CTAB提取液，取新鲜胆木叶300mg，用剪刀充分剪碎，加入液氮充分研磨成细粉。

取研磨好的粉末200mg迅速转移到预先装有800μL65℃预热的CTAB提取液，按照每组的比例加入β-巯基乙醇，迅速颠倒混匀后，将离心管放在65℃恒温金属浴锅中30min，干浴过程中每5min颠倒离心管一次，使样本混匀。

加入800μL氯仿:异戊醇（24:1），充分混匀，离心机12000rpm离心15min。

小心地将离心得到的上层水层移出至干净的离心管中，加入与得到的水层等量的异丙醇，充分混匀。置于室温状态下放置10min，离心机12000rpm离心10min，弃掉废液。

加入800μL的冷藏的75%乙醇，洗脱得到的胆木DNA，置于室温状态下放置10min，离心机12000rpm离心2min，弃掉废液。

重复第以上的操作，弃掉废液。将离心管置于室温5min，以彻底晾干离心管中残余的漂洗液。

将晾干后的得到的物质加入100μL的TE溶解。

每组试验平行重复3次，结果取三组平均值。

（3）琼脂糖凝胶电泳制备。1%琼脂糖凝胶：称取0.3g琼脂糖，量取30mL 1×TAE电泳缓冲液，微波炉中加热至琼脂糖全部澄清不再浑浊，摇匀，即成1%琼脂糖凝胶液，加入核酸染色剂GelRed 2μL，充分摇匀，制胶器中放入梳子，小心地倒入制胶器，赶走气泡，静置30min，待完全凝固后点样电泳。

电泳：取基因组溶液5μL，与6×Loading buffer 1μL混匀后上样分析，用电泳缓冲液在120V电压恒压电泳40min。在紫外光灯下观察，并用凝胶电泳图像分析系统拍照保存。

（4）DNA含量测定。取基因组溶液10μL，加入ddH_2O稀释到100μL，以ddH_2O作为空白对照品，用核酸蛋白测定仪测定DNA含量。记录数据。结果如表5所示，电泳结果如图5所示。

（5）单因素设计。精密称取4.1g无水乙酸钠，超纯水定容到10mL，置于室温中保存，待用。

在以上试验之后得出的结果，选取其中较好的3组重复提取黎药胆木DNA，每组做三组比较试验。第一组按照上述实验步骤进行胆木DNA的提取。

第二组重复DNA提取步骤中的1~5步，第6步加入720μL的冷藏的75%乙醇，90μL的醋酸钠溶液，置于室温状态下放置10min，离心机12000rpm离心2min，弃掉废液。

第三组重复以上步骤中的1~5步，第6步加入720μL的冷藏的75%乙醇，100μL的醋酸钠溶液，置于室温状态下放置10min，离心机12000rpm离心2min，弃掉废液。重复步骤中的7~9步，获得基因组溶液。

将得到的基因组进行琼脂糖凝胶电泳与DNA含量测定，记录数据。结果如图6所示。

（6） 数据处理

数据处理结果如图5~6所示。

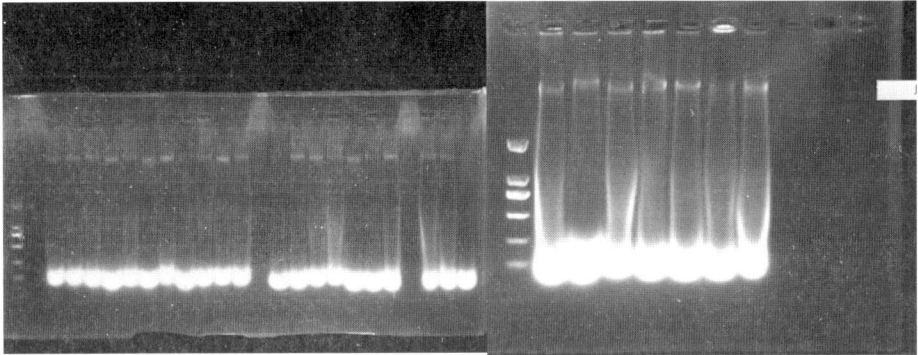

（左起分别为marker，编号1—25）　　　　（左起分别为marker，编号26—33）

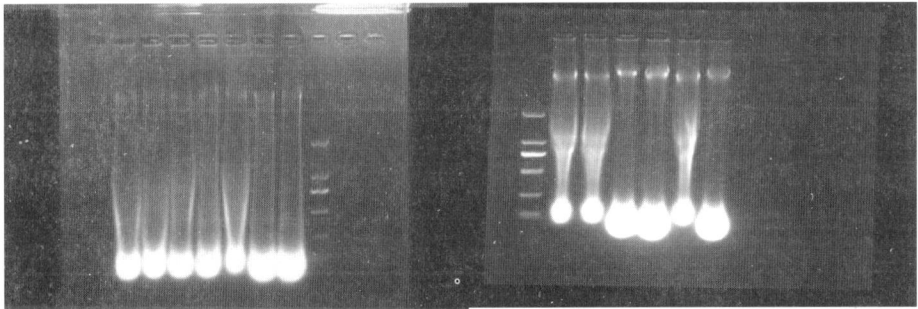

（右起分别为marker，编号35—40）　　　（左起分别为marker，编号41—46）

图5　基因组电泳图（从左上开始分别为marker，1号依次往后）

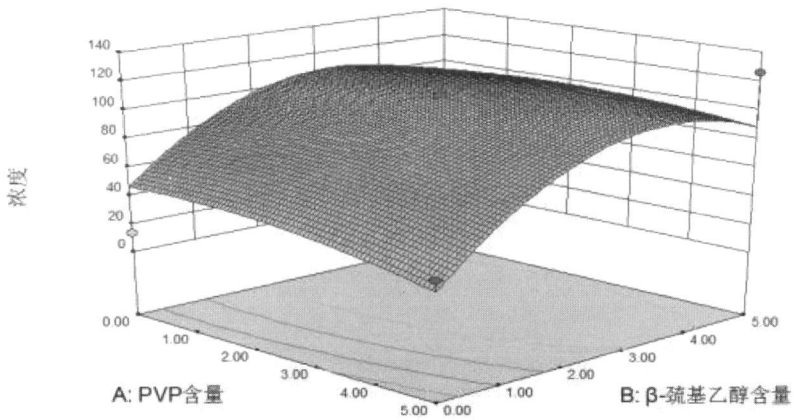

（a）（PVP含量与β–巯基乙醇含量之间的交互作用）

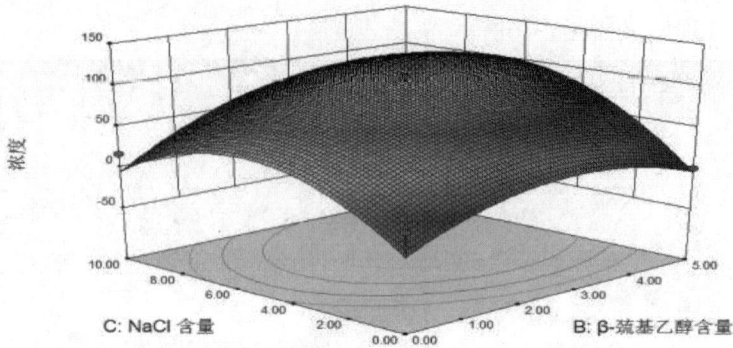

（b）（β-巯基乙醇含量与Nacl含量之间的交互作用）

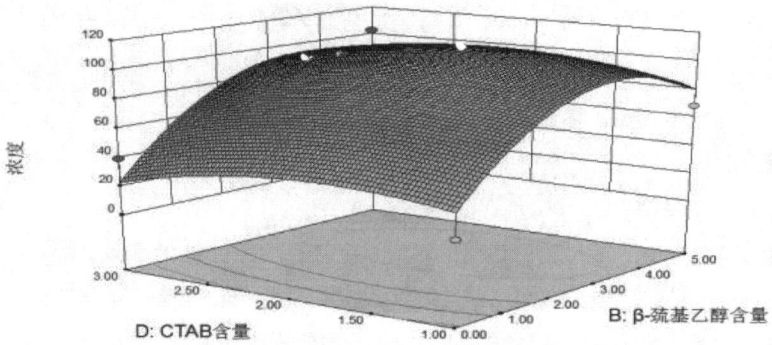

（c）（β-巯基乙醇含量与CTAB含量之间的交互作用）

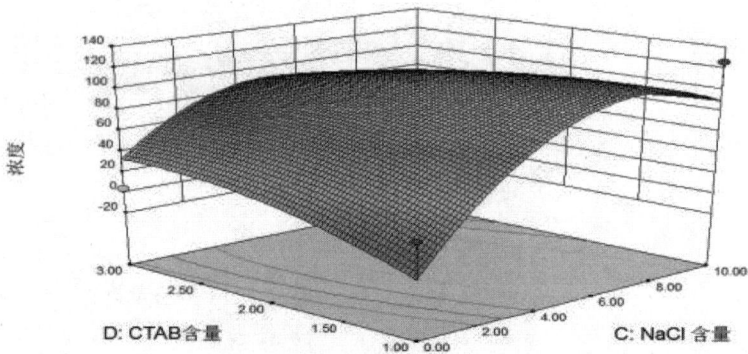

（d）（Nacl含量与CTAB含量之间的交互作用）

图6　交互作用对提取胆木DNA的影响

由Design Expert 8.0.6软件分析,可得出黎药胆木DNA最佳的提取条件。结果显示,黎药胆木DNA的最佳提取条件为5%PVP、3.25%β－巯基乙醇、4.24%Nacl、2%CTAB、3%EDTA。同时通过软件分析,可得出β－巯基乙醇、Nacl两个因素是对胆木DNA提取具有显著性。应用Design Expert 8.0.6软件对试验数据进行相关的回归分析。得以下多元二次回归方程为:浓度=+103.30－6.11*A+25.74*B+25.41*C－2.87*D+8.68*E+5.40*A*B+5.70*A*C－19.32*A*D+4.27*A*E+13.95*B*C+3.10*B*D－3.62*B*E－28.10*C*D－9.40*C*E－21.05*D*E－3.71*A^2－36.34*B^2－58.36*C^2－12.21*D^2+1.07*E^2。

可以分析其5个因素之间的交互作用,数据分析本试验中5个因素之间的相互作用不存在显著性,因此不存在交互作用。其中图a为PVP与β－巯基乙醇、图b为β－巯基乙醇与Nacl、图c为β－巯基乙醇与CTAB、图d为Nacl与CTAB等含量之间的交互作用。

（7）单因素结果分析,结果分析如表5所示。

表5　胆木样本单因素提取方法提取DNA吸光度及浓度

	编号	醋酸钠	浓度 ng/μL	A260/280
提取条件4	1	0μL	115.6	1.86
提取条件34	2	0μL	104.6	1.72
提取条件41	3	0μL	123.7	1.9
提取条件4	4	90μL	124.3	1.83
提取条件34	5	90μL	113.9	1.8
提取条件41	6	90μL	124.4	1.94
提取条件4	7	100μL	105.7	1.88
提取条件34	8	100μL	107.4	1.84
提取条件41	9	100μL	122.9	2.02

根据核酸蛋白含量的测定,胆木最佳提取条件在洗脱阶段加入醋酸钠后,有助于黎药胆木DNA的提取,含量上有较为明显的升高,但是在加入过量的醋酸钠时反而会影响胆木DNA的提取,初步筛查发现,720μL加上90μL的醋酸钠对黎药胆木DNA的提取效果最优。

（8）种茜草科植物DNA结果分析，结果分析如表6所示。

表6　6种茜草科植物DNA提取样本吸光度及浓度

样本	编号	提取条件	浓度 ng/μL	A260/280
龙船花	1	最佳提取条件	84	1.86
鸡屎藤	2	最佳提取条件	91.3	1.87
粗毛玉叶金花	3	最佳提取条件	77.2	2.01
咖啡	4	最佳提取条件	80.3	2.04
诺丽	5	最佳提取条件	97.7	1.86
胆木	6	最佳提取条件	130.9	1.98
龙船花	7	第41组提取条件	44	1.67
鸡屎藤	8	第41组提取条件	34.2	1.73
粗毛玉叶金花	9	第41组提取条件	32.3	1.3
咖啡	10	第41组提取条件	63.1	1.68
诺丽	11	第41组提取条件	72.5	1.8
胆木	12	第41组提取条件	125.6	1.89

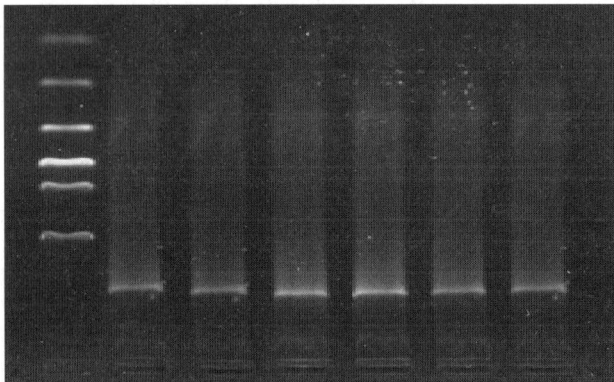

（右起分别为marker，表6中的1—6组）

图7　六种茜草科植物基因组电泳结果

根据试验结果，最佳提取条件提取胆木DNA含量高于第41组对照组提取方法提取胆木DNA提取含量，并且其提取结果也与DX8Trial软件所预测的结果数值相近，其中软件计算得出的最优组预测数据为A260/280为1.99949，浓度为132.889ng/μL。因此可以初步得出结论，改良后的CTAB

提取液适用于胆木DNA的提取。可以初步得出最佳提取方案也能够较好的提取其余5种茜草科植物基因组，也基本适用于茜草科其他植物基因组的提取；由于不同属之间植物存在一定的差异，所提DNA含量也存在一定差异。根据表3~4测得的基因组含量发现，最佳条件提取条件提取的胆木DNA含量与第41组对照组提取DNA含量差异不大，比较两者提取条件发现，其中β-巯基乙醇、Nacl、CTAB三个因素的水平差异较小，PVP、EDTA两个因素的水平存在一定的差异，而在响应面法数据分析中发现，PVP、EDTA两个因素对胆木DNA提取效果不存在显著性影响，从而说明了为何两者提取的胆木DNA含量差异不大；由图3可知洗脱过程增加醋酸钠后提取所得的DNA纯度增高，故本实验最终确定的提取条件为5%PVP、3.25%β-巯基乙醇、4.24%Nacl、2%CTAB、3%EDTA，在提取过程第6步加入720μL的冷藏的75%乙醇及90μL的醋酸钠溶液洗脱。

【栽培技术】

一、组织培养

王和飞[2]等以胆木无菌实生苗的茎段、叶片、叶柄作为外植体，对其进行组织培养和快速繁殖研究。结果表明：种子消毒采用70%的酒精浸泡10s，再用2%的次氯酸钙消毒8~10min，效果较理想；以带芽茎段为外植体可实现丛生芽增殖；最佳丛生芽苗的诱导和增殖培养基为1/2WPM附加0.5mg/L 2，4-D，其次为1/2WPM附加0.5mg/L IBA和1/2WPM附加1.0mg/L IBA＋0.5mg/L 6-BA。芽苗增值系数达4.8，芽苗诱导率达94%。芽苗生根壮苗培养中效果较好的培养基为（1/2~1/4）WPM＋0.5mg/L 2，4-D和（1/2~1/4）WPM＋0.5mg/L IBA。胆木试管苗移栽成活率达到80%。

张志远[3]等经过6年的野生引种栽培技术研究，结果显示，胆木具有较强的适应性和良好的抗逆性，在五指山地区生长良好,大田种植前三年生长年平均胸径达4.3cm，以后生长加快，5年生树年平均胸径7.1cm；5年生树砍伐测定树干和小枝异长春花苷内酰胺含量分别为1.106%和0.710%；砍伐后萌芽生长能力很强，每株可萌发新芽3~5条；病害较少，虫害中等。是药用、造林、绿化环境的优质树种。

二、栽培技术[4]

（一）种子育苗

（1）种子采集。选择树势健壮、树冠丰满、生长旺盛、抗病虫害能力强、丰产优质的中龄实生株系作为采种母株；11月中下旬至第2年1月，当胆木圆球形果实由青色变成黄褐色、果肉变软的时候采下或者从树下捡回。果实采集回来后，先在阴凉处堆放几天，让其自然成熟，待果肉充分软化后，将果实放在有水的盆中捣烂，反复搓洗，使细小的种子掉入水中，然后用分样筛小心除去杂质，再用细眼筛（m粉筛）将水滤掉，阴干得种；种子千粒重约0.045g，每kg种子约有2000万粒。

（2）育苗地选地与整地。选择向阳、背风的地方，采用苗床播种。土壤应为疏松、湿润、肥沃的红壤、砖红壤、赤红壤、沙地黄壤、红色石灰土。为减少病虫害的发生，提高出苗率和苗木质量，育苗地不宜重茬。

（3）营养土配制和移苗床。准备营养土的配制方法很多，一般是用表土+火烧土+腐熟的农家肥+3%过磷酸钙混合后堆沤1周，再用3%福尔马林溶液浇透土壤消毒一次，消毒后用薄膜覆盖闷蒸5d左右再装袋。对酸度较强的土壤，可加入少量的石灰来中和。培育胆木苗的营养袋规格一般为11cm×17cm。分床苗的移苗床整地要均匀、细致，床宽度一般为1m，高度为15cm，长度根据移苗量而定，一般为10m。

（4）播种，育苗，催芽。胆木种子尽量要随采随播，需要浸泡处理，但如果是阴干冷藏后的种子，播种前要用35℃的温水浸泡24h，并除去上浮干瘪粒，下沉的种子晾干后再在苗床上撒播。为了播种均匀，播种时可将种子与细土混合撒播，播完后再用细眼筛来筛盖一层薄土，盖土厚度以没过种子1~2mm为宜。另外，除了苗床播种外，也可用大胶盆装细土，播种后放在室内或阳台上管理，这样更有利于种子发芽。

由于胆木种子细小，且播种后盖土较薄，所以应使用喷雾器淋水，每天都要根据苗床湿度来确定淋水量与淋水次数，一般是以经常保持苗床土壤湿润为宜。光照强时，使用遮光度为75%的遮光网遮阴；雨天要注意防止水分过多而引起种子霉烂；胆木种子发芽适宜温度为22℃~25℃，气温低于15℃时，可设薄膜棚保温。平时要注意观察苗床，定期放药，防止种子被蚂蚁啃吃或感染病菌。齐苗以后进行第1次间苗，间苗要早要匀，间至苗不挤苗为度；第2次间苗在幼苗长出第1片真叶时进行，去小留大，去弱留壮，做到叶不搭叶；第3次在三叶期定苗，保持苗距7cm左右。苗高10cm以上时，中耕除草，深度在5cm左右，6、7、8月各除一次，深度在10cm左右。操作时要将草除净，注意不要伤及幼苗。幼苗出土时，如遇干旱需灌一次水；6、7、8月如遇干旱各需灌水一次；每次每0.067hm²需浇水35m³左右。每次浇水后要盖土保墒。若遇高温强光天气，需用遮阴网遮阴以防强光灼伤幼苗。在6~7月追肥2次，第1次结合中耕每667m²施尿素4kg，第2次每0.067hm²施二胺7.5kg，开沟撒入土中浇水。

（5）苗木出圃翌年2月中旬春梢萌发前出圃；苗木出圃前如遇干旱需对苗圃地灌一次起苗水，防止起苗时断根伤根，以保存完整的根系，提高苗木质量。苗木包装与运输将苗木每50棵捆为一捆，根系蘸泥浆，并用湿麻袋包住根部，以防止根系失水，运输时用湿稻草作为填充物，外挂标签，写明苗木品种、规格、数量、出圃日期、产地。

（二）扦插育苗

（1）母苗培育。选择健壮的种子苗，在已整好的地畦上按行株距25cm×25cm种植，移栽后浇定根水1次，以保持苗床湿润，排水畅通。母苗定植30d后，大部分都长有8~10对真叶，这时在6对真叶与7对真叶之间或8对真叶与9对真叶之间修剪打顶蓄芽，母株打顶后3~5d即发侧芽，根据实际情况，每棵母株保留2~3株健壮的侧芽，10~15d后侧芽即可长到2~4对真叶，此时即可剪取侧芽作为插穗。

（2）扦插育苗。搭建遮光度为50%育苗大棚，大棚四面通风，排水良好；大棚内整地成畦，保证排水畅通。选择8cm×12cm的营养袋，70%装经过消毒的黄土，30%装腐熟农家肥的堆土，然后成行摆放到畦上。采集母苗上插穗，插穗剪成10~15cm长，具有2~3对叶（节），上剪口平剪，下剪口离叶0.2cm处斜剪。并去掉下半段的叶片，保留1~2对叶，扦插时将插条基部在生根粉（ABT）溶液中浸泡3~5s，插到营养袋中。盖上农膜保温保湿，农膜顶部与畦面高度约为1.2m。苗床农膜小温室根据天气温湿度变化，在苗生根前每天雾状喷水1~6次，以叶面及营养袋内的营养土湿润为度，1个月内每周喷洒灭菌剂一次，防止嫩苗根部腐烂。苗床农膜小温室内月均温度在24℃~34℃、相对湿度在50%~67%时，扦插苗在第7d开始生根，1个月后揭去农膜，保持大棚内50%的遮阴度；苗床农膜揭去10d后，揭去大棚顶部遮阴网，让种苗直接晾晒30d，从扦插开始到71d，种苗长到7对真叶20cm以上时可出圃移栽。

（三）移植

选择背风向阳，有溪流、排灌方便、肥沃、疏松、微酸性或中性的壤土或沙质壤土，坡度10℃~25°；园地要无重金属污染，远离工厂、矿山、公路、铁路主干道。整片栽植于冬季深翻，使土壤充分风化；规划设计园内小区（每0.067~0.134hm²为一小区）、道路、排灌系统。2月中旬，胆木春梢萌发前，采用穴栽，株行距4m×4m，每667m²种植30~50株。栽穴稍大，穴底填少量落叶，贮水保墒，增加腐殖质，然后再把每穴挖出的土与10kg左右腐熟的农家厩肥混匀，用来覆土。覆土一半时轻轻上提苗木，使根系伸展，再覆土至与原出圃的颈部齐，轻轻踩紧，立即浇水，浇足浇透，水全部渗下后封土，整个树盘1周内呈浅漏斗形，周围高于中央，能蓄自然水和便于浇灌。

（四）田间管理

（1）施肥。每年中耕除杂草4次，除草后把草晒干，然后埋入地里，腐烂后可以作为肥料。根据情况及时清除土壤中生长的灌木丛。采用环状施肥法，每年追肥两次，每株施堆肥或厩肥约20kg、胆木专用肥1号2.5kg。

（2）灌排。海南五指山属于热带地区，每年雨量充沛，一般不需要灌溉。如果在每年12月到第2年3月的干季，雨量不足时，可以灌溉1~2次。每年3月上旬每株灌水0.2m³，4~7月胆木植株生长高峰期，大田土壤25cm以上土层含水量低于15%时应及时灌水，每株灌水0.2m³；8、9月，土壤25cm以上土层含水量低于18%时及时灌水，每株灌水0.15m³；11月上旬，灌冬水，每株灌水0.2m³。要求单株树盘穴灌，不漏灌。7、8月积水时间超过24h，每10m宽处挖一个排水沟，进行明沟排水。

（3）修剪。每年进行一次修剪，剪除下垂枝、过密的纤弱枝、枯枝、病虫枝以及多余的枝芽，以促使树干通直粗壮，改善通风透光，促进植株生长。对于地上部分不能再抽生新枝的主枝或主干，可逐年锯除主干或主枝，培养基部的萌蘖形成新的植株。

（4）中耕除草。3、5、8月中旬各中耕除草一次，树盘下从内向外，由浅到深10~15cm，要求中耕均匀，不漏耕，不伤树茎，清除杂草。种植在15°以上坡度的坡地，11月中旬进行垒蔸培土，以树干为中心，在树冠外缘垂直方向，用石块垒起一个圆形的蔸，蔸与树干基部水平，向蔸内填土，培土稍高于蔸边缘。休眠期，结合培土，要不断修补破坏的蔸，要求蔸内所培要踏实，无大孔隙，蔸稳固、坚实，不倒塌。

（五）病虫害防治

（1）褐斑病。褐斑病危害幼树叶片，4~5月或10~11月发生，初期叶面出现黄褐色病斑，后不断扩大，病斑内出现许多小黑点，最后使全叶黄萎脱落。发现病叶应立即摘除，集中烧毁；发病初期每7~10d喷洒一次1∶100波尔多液，连喷2~3次即可。

（2）虫害防治。桔粉蚧壳虫为同翅目粉蚧科Pseudococcussitri，成虫或若虫吸食嫩茎枝叶汁液。受害率26%，为害时间主要在5~7月份。化学防治：用乐果1∶1000倍＋灭百可1∶1000倍液喷雾，效果较好；蚜虫及卷叶虫危害嫩梢与嫩叶，抑制苗木生长，为害时间主要是 5~7 月，化学防治：可用 75% 辛硫磷 2000 倍液喷洒防治，每 7d 喷洒 1 次，连续 2 次，效果较好。

【药学研究】

一、化学成分[5-20]

（1）生物碱。乌檀碱（naucleidinal）、胆木碱 A-J（naucleofficineA-J）、乌檀拉芬碱（naulafine）、乌檀费新碱（naucleficine）、乌檀费定碱（nauclefidine）、乌檀佛林碱（nauclefoline）、naucleactoninA-B、异常春花苷内酰胺（strictosamide）、naucleamideG、喜果苷（vincosamide）、乌檀亭碱（naucletine）、安枯斯特定碱（angustidine）、乌檀费碱（nauclefine）、狭花马钱碱（angustine）、naucline、牛眼马钱托林碱（angustoline）、harmane、3,14-2H- 牛眼马钱托林碱（3,14-dihydroangustoline）、短小蛇根草苷（pumiloside）、nauelealotideA-D 等。

（2）五环三萜及其皂苷。2β,3β,19α,23-tetrahydroxy-urs-12-en-28-oicacid、2β,3β,19α,23-tetrahydroxyurs-12-en-28-O-[β-d-glucopyranosyl（1-2）-β-d-glucopyranosyl]ester、2β,3β,19α,23-tetrahydroxyurs-12-en-28-oic-acid、2β,3β,19α,23-tetrahydroxyurs-12-en-28-oic-acid-28-β-D-glucopyronosyl-（1→2）β-D-glucopyronosylester 等。

（3）有机（酚）酸类及其苷。3,4,5-三甲氧基苯甲酸、2,5-二甲氧基苯甲酸、香草酸、原儿茶酸、藜芦酸、山橘脂酸、香草醛、3,4-二甲氧基肉桂酸、对羟基肉桂酸、对羟基苯甲酸、2,3-二羟基苯甲酸、3,4-二羟基苯甲酸甲酯等。

（4）环烯醚萜类。奎诺瓦酸（Quirrelltileacid）、β-谷甾醇（β-sitosterol）、獐牙菜苷、马钱子苷等。

（5）黄酮类。山奈酚-3-O-（6''-O-α-L-吡喃鼠李糖基）-β-D-吡喃葡萄糖苷、芦丁、山奈酚-3-O-芸香糖苷、橙皮素-7-O-（6''-O-α-L-吡喃鼠李糖基）-β-D-吡喃葡萄糖苷等。

（6）微量元素。以胆木叶为原料，分别对它的水分、粗蛋白、脂肪、还原糖、可溶性固形物、氨基酸、Vc、微量元素、单宁、总黄酮、总黄酮甙、生物碱的含量进行分析测定。研究结果表明：胆木叶营养丰富，其中脂肪、蛋白质和水分的含量较高，人体必需氨基酸含量为4.72%，占氨基酸总量的43.92%，而还原糖和可溶性固形物的含量则较低。K、P和Ca的含量丰富，特别是钾含量高达2.36%，而钠含量仅46.50mg/kg，这种高钾低钠特性，是预防高血压的一种良好食物来源。其中Mn、Mg、Fe含量也非常丰富，分别达到了517.70mg/kg、460.00mg/kg和140.50mg/kg。而胆木叶中功能性成分以总黄酮、总黄酮甙和生物碱的含量较高，尤其是生物碱的含量高达3.46%。

二、提取工艺

宣伟东[21]考察不同型号大孔树脂分离纯化胆木提取液中短小蛇根草苷（Pumiloside,PML）的工艺条件及参数。用水煎法提取，HPLC法测定含量，以静态饱和吸附量、洗脱量、洗脱率为指标比较5种大孔树脂，并对AB-8树脂的吸附容量、洗脱溶剂、洗脱体积进行筛选；采用甲醇重结晶法纯化PML，并用波谱方法鉴定其化学结构。结果5种树脂中,AB-8型树脂具有较好的吸附及洗脱参数，对PML的吸附容量为2.44 mg/g干树脂。适宜的工艺条件为：6倍柱体积蒸馏水洗脱后，再用4倍柱体积的30%乙醇以2BV/h的流速洗脱，减压回收溶剂后过滤，沉淀甲醇重结晶。PML得率为75.1%，纯度>99.5%。

杨卫丽[22]探讨胆木总生物碱的提取分离方法。方法采用单因素考察法，对提取溶剂、提取时间、提取方法、提取溶液浓度及物料比进行考察。结果最终确定提取工艺为：70%乙醇回流40min，料液比为100∶1，提取率4.17%。该方法分离总生物碱是一种经济简便、效率较高的方法。

李勤炽[23]利用L9（34）正交试验法研究了胆木叶中总黄酮的提取工艺条件及其含量测定。结果表明：对胆木叶中总黄酮的提取效果影响最大的因素是提取温度,其次是乙醇浓度和提取时间,影响最小的是料液比。总黄酮的提取工艺条件为提取温度为75℃，提取时间为4.0h，提取溶剂为85%的乙醇，料液比为1∶16，胆木叶粗提物中总黄酮的含量为2.443%。

三、药理作用[24-32]

（一）抗炎、镇痛

采用毛细血管通透性、耳肿胀、跖肿胀、慢性肉芽肿、解热等方法对胆木浸膏片进行了药理研究，胆木浸膏片对冰醋酸所致的小鼠腹部毛细血管通透性增加和二甲苯所致的小鼠耳肿胀具有非常显著的抑制作用，并显著抑制大鼠蛋清性足跖肿胀形成和棉球性慢性肉芽组织增生，对伤寒Vi多糖菌苗所致的家兔双高峰体温升高有解热作用，提示胆木浸膏片是一种多环节作用的抗炎药。观察胆木叶提取部位群（ELN）的镇痛和抗炎作用，取ICR小鼠随机分为正常组、模型组、阳性药物[三七伤药（0.39 g·kg^{-1}）/阿司匹林（0.26 g·kg^{-1}）]组、胆木浸膏片1.56 g·kg^{-1}组、ELN（0.390，0.195，0.098 g·kg^{-1}）组，每天1次，连续ig给药3d。末次给药后1h选用热板法、扭体法、二甲苯致耳肿胀、醋酸致腹腔炎症方法观察镇痛及抗炎作用；取SD大鼠随机分为正常组、模型组、胆木浸膏片（0.78 g/kg）组、ELN（0.195，0.098，0.049 g·kg^{-1}）组，每天1次，连续ig给药3d。末次给药后1h选用角叉菜胶诱导足肿胀方法观察抗炎作用。结果ELN（主要指标性成分异长春花苷内酰胺含量16%左右）能显著延长小鼠的疼痛反应时间，明显减少小鼠的扭体次数；抑制醋酸致小鼠腹腔毛细血管通透性增高，减轻小鼠耳肿胀和大鼠足跖肿胀反应；能明显减少大鼠角叉菜胶性炎症渗出液中前列腺素E$_2$（PGE$_2$）含量。胆木也具有显著的镇痛和抗炎作用，其机制可能与抑制PGE$_2$产生与释放有关。

（二）抗菌、抗病毒

采用试管法与平皿法测定其异长春花苷内酰胺对标准金黄色葡萄球菌等10株菌株的体外抑制作用，并观察对金黄色葡萄球菌和肺炎双球菌感染小鼠的保护作用，即将小鼠分为正常组，模型组，热毒宁对照组（生药剂量8.7g·kg^{-1}）及异长春花苷内酰胺低、高剂量组，每天ip给药1次，连续7d，末次给药后1h，腹腔注射金黄色葡萄球菌（或肺炎双球菌）菌液，观察小鼠7 d内死亡情况；接种甲型流感病毒[A/PR8/34（H1N1）]和乙型流感病毒（B/京防98-76）于MDCK（狗肾细胞），观察其体外抗病毒作用，并采用甲型流感病毒感染小鼠模型考察其体内抗病毒作用，即将小鼠分为正常组，模型组，热毒宁对照组（生药剂量8.7g·kg^{-1}）及异长春花苷内酰胺低、高剂量组，每天ip给药1次，连续5d，于给药第1天以病毒尿囊液滴鼻感染小鼠，继续给药4d后观察肺部病变，作病理组织学检查，计算肺指数与抑制率。结果，异长春花苷内酰胺对标准大肠杆菌等7株菌株具有抑制作用，MIC均为5g·L^{-1}；质量浓度为10g·L^{-1}时，对肺炎双球菌等5株菌株的抑菌圈直径为13~25mm；40mg·kg^{-1}时可分别使金黄色葡萄球菌和肺炎双球菌感染小鼠的存活率达70%和55%；其体外对甲型与乙型流感病毒的IC50分别为0.649，0.323g·L^{-1}；对甲型流感病毒所致的小鼠肺指数升高与肺组织病变亦有明显降低和改善作用，40mg·kg^{-1}时的肺指数抑制率为39.8%。

（三）心血管系统的作用

采用生理记录仪观察异长春花苷内酰胺静脉注射前后不同时间点Beagle

犬收缩压（Sys），舒张压（Dia），平均动脉压（MBP），心率（HR），心电图PR间期、QRS间期、QT间期、QTcb间期、QTcv间期等指标的变化；应用全细胞膜片钳技术考察不同浓度异长春花苷内酰胺对CHOhERG细胞上hERG钾离子通道和HEK-293-Nav1.5细胞上Nav1.5钠离子通道的抑制作用。结果与空白对照组相比，异长春花苷内酰胺60、18mg·kg^{-1}剂量组、溶媒对照组（含吐温-80）于给药后15min Sys、Dia、MBP、HR明显降低（P<0.05），给药结束后各项指标可见恢复。与溶媒对照组相比，各给药剂量组在各观测时间点无显著性差异。与空白对照组及自身给药前相比，60、18、6mg·kg^{-1}剂量组、溶媒对照组于给药后15min QT、QTcb、QTcv间期明显延长（P<0.05），给药结束后可见一定程度的恢复。与溶媒对照组相比，各给药剂量组QT、QTcb和QTcv间期在各观测时间点无显著性差异。异长春花苷内酰胺对hERG钾离子通道和Nav1.5离子通道抑制作用较弱，C50为560.8μmol·L-1及>900μmol·L^{-1}，远远大于阳性对照药。异长春花苷内酰胺大剂量单次静脉注射对Beagle犬可能有一定的降低血压、减慢心率及延长QT间期的作用，停药后可恢复。其中血压降低、心率减慢与溶媒中所含吐温-80有关。体外对hERG钾离子通道和Nav1.5离子通道无明显影响，提示异长春花苷内酰胺对动物QT间期的影响可能为其他作用机制所致。

（四）抗氧化作用

以胆木叶为原料，通过不同极性溶剂依次萃取50%醇提取物，分别得到石油醚萃取物（PEE）、氯仿萃取物（CE）、乙酸乙酯萃取物（EAE）、正丁醇萃取物（BE）和水萃取物（WE），它们的收率依次为0.62%、3.90%、0.68%、1.78%和6.06%。采用过氧化氢体系、超氧阴离子（O_2^-）体系、羟基自由基体系（OH）和Oyaizu法，以Vc为阳性对照，进行5个不同萃取部分抗氧化活性的测定和比较。结果表明，5种萃取部分均具有一定的抗氧化活性，随着浓度的增加而提高；且在不同的自由基产生体系中，其抗氧化活性强弱不尽相同。

（五）毒性[33]

（1）预实验。胆木水提物组：取12只小鼠，随机分成3组，每组4只，雌雄各半，给药前小鼠禁食12h，自由饮水。给药剂量为400，320，256g/kg，组间剂量比值为1：0.8。等容积不等浓度灌胃给药一次，给药体剂0.4mL/10g。胆木总生物碱组：取12只小鼠，随机分成3组，每组4只，雌雄各半，给药剂量为24，19.2，15.4g/kg组间剂量比值为1：0.8。等容积不等浓度灌胃给药1次，给药体剂0.4mL/10g给药前小鼠禁食，自由饮水。给药后立即观察和记录动物的中毒症状及死亡情况，连续观察7d后对死亡动物作尸检，如有异常病变进行组织学检查。

（2）结果。在观察期内，给药后小鼠活动减少，神情倦怠，给药1h后逐渐消失，未见其他明显中毒症状，给药后各组小鼠均无死亡，活动及神情正常，大小便及其颜色、皮毛、肤色、呼吸均正常，鼻、眼、口腔无异常分泌物。胆木水提物及总生物碱均测不出LD_{50}，故测定其最大给药量。

（3）最大给药量实验。取小鼠40只，随即分成两组，每组20只，雌雄各半，根据预实验的结果两组分别给予胆木水提物400g/kg，总生物碱24g/kg，给药体剂0.4mL/10 g，24h内给药3次，连续观察7d，记录动物体重、外观、食欲、行为活动、死亡等毒副反应情况。结果连续7d观察中发现，给药后小鼠活动减少，神情倦怠，给药1h后逐渐消失，小鼠全部健存，动物的外观、食欲、行为活动、排泄等均未见异常，第7天体质量增长平均为27.41%。胆木水提物给药量为400g生药/kg/d，小鼠无死亡，只是行为稍有改变，几日后恢复正常，体质量有所增长，饲养7d后处死，解剖，组织器官未见异常，此剂量400g/kg为最大给药剂量。胆木总生物碱组，给药剂量为24g总生物碱/kg，也未见小鼠死亡，此剂量为胆木总生物碱的最大给药剂量。

四、质量标准[33-34]

（一）药材性状

多劈成不规则的片块前黄色活棕黄色，有的带皮部，外皮棕黄色，粗糙，较疏松，易剥离。横切面皮部棕褐色，木部黄色活棕黄色。质坚硬，气微，味苦。

（二）显微鉴别

（1）茎横切面。皮层由3~5列类长方形细胞构成，细胞紧密排列，细胞直径13.56~30μm；皮层较窄；韧皮部细胞皱缩成不规则形状；形成层成环；木质部发达，由导管、木纤维、木薄壁细胞组成，射线较密，放射状，导管多单个散在，少数二、三成群，直径40~220μm。射线细胞1~2列，长方形，木化，具纹孔。外层木纤维少数，成群散在，胞壁较薄，木化较弱；内层纤维密集，壁厚腔小，强木化。木薄壁细胞为外层的基本组织，内层的纤维群中亦有少数，壁木化，具纹孔。

（2）粉末鉴别。导管形状多样，大小不一，长180~ 600μm，宽40~ 220μm，均为具缘纹孔导管；纤维众多，有的两端渐尖，有的一端稍钝，长560~ 1240μm，宽25~ 44μm，壁厚薄不一，纹孔斜向裂隙状,数细胞孔沟较宽；木薄壁细胞形状多样，有窄长方形、类三角形、纺锤形等；石细胞呈多角形，长30~50μm，宽15~ 50μm。

（三）薄层色谱鉴别

取胆木粉末1g，置50mL烧杯中，加入25mL蒸馏水，煎煮20min，补足损失的水，趁热，过滤放冷，滤液用乙酸乙酯15mL萃取两次，合并萃取液，浓缩至2mL作为供试品溶液，精密称取异长春花苷内酰胺对照品1mg，加甲醇制成1mg/ml的对照品溶液。按照薄层色谱法（中国药典2015年版一部附录×B）试验，分别吸取胆木供试品溶液、异长春花苷内酰胺对照品溶液6、4μL点于同一硅胶G薄层板上，以乙酸乙酯-乙醇-水（9：1：0.1）为展开剂，展开，取出，晾干，置紫外光灯（365nm）下检视。供试品与对照品色谱相应位置上，显相同的淡蓝色荧光斑点。

（四）含量测定

（1）对照品溶液的配制。精密称取异长春花苷内酰胺对照品0.10083g于25mL容量瓶中，加流动相适量超声使溶解，并用流动相稀释至刻度，摇匀备用。

（2）供试品溶液的制备。取粉碎、干燥后的供试品0.5g，精密称定。加入70%乙醇50mL精密称定重量，回流提取40min，放冷，用70%乙醇补足减失重量，摇匀，静置，精密吸取上清液10mL于50mL容量瓶中，用流动相定容至刻度，摇匀，滤过，取续滤液，即得。

（3）含量测定方法。以十八烷基硅烷键合硅胶为填充剂，以乙腈-0.1%磷酸水溶液（30：70）为流动相，检测波长为226nm，理论塔板数应不低于2000。

（4）供试品测定。取胆木供试品3批，每批样品3份，制备供试品溶液，精密吸取上述溶液20μL注入液相色谱仪，三批供试样品测定异长春花苷内酰胺含量在1.14%~1.33%之间，平均含量为1.22%。

（五）指纹图谱

（1）色谱条件。色谱柱为DiamonsilTMC18（250mm×4.6mm，5μm）；检测波长为227nm；柱温为30℃；流动相为甲醇-0.10%磷酸水溶液，二元梯度洗脱，洗脱时间为70min，流速为1.0mL/min；进样量为20μL，所有组分在70min内出峰完毕。梯度洗脱条件如表7所示。

表7　梯度洗脱条件

	时间（min）	流速（mL/min）	A %	B %
1	0.0	1.00	80.0	20.0
2	10.00	1.00	70.0	30.0
3	15.00	1.00	60.0	40.0

	时间（min）	流速（mL/min）	A %	B %
4	25.00	1.00	50.0	50.0
5	40.00	1.00	40.0	60.0
6	50.00	1.00	30.0	70.0
7	55.00	1.00	50.0	50.0
8	60.00	1.00	70.0	30.0
9	70.00	1.00	80.0	20.0

注：A 为 0.10% 磷酸溶液　B 为甲醇溶液

（2）对照品溶液制备。精密称取异长春花苷内酰胺对照品适量，于10mL容量瓶中，加甲醇溶液适量溶解，并定容至刻度，配制成质量浓度大约为160μg/mL的对照品溶液。

（3）供试品溶液制备。取胆木药材0.5g，精密称定，置100mL具塞锥形瓶中，加入70%乙醇50mL，称重，于沸水浴中加热回流40min，放冷，称重，用70%乙醇补足减失的质量，滤过，取续滤液适量，以0.45μm微孔滤膜滤过，即得供试品溶液。

（3）精密度试验。取同一份供试品溶液，连续进样6次，记录其图谱。计算各色谱峰的相对保留时间和相对峰面积比值的RSD。结果表明，RSD分别为0.09%~0.21%和0.19%~2.55%，均小于3.0%，符合指纹图谱的要求。

（4）稳定性试验。取同一份供试品溶液，分别于制备后0，2，4，8，16，24 h进样，记录其图谱。计算各色谱峰的相对保留时间和相对峰面积比值的RSD。结果表明，RSD分别为0.06%~0.23%和0.21%~2.68%，均小于3.0%，符合指纹图谱的要求。

（5）重复性试验。取同一批次的胆木6份，按供试品溶液制备方法制备供试品溶液，分别进样，记录其图谱。计算各色谱峰的相对保留时间和相对峰面积比值的RSD。结果表明，RSD分别为0.08~0.22%和0.21~2.94%，均小于3.0%，符合指纹图谱的要求。

（6）指纹图谱的建立。按照供试品溶液制备方法将10批药材制备成供试品溶液，分别进样检测，测定所有供试品溶液的HPLC色谱图。根据10批次供试品测定结果所给出的峰数、峰值（积分值）和相对保留时间等相关参数，进行分析、比较，制订优化的指纹图谱。

（7）共有峰确定。根据10批胆木供试品的检测结果，比较色谱图。选择胆木供试液图谱中峰面积较大、峰形较好的色谱峰作为共有峰，共8个，其中7号峰为异长春花苷内酰胺（为胆木药材主要成分），其峰面积约占总峰面积70%，峰形稳定，可将该峰作为参照峰。

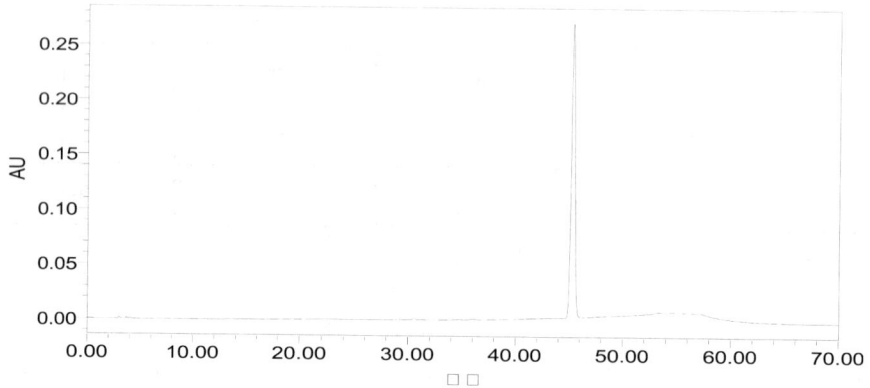

图7　异长春花苷内酰胺对照品色谱图

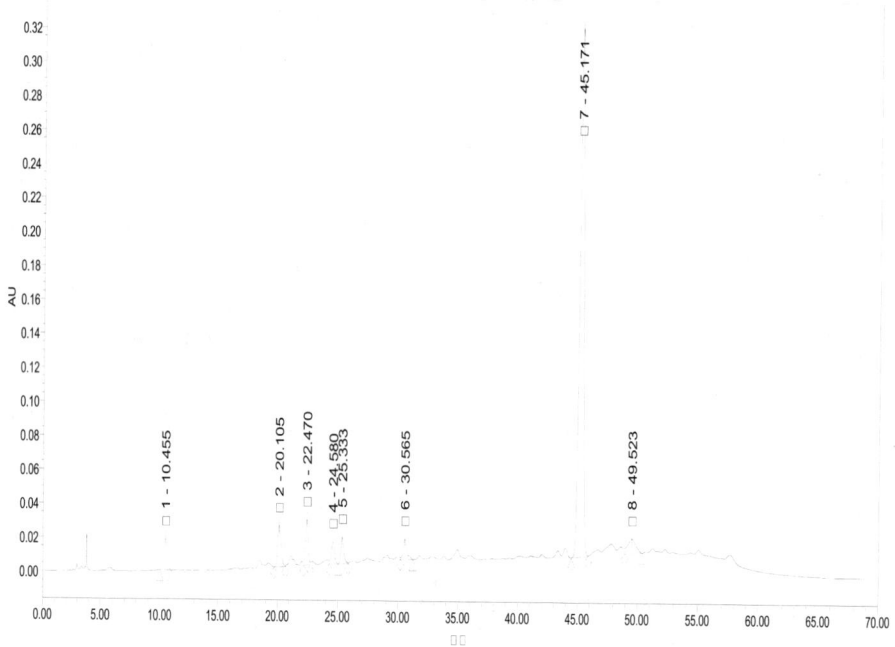

图8　海南胆木药材的指纹图谱

（8）共有峰相关信息。根据10批胆木样品的色谱图结果，以7号峰作为参照峰，计算各共有峰相对保留时间，结果RSD<2.0%（见表8）。8个共有峰其峰面积总和占总峰面积平均百分比为93%。以参照峰峰面积为基准，计算各共有峰峰面积与参照峰峰面积的比值，共有峰面积比值基本固定，结果如表9所示。均符合指纹图谱的要求。

表8 共有峰相对保留时间

峰号	S1	S2	S3	S4	S5	S6	S7	S8	S9	S10	标定位置	RSD（%）
1	0.231	0.232	0.231	0.231	0.231	0.231	0.232	0.231	0.233	0.231	0.231±0.002	0.30
2	0.446	0.445	0.446	0.446	0.445	0.446	0.446	0.445	0.447	0.446	0.446±0.003	0.14
3	0.498	0.498	0.498	0.497	0.498	0.498	0.497	0.498	0.499	0.498	0.498±0.003	0.12
4	0.545	0.544	0.545	0.544	0.545	0.544	0.545	0.544	0.546	0.545	0.545±0.003	0.13
5	0.558	0.560	0.559	0.560	0.560	0.561	0.561	0.561	0.563	0.560	0.560±0.003	0.25
6	0.676	0.676	0.675	0.676	0.677	0.677	0.676	0.678	0.678	0.677	0.676±0.003	0.13
7	1	1	1	1	1	1	1	1	1	1	1.000	0.00
8	1.097	1.097	1.097	1.098	1.097	1.096	1.096	1.096	1.095	1.097	1.097±0.003	0.08

表9 共有峰的峰面积与参照峰面积比值

峰号	S1	S2	S3	S4	S5	S6	S7	S8	S9	S10	标定范围
1	0.055	0.055	0.055	0.055	0.055	0.055	0.054	0.054	0.055	0.055	0.054~0.055
2	0.065	0.069	0.069	0.069	0.068	0.065	0.065	0.068	0.069	0.069	0.065~0.069
3	0.050	0.053	0.053	0.053	0.052	0.051	0.051	0.051	0.054	0.053	0.050~0.054
4	0.030	0.031	0.031	0.031	0.030	0.031	0.031	0.031	0.033	0.031	0.030~0.033
5	0.035	0.036	0.035	0.036	0.035	0.035	0.034	0.036	0.037	0.035	0.034~0.037
6	0.022	0.022	0.022	0.021	0.022	0.021	0.021	0.023	0.021	0.021	0.020~0.023
7	1	1	1	1	1	1	1	1	1	1	1.000
8	0.062	0.062	0.063	0.062	0.063	0.063	0.061	0.055	0.059	0.063	0.055~0.063

（9）指纹图谱相似度评价。本实验记录了10批海南五指山地区不同区

域胆木药材的指纹图谱（见图9）。将测试数据导入国家药典委员会2004年A版"中药色谱指纹图谱相似度评价系统"进行数据处理。得到胆木药材指纹峰共有模式R（见图9）；与共有模式比较，10批海南五指山地区不同区域胆木药材的指纹图谱相似度分别为0.994、0.995、0.996、0.995、0.994、0.982、0.990、0.989、0.996、0.998。

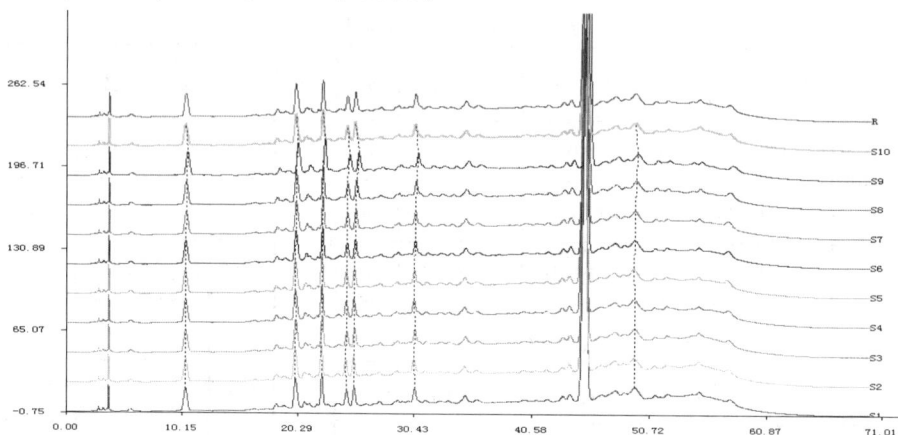

图9 10批海南胆木药材指纹图谱

【传统应用】

清热解毒，消肿止痛。主治感冒发热，支气管炎，肺炎，急性扁桃体炎，咽喉炎，乳腺炎，胆囊炎，肠炎，菌痢，尿路感染，下肢溃疡，脚癣感染，烧伤感染，疖肿，湿疹[36]。

【现代研究】

胆木浸膏片和胆木注射液，临床上均用于治疗呼吸道感染，急性扁桃腺炎，泌尿系感染。

【参考文献】

[1] 陈焕镛.海南植物志（第三卷）[M].北京：科学出版社,1965：287.

[2]王和飞，张燕，林应邀,等.胆木组织培养与快速繁殖技术研究[J].热带作物学报，2011，32（10）：1878-1882.

[3]张志远、林秋梅、赖潜,等.海南黎药胆木引种栽培技术研究[J].山西中医学院学报，2010，11（5）：69-71.

[4]何明军、杨新全、冯锦东,等.海南胆木生产标准操作规程[J].广东农业科学，2012，39（4）：32-34.

[5] Sun J Y,Lou H X,Dai S J,et al.Indole alkoloids from Nauclea officinalis with weak antimalarial activity.Phytochemistry,2008,69（6）：1405.

[6] 孙敬勇.胆木和山香圆化学成分及其生物活性研究[J].山东大学,2008.

[7] 陈梦菁,侯林林.乌檀抗菌成分的研究.植物学报,1984，26（3）：280-282.

[8]LinM.,LiuX.,YuD.Alkaloids of Nauclea officinalis.Planta Med.1984,50（6）：459-461.

[9] XuanW.D.,ChenH.S.,DuJ.L.,et al. Two new indole alkaloids from Nauclea officinalis.J.Asian.Nat.Prod.Res，2006（8）：719-722.

[10]Zhu FX，Wang JJ，Song J，Ding SM，Jia XB. Chemical constituents of Nauclea officinalis. Yao Xue Xue Bao，2013,48（2）：276-280.

[11]马文哲,凌铁军,张玉虎,等.乌檀的化学成分研究[J].热带亚热带植物学报，2005,13（2）：167-170.

[12]解飞.乌檀药用部位化学成分研究和指纹图谱研究[J].山东大学,2006.

[13]胡欣.乌檀化学成分分离分析与相关成分活性、药动学研究[J].沈阳药科大学,2007.

[14]Hai-Yang Wang;Ke Liu;Ru-Xia Wang;San-Hai Qin;Feng-Ling Wang, Jing-Yong Sun.Two new triterpenoids from Nauclea officinalis. Natural Product Research： Formerly Natural Product Letters,2015,29（7）：644-649.

[15]宣伟东.中药胆木和云南狗牙花活性成分研究[J].第二军医大学，2005.

[16]范龙.胆木叶的化学成分研究[J].暨南大学,2010.

[17]邓世明,汤丽昌,王宁,等.胆木叶水溶性成分研究[J].时珍国医国药,2011,22（5）：1010.

[18]谢达温，李永辉，赵丽，等. 胆木叶化学成分研究[J]. 中国中药杂志，2011，36（8）：1037

[19]陶佳颐，戴胜军，刘军锋，等. 胆木化学成分的研究[J]. 中草药，2007，38（8）：1155

[20]林茂，李守珍，刘欣，等.胆木中两个新生物碱甙的结构研究[J]. 药学学报，1989,24（1）：32.

[21]宣伟东，卞俊，陈海生. 大孔树脂法分离纯化胆木中短小蛇根草苷[J]. 中药材，2007，30（10）：1301-1304.

[22]杨卫丽，赖伟勇，高靖淋,等. 胆木总生物碱提取工艺研究[J]. 中国医药科学，2012（15）：35-36.

[23]李勤炽，王珏，陈昱洁,等. 胆木叶总黄酮的提取工艺研究[J]. 现代农业科学，2009（2）：7-8.

[24]符健，邝少轶，曾祥周,等. 胆木浸膏片的抗炎作用研究[J]. 海南大学学报（自然科学版），2002，20（1）：54-56.

[25]曹亮，李娜，姜雅琼,等. 胆木叶提取部位群的抗炎镇痛作用[J]. 中国实验方剂学杂志，2011，17（24）：124-127.

[26]Na Li，Liang Cao，Yue Cheng，Zhao-Qing Meng，Zhao-Hui Tang，Wen-JunLiu，Zhen-Zhong Wang，Gang Ding，Wei Xiao .In vivo anti-inflammatory and analgesic activities of strictosamide from Nauclea officinalis. Pharmaceutical Biology，2014，52（11）：1445-1450.

[27]Hu X，Lv YF，Bi K Sh. LC-MS-MS Analysis of Strictosamide in Rat Plasma，and Application of the Method to a Pharmacokinetic Study.CHROMA TOGRA PHIA，2009，69（5）：1073.

[28]李娜,曹亮,丁岗,萧伟. 异长春花苷内酰胺抗菌、抗病毒作用研究[J]. 中国实验方剂学,2012,18（15）：170-174.

[29]Sook Yee L，Kooi Yeong K，Vikneswaran M，et al. Natural indole butyrylcholinesterase inhibitors from Nauclea officinalis[J]. Phytomedicine International Journal of Phytotherapy & Phytopharmacology，2015，22（1）：45-48.

[30]Sarah E,O Connor，Maresh J J. Chenistry and Biology of Monoteq ene Indole AlkaM diosynthesis. Nat. Prod，Rep，2006，23：532-547.

[31]苏真真，李娜，曹亮,等. 异长春花苷内酰胺注射给药对心血管系统影响的实验研究[J]. 世界科学技术-中医药现代化，2014（7）：1558-1564.

[32]张伟敏，肖健雄，符致坚，等. 胆木叶提取物的抗氧化活性研究[J]. 林产化学与工业，2009，29（4）：82-86.

[33]杨卫丽，赖伟勇，张俊清，等. 黎药胆木不同提取部位急性毒性实验

研究[J]. 时珍国医国药，2010，21（3）：568-569.

[34]杨卫丽，刘明生，毛彩霓,等. 胆木的生药学研究[J]. 中药材，2008，31（9）：1324-1325.

[35]李海龙，谭银丰，赖伟永,等. 海南胆木药材指纹图谱研究[J]. 时珍国医国药，2009，20（11）：2710-2711.

[36] 国家中医药管理局《中华本草》编委会.中华本草（第六册）[M].上海：上海科技出版社,1999：456.

野牡丹 Yemudan

Melastoma Candidum.D.Don、

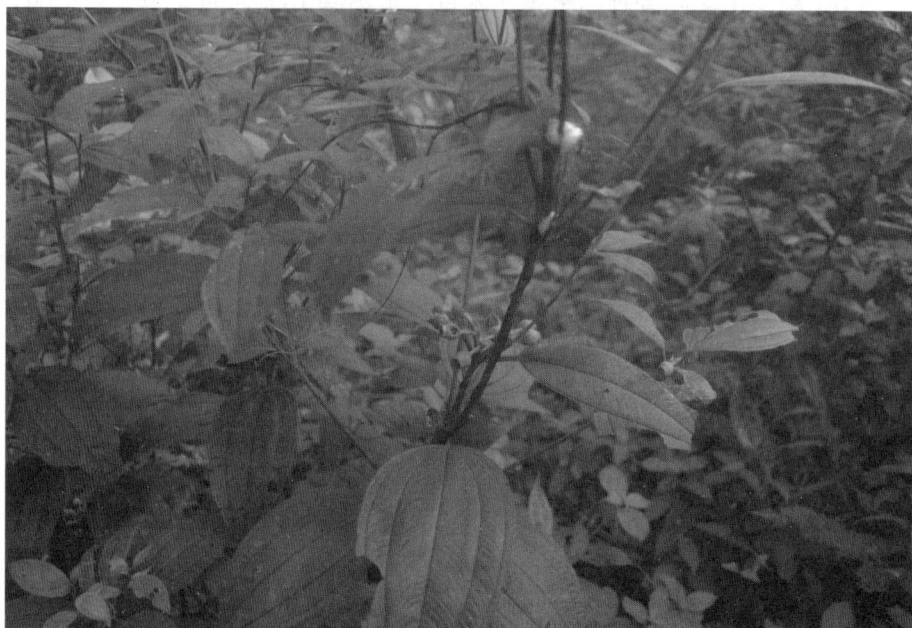

图1　野牡丹植物图片

【基本概况】

为野牡丹科植物野牡丹*Melastoma Candidum*.D.Don。全株入药名为野牡丹，秋季采挖全株，洗净，切碎，晒干。根入药名为野牡丹根，秋季采挖，洗净，切片晒干或鲜用。果实或种子入药名为野牡丹子，秋季果实成熟时采收，晒干。黎药名初娥开，分布于海南文昌、万宁、陵水、三亚、保亭、琼海等地[1]。云南、广西、广东、福建、台湾均有分布。生长于海拔约120m以下的山坡松林下或开朗的灌草丛中，是酸性土常见的植物。印度也有分布。

【生物学研究】

一、野牡丹的植物形态

灌木，高0.5~1.5m，分枝多；茎钝四棱形或近圆柱形，密被紧贴的鳞片状糙伏毛，毛扁平边缘流苏状。叶片坚纸质，卵形或广卵形，顶端急尖，基部浅心形或近圆形，长4~10cm，宽2~6cm，全缘，7基出脉，两面被糙伏毛及短柔毛，背面基出脉隆起，被鳞片状糙伏毛，侧脉隆起，密被长柔毛；叶柄长5~15mm，密被鳞片状糙伏毛。伞房花序生于分枝顶端，近头状，有花3~5朵，稀单生，基部具叶状总苞2；苞片披针形或狭披针形，密被鳞片状糙伏毛；花梗长3~20mm，密被鳞片状糙伏毛；花萼长约2.2cm，密被鳞片状糙伏毛及长柔毛，裂片卵形或略宽，与萼管等长或略长，顶端渐尖，具细尖头，两面均被毛；花瓣玫瑰红色或粉红色，倒卵形，长3~4cm，顶端圆形，密被缘毛；雄蕊长者药隔基部伸长，弯曲，末端2深裂，短者药隔不伸延，药室基部具1对小瘤；子房半下位，密被糙伏毛，顶端具1圈刚毛。蒴果坛状球形，与宿存萼贴生，长1~1.5cm，直径8~12mm，密被鳞片状糙伏毛；种子镶于肉质胎座内。花期：5~7月，果期：10~12月[2]。

二、野牡丹花粉学研究

牡丹科植物具有形态、大小和颜色显著不同的两种异型雄蕊，关于其异型雄蕊是否具有功能分化还一直存在争论。路国辉[3]以野牡丹科植物野牡丹（*Melastoma malabathricum*）为实验材料，比较了两种异型雄蕊在传粉过程中的功能作用。结果表明，两种异型雄蕊在形态、花粉量和人工控制实验条件下的结籽数，以及主要传粉昆虫木蜂（*Xylocopa* sp.）访花时的行为等方面都有显著差异，说明两种雄蕊在传粉过程中存在一定的功能分化：外轮紫色雄蕊中的花粉为后代提供雄配子，而内轮黄色雄蕊中的花粉则为传粉昆虫提供食物。但两种雄蕊在花粉活性、花粉组织化学成分和结实率方面差异均不显著，表明两者在生理上并没有分化。实验结果还表明，除花前套袋不结实外，自交、异交和自然对照都具有较高的结实率，说明野牡丹不存在无融合生殖和主动自交及自交不亲和现象，为兼性异交。

罗中莱[4]以野牡丹科植物野牡丹（*Melastoma candidum* D. Don）为实验材料，通过对其传粉型雄蕊（pollinating anthers）与给食型雄蕊（feeding anthers）花粉数量、花粉活力、花粉形态、花粉组织化学以及在传粉过程中的作用进行定量及定性分析实验，证明了野牡丹的异型雄蕊在传粉中的确存在明显的功能分化。

刘雪凝[5]利用光学显微镜和扫描电镜对野牡丹（*Melastoma candidum*）、展毛野牡丹（*M.normale*）、细叶野牡丹（*M.intermedium*）、多花野牡丹（*M.affine*）和地稔（*M.dodecandrum*）花粉的纵横径进行测量，并比较其花粉形态特征，旨在为野牡丹属雄蕊的演化规律提供孢粉学证据。结果表明，5种野牡丹属（*Melastoma*）植物花粉的极面观、孔沟延伸程度和花粉外壁纹饰差异显著。根据花粉形态的演变规律推断，野牡丹为最原始的进化类型，细叶野牡丹、地稔、多花野牡丹和展毛野牡丹较为进化，异型雄蕊中紫色雄蕊花粉相对原始。

江鸣涛[6]以野牡丹（*Melastoma candidum*）花粉为材料，利用扫描电镜观察其形态结构，筛选花粉活力测定的最佳方法，探讨光照及不同贮藏条件对花粉萌发的影响，结果表明，野牡丹异型雄蕊花粉的形态无显著差异，花粉粒赤道观为长椭圆形,极面观为三裂圆形，极轴P为33.04（±1.37）μm，赤道轴E为15.05（±0.88）μm，与TTC染色法相比,离体培养基法测定花粉生活力更可靠；紫红色雄蕊和黄色雄蕊上的花粉生活力无显著差异，但二者萌发最适培养基存在差异，适合紫红色雄蕊的最佳萌发培养基为蔗糖50mg/L＋硼酸5mg/L＋$CaCl_2$5mg/L，适合黄色雄蕊的培养基为蔗糖50mg/L＋硼酸10mg/L＋$CaCl_2$ 20mg/L；光照对花粉萌发无显著影响；不同低温条件贮藏过程中花粉均出现短暂休眠现象，贮藏温度以−7℃和−23C优于−4℃，贮藏60d时仍保持较高花粉活力。

三、野牡丹细胞学研究

张媛[7]采用压片法对野牡丹属5个种植物进行细胞学研究，结果表明5个种染色体数目均为2n=24，染色体长度在0.43~2.99₂m之间，为小染色体。通过染色体核型对称性分析，5个种从原始到进化的顺序可能为：地菍、野牡丹、展毛野牡丹、细叶野牡丹、多花野牡丹。

四、野牡丹属植物系统分类研究

白岳峰[8]的研究针对中国原产野牡丹属植物分类学上存在的争议，采用分子系统学手段,结合该属植物形态方面的特征，对我国原产的野牡丹属植物的系统关系进行了全面的研究和探讨。主要研究结果如下：（1）

野牡丹属植物的分子系统学研究中：成功筛选出了21段目的序列的23对引物，并对引物的退火温度进行了优化；采用正交设计优化了PCR扩增反应体系；采用优化后的PCR反应条件，成功扩增了21段基因序列，通过序列分析，采用信息位点相对较多的cpDNA的ndhF序列、mtDNA的matR序列和nrDNA的ETS序列，采用最大简约法（Maximum Parsimony，MP），以及贝叶斯分析（Bayesian Inference，BI）构建了分子系统树。结果表明，整个野牡丹属植物形成一支，为单系类群；目前的分子系统学研究可以解决野牡丹科属间的系统关系；野牡丹属植物中，地菍（*M. dodecandrum* Lour.）可以形成单独的一支，与其余野牡丹属植物的亲缘关系较远;细叶野牡丹（*M. intermedium* Dunn）形成单独的一支，与野牡丹属其余植物的亲缘关系较远。（2）形态特征上：紫毛野牡丹、毛菍和枝毛野牡丹在花、被毛、果实和枝叶等形态特征上有明显的区别。（3）综合野牡丹属植物形态方面的特征，以及分子生物学证据研究认为：不支持枝毛野牡丹作为毛菍的异名处理，不支持紫毛野牡丹和毛菍合并，支持三种植物为相互独立的种；野牡丹（*M. candidum*）、展毛野牡丹和多花野牡丹三种植物的分类争议，有待进一步的研究。

长期以来学术界对于中国野牡丹属植物的分类存在较大分歧，陈进燎[9]为了弄清各个种之间的关系，对野牡丹属6种植物叶片表面形态特征进行扫描电镜观察，并对叶表面形态特征进行聚类分析。结果表明，除地菍叶片上表面外，其余5种植物叶片上、下表面均有表皮毛；野牡丹和多花野牡丹下表面中脉上均有锥形和鳞片形2种形态的表皮毛，不同之处在于野牡丹为长锥形，多花野牡丹则为短锥形；细叶野牡丹和毛菍中脉上的表皮毛均为锥形，但细叶野牡丹表皮毛基部后延，毛菍则不后延；展毛野牡丹中脉上的表皮毛为长鳞片形。通过聚类分析发现细叶野牡丹、展毛野牡丹、多花野牡丹三者的亲缘关系较近，聚为一类；野牡丹、毛菍和地菍则与其亲缘关系都比较远，各自聚为一类。结合花期观察结果，推断野牡丹和多花野牡丹为2个不同种，该结果与《中国植物志》中文版基本一致，由此表明野牡丹属植物叶表面特征可为本属植物的分类与鉴别提供依据。

代色平[10]采用nr ITS和叶绿体基因间隔区trnL-trnF的序列，初步研究分布于广东省的野牡丹属的6个物种，即展毛野牡丹（*Melastoma normale*）、野牡丹（*M.candidum*）、多花野牡丹（*M.affine*）、细叶野牡丹（*M.intermedium*）、地菍（*M.dodecandrum*）、毛菍（*M.sanguineum*）和1个原产印度的印度野牡丹（*M.malabathricum*）及其白花变种（*M.malabathricum var. alba*）的遗传关系。结果表明，展毛野牡丹、野牡丹、多花野牡丹、细叶野牡丹和毛菍这5个物种具有完全一样的nr ITS和叶绿体基因间隔区trnL-trnF

序列，表明它们之间存在非常近的亲缘关系。印度野牡丹在nr ITS序列上与前5个物种序列相同，但在叶绿体trnL-trnF序列上具有1个碱基的差异，表明它与这些物种之间存在非常近缘的关系。地稔与其他几个物种无论在nr ITS序列还是在叶绿体trnL-trnF序列上都差异甚大。

五、遗传多样性研究

白岳峰[11]为了建立植物分子系统学研究中常用的核基因的ITS,CHS和叶绿体基因的psbA-trnH,rpl16序列在野牡丹科植物中的PCR扩增反应的最佳反应体系,寻找最佳反应条件。采用改良的试剂盒法提取了15种野牡丹科植物的基因组DNA,进行了引物筛选,退火温度优化,添加牛血清蛋白（BSA）和二甲基亚砜（DMSO）的优化,反应体系正交设计一系列优化。并采用优化后的反应条件,对这4个基因片段在15种野牡丹科植物中进行PCR扩增验证。结果表明:优化后的反应条件在野牡丹科植物中具有较高的稳定性和良好的通用性。说明优化后的反应条件可以进行后续分子系统学研究。

何雪娇[12]以野牡丹科植物幼叶为材料，对影响野牡丹科植物DNA提取质量的主要因子进行研究，以期建立适宜野牡丹科植物DNA提取的优化反应体系。结果表明，当提取液中CTAB浓度为4％，沉淀时加入0.6倍体积预冷异丙醇、1/2倍体积5mol/LNaCl、2倍体积无水乙醇时，所提取的DNA纯度较高，电泳条带清晰。且在此条件下，能提出野牡丹科7种植物的DNA。

【栽培技术】

一、野牡丹和地稔的组织培养及植株再生

马国华[13]以野牡丹野外生长的幼嫩茎尖或腋芽，外植体经70％酒精和0.1％升汞消毒以及无菌水清洗后，切取生长点部位，将其接种于MS培养基上培养。培养温度（25±2）℃，光照时间10h/d。培养基含蔗糖2％，琼脂0.6％，pH5.8。其中繁殖培养基含1.0mg/L BA和0.1mg/L NAA，生根培养基含0.1rng/L IBA。嫩芽在繁殖培养基上培养，1周内即长出黄绿色的愈伤组织，20d内在愈伤组织的表面直接分化出丛芽。丛芽在以上培养基上继代培养可快速增殖，先是在芽的基部形成愈伤组织，然后在愈伤组织的表面不断分化出大量的丛芽。地稔每月可增殖4~5倍，而野牡丹每月可增殖8~10倍。

高平[14]采用不同肥料配方对野牡丹进行了盆栽试验,研究其营养生长、生殖生长与不同肥料配方的相关性。结果表明,野牡丹营养生长、生殖生长对 N、P 的需求较高,等比例施用 N、K,野牡丹易提前现蕾,$N_1P_0K_1$ 肥料配方最有利于花期的延长,$N_2P_0K_2$ 的肥料配方最有利于增加花朵数量。综合而言,$N_2P_0K_2$(N=0.53g,P=0g,K=0.53g)配方适用于野牡丹栽培。

二、扦插繁殖技术研究

宋小军[15]经过2年来对野牡丹采穗圃的建立和管理及穗条的不同药剂浓度、不同扦插时间、穗条所处不同部位、不同的修剪方式试验研究,结果表明,(1)苗圃中选择的优树建立的采穗圃当年每株母树采穗量达18条,丛生性母株留低桩1~2cm采穗量最大,达到54条/株;(2)穗条用200mg/L GGR6生根粉处理后的扦插效果最好,生根率达到88.5%,清水处理的穗条扦插效果最差,生根率为68.5%;10月中旬是扦插野牡丹的最佳时间,成活率可达90.5%;枝条上部的穗条扦插成活率最高,可达91.5%;穗条的不同修剪方式对扦插成活率影响不明显,平均成活率80.4%。

【药学研究】

一、化学成分

其所含化合物有酯类、醇类、甾醇类、色素、有机酸类、氨基酸类、黄酮苷类、酚类、糖类、鞣质、三萜化合物等[14]。

已报道的鞣质主要有简单多酚、水解鞣质、杂合鞣质和缩合鞣质等[16-17],其中,多元酚类主要有鞣花酸、三-O-甲基鞣花酸、三-O-甲基鞣花酸葡萄糖苷、苯甲酸、没食子酸、食子酸甲酯、芹菜素、木犀草素、芹菜素-4'-O-β-D-葡萄糖苷。分离到的黄酮类主要有 quercetin-3-O-deoxy-hexosyihexoside 和 kaemaferol[18]。

二、提取工艺

刘燕[19]研究D₁₀₁型大孔树脂分离纯化野牡丹总黄酮的工艺，以提取物中总黄酮含量为考察指标，通过试验研究确定大孔吸附树脂分离纯化野牡丹总黄酮的工艺参数。用紫外分光光度法测定野牡丹总黄酮含量，用HPLC法测定总黄酮水解后槲皮素的含量。结果，制得的野牡丹提取物中总黄酮含量为92.3%，槲皮素的含量为50.2%。

三、药理作用

（一）对血栓形成、血小板聚集影响

刘惠[20]观察野牡丹提取物对血栓形成、血小板聚集及血小板cAMP、cGMP和一氧化氮（NO）含量的影响。方法在颈外静脉注射给药5min后，用血栓生成仪观察野牡丹提取物对大鼠颈总动脉血栓形成的影响，测定5min平均堵塞率；全血与药物孵育5min，用全血血小板聚集仪观察全血血小板聚集情况；用ELISA法检测血小板cAMP和cGMP含量；用硝酸还原酶法观察血小板释放NO情况。结果野牡丹提取物5mg/kg促进大鼠颈总动脉血栓形成，堵塞率为（86.56±1.54）%。200、400、800mg/L野牡丹提取物均能诱导全血血小板聚集，并减少血小板cAMP、cGMP和NO生成。结论野牡丹提取物可促进大鼠血栓形成和血小板聚集，并能减少血小板cAMP、cGMP和NO含量。

（二）抗氧化作用

赵鑫[21]研究野牡丹提取液的抗氧化活性，采用二苯代苦味肼基自由基和铁离子还原/抗氧化能力（FRAP）测定法，测定其抗氧化活性，并将其与芦丁和维生素C（Vc）的抗氧化能力进行比较研究。结果野牡丹提取液具有较强的抗氧化能力，对DPPH自由基有较好的清除率，半数清除浓度（IC₅₀）为23μg/mL；对Fe^{3+}也具有较好的还原能力，0.5mol/L $FeSO_4$当量对应野牡丹提取液质量浓度为55μg/mL。确定野牡丹的抗氧化能力与芦丁相近，低于Vc。野牡丹的抗氧化活性在一定浓度范围内与黄酮的含量有较好的相关性。

四、质量标准[22]

（一）药材性状

本品多皱缩破碎，茎四棱形，有伏贴或稍伏贴的鳞片状毛，表面灰褐色，有节，直径2～5mm，质坚韧，断面纤维性。叶对生，多皱缩破碎，展开后呈宽卵形，长4.4～6.8cm，宽2.5～3.5cm，基部浅心形，两面有毛，棕褐色。花聚生于枝头，粉红色；萼筒长约8～10mm，密生伏贴的，稍分枝的鳞片状毛，5裂片，有毛，花瓣5。气微，味酸。

（二）显微鉴别

（1）根横切面。木栓层由3~6列类长方形细胞型。①内皮层明显，为一列类椭圆形细胞，形成一环。②韧皮部狭窄，有许多草酸钙簇晶散在。形成层明显，由2~4列细胞组成，排列整齐。③木质部由单个导管排列。④髓部发达，有多个异型维管散在。

（2）叶的横切面。上表皮细胞为2列，外层细胞较小，为长椭圆形或类圆形，内含草酸钙簇晶，内层表皮细胞较大，类椭圆形类圆形，外被具多细胞的非腺毛，基部插入到海绵组织。栅栏细胞为柱状，不通过主脉，主脉维管束为周韧型，韧皮细胞含有草酸钙簇晶，主脉上下内侧均含厚角组织。下表皮均含气孔，下表皮外有木质化的细胞，细胞壁较厚。

（3）根的粉末。本品为棕红色或棕褐色，气微、味涩。①石细胞为不规则外形，类长方形，长约64.31~152.49μm，直径约16.29~32.36μm，类方形，直径24.38~45.78μm，类三角形约48.82μm。②栓内细胞呈类似非腺毛状，长约16.77~46.60μm，直径12.92~27.66μm，呈单细胞脱落，壁薄，基部膨大。③草酸钙簇晶众多，散在，有的在薄壁细胞内，角较钝，直径约18.17~37.42μm，类圆形。④纤维，单个散在，壁较薄，纹孔明显。⑤导管，以螺纹导管多见，直径11.00~22.20μm，具缘纹孔导管长约205.22μm，直径41.70μm。⑥木栓细胞多角形或长方形。

（三）紫外光谱扫描

取野牡丹粗粉5g，加乙醇50mL，回流提取1h过滤，滤液蒸干，残渣加2mL使溶解，取上述溶液1mL，稀释100倍，摇匀，以95%乙醇作空白对照，在200~800nm波长范围内测定光谱图，结果在273、222nm处有吸收峰。

【传统应用】

全株：消积利湿，活血止血，清热解毒。主治食积，泄痢，跌打肿痛，外伤出血，衄血，咯血，吐血，便血，月经过多，崩漏，产后腹痛，白带，乳汁不下，血栓性脉管炎，肠痈，疮肿，毒蛇咬伤。果实、种子：活血止血，通经下乳。主治崩漏，痛经，经闭，难产，产后腹痛，乳汁不通。根：健脾利湿，活血止血。主治消化不良，食积腹痛，泻痢，便血，衄血，月经不调，风湿痹痛，头痛，跌打损伤[23]。

【使用注意】

孕妇慎服。

【参考文献】

[1] 陈焕镛.海南植物志（第二卷）[M]. 北京:科学出版社,1965：7.

[2] 陈介.中国植物志（第五十三卷第一分册）.北京:科学出版社,1984：57.

[3]路国辉，武文华，王瑞珍，等. 野牡丹异型雄蕊的功能分化[J]. 生物多样性，2009，17（2）：174.

[4]罗中莱，张奠湘. 野牡丹异型雄蕊在传粉中功能的定量研究[C]. 全国系统与进化植物学研讨会暨系统与进化植物学青年研讨会，2006.

[5]刘雪凝，屈平. 5种野牡丹属植物花粉形态研究[J]. 河北农业大学学报，2012（5）:63-66.

[6]江鸣涛，吴沙沙，卓孝康,等. 野牡丹花粉生活力与贮藏特性研究[J]. 广东农业科学，2014，41（17）：42-46.

[7]张媛，李青云，吴晓蕾,等. 5种野牡丹属植物的细胞学研究[C]. 中国园艺学会观赏园艺专业委员会年会，2007.

[8]白岳峰.中国野牡丹属植物系统分类研究[D]. 福建农林大学，2015.

[9]陈进燎，兰思仁，吴沙沙,等. 6种野牡丹属植物叶片表面特征及其分

类学意义研究[J]. 森林与环境学报，2013，33（2）:106–112.

[10]代色平，刘连海，吴伟. 几种野牡丹属植物系统发育关系的初步研究[J]. 广东林业科技，2013，29（4）:7–10.

[11]白岳峰，吴燕燕，李淑娴,等. 基于四段基因序列的野牡丹科植物PCR反应条件优化[J]. 黑龙江农业科学，2015（7）:12–18.

[12]何雪娇，郑涛，苏金强,等. 改良CTAB法提取野牡丹科7种植物DNA[J]. 广东农业科学，2011，31（18）:120–122.

[13]马国华，林有润. 野牡丹和地稔的组织培养及植株再生[J]. 植物生理学报，2000，36（3）:233–234.

[14]高平，杨光穗，谌振,等. 不同配方施肥对野牡丹生长的影响[J]. 安徽农学通报，2016，22（14）:66–67.

[15]宋小军，吴宗兴，梁颇,等. 野牡丹采穗圃建立和扦插繁殖技术研究[J]. 四川林业科技，2007，28（4）:55–60.

[16] 杨念云，田丽娟，孟正木. 野牡丹属植物的化学成分和药理活性[J]. 中华临床医药杂志，2003（18）:58–59.

[17]陈冠，崔承彬，蔡兵,等. 野牡丹科十属植物研究进展[J]. 天然产物研究与开发，2006，18（5）:863–872.

[18]郭智勇，赵爱华，贾伟. 野牡丹酚性化学成分的研究[J]. 天然产物研究与开发，2009（b10）:322–323.

[19]刘燕，唐铁鑫，吴美珠,等. 应用大孔树脂分离纯化野牡丹总黄酮的研究[J]. 中国药师，2011，14（10）:1460–1462.

[20]刘惠，沈毅华，刘文. 野牡丹提取物对血小板聚集的影响[J]. 广东医学院学报，2012，30（5）:482–483.

[21]赵鑫，张冬青，黄荣林,等. 野牡丹提取液的抗氧化活性研究[J]. 药物评价研究，2014，37（4）:317–321.

[22]谢丽莎. 野牡丹的组织学研究[J]. 北京中医药大学学报，2004,27（3）: 73–75.

[23] 国家中医药管理局《中华本草》编委会.中华本草（第五册）[M]. 上海:上海科技出版社,1999：676.

地胆草 Didancao

Elephantopus scaber L.

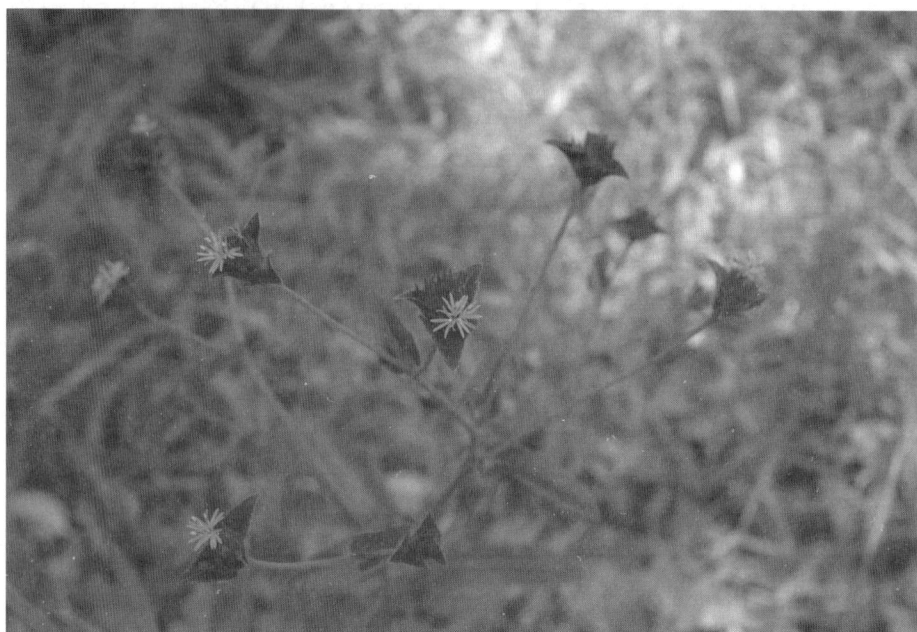

图1 地胆草植物图片

【基本概况】

    为菊科植物地胆草*Elephantopus scaber* L.。全草入药，名为苦地胆。夏秋采收，去杂质，洗净晒干或鲜用。黎药名雅胆敢，分布于海南澄迈、儋州、定安、琼海、万宁、陵水、保亭、三亚、东方及昌江等地。浙江、江西、福建、台湾、湖南、广东、广西、贵州及云南等省区也有分布，美洲、亚洲、非洲各热带地区广泛分布，生长于旷野。

【生物学研究】

一、地胆草的植物形态

略粗壮、直立草本，高30~60cm，多少粗糙，被白色紧贴粗毛，茎2歧分枝，枝少而硬。叶大部基生，匙形或倒披针形，长5~13cm或更长，宽2~4cm，顶端钝或急尖，基部渐狭，边缘稍具钝锯齿，茎叶少而小。头状花序约有小花4朵，复头状花序生于枝顶，排成伞房花序式，基部有3片卵形至长圆状卵形的苞叶，苞叶长1~1.5cm，被粗糙毛，总苞长8~10mm，总苞片椭圆形，顶端渐尖，有粗毛；花冠淡紫色，长8~9mm。瘦果有棱，顶冠以4~6枚长而硬的刺毛。花期：7~11月[1]。

二、地胆草的遗传多样性研究[2]

利用ISSR分子标记研究了华南地区（包括广东、海南和香港）地胆草和白花地胆草的遗传多样性及其居群结构。基于11个ISSR引物的地胆草8个居群共184个个体产生了247条条带，其中243条为多态性条带，有效条带百分率（P）为98.4%。14个ISSR引物的白花地胆草7个居群共148个个体产生了277条条带，其中246条为多态性条带，有效条带百分率（P）为88.8%。对地胆草而言，平均的遗传多样性在物种水平和在居群水平分别为0.283和0.103；而白花地胆草为0.188和0.089，与相同生活史植物的平均值相比，均显示了较高的遗传多样性。AMOVA分析显示地胆草和白花地胆草居群的遗传变异主要存在于居群间。居群间的基因流系数N_m分别为0.095和0.138，说明居群间的基因流非常少，居群遗传分化较强。地胆草和白花地胆草居群邻接树（NJ）都显示了来自海南岛的居群单独聚为一组，与其物理上的隔离分布一致。虽然Mantel检验并未显示地胆草和白花地胆草的遗传距离与地理距离具有相关性，但却显示两个物种具有相关的遗传式样。很多研究表明由于自然生态环境的变迁和人为活动的干扰，自然界分布的许多植物的生境都遭到破坏，形成生境的片断化甚至生境的完全丧失，致使这些植物的分布范围愈来愈窄，个体数量不断下降，而不同生态小环境下可导致不同居群遗传结构的显著差异，因而我们认为高度城市化所带来的生境片断化可能与地胆草和白花地胆草居群的遗传结构相关。我们的研究也从植物的遗传多样性这个侧面反映了城市化进程的影响。

【栽培技术】

一、组织培养

成镜[3]探索地胆草组织培养的方法，试验以无菌的地胆草腋芽茎段为外植体，研究6-BA和NAA不同激素水平配比对地胆草芽的诱导和继代增殖的影响。结果表明，适宜于地胆草芽诱导分化的培养基配方为MS+6-BA 1.5 mg/L+NAA 0mg/L，繁殖系数为2.6倍，适宜于地胆草芽继代增值的培养基配方为MS+6-BA 0mg/L，繁殖系数为2.3倍。

郑定华[4]研究地胆草在不同光照条件下的生长与产量表现，以全光照的露地栽培为对照，对遮光率分别为42%、50%、60%、69%、85%的遮光处理下穴播、苗植两种方式种植的地胆草生长状况及产量进行了研究。结果，适度遮光促进地胆草株高、叶片数、根系长度的增加并提高根冠比；随遮光率的增加，地胆草由定植到抽薹盛期、开花盛期所需时间减少；单位面积地胆草种子产量、全草产量、根头产量均为全光照的最高，并随遮光率增加而下降，各处理单位面积种子产量在8.46～31.10kg/667m²之间，全草干品产量在327.28～800.95kg/667m²之间，根头干品产量在30.65～70.72kg/667m²之间。地胆草对光照的适应能力较强，属偏喜阳，但可耐受较大程度的荫蔽；人工种植地胆草以穴播方式为好，在热带经济林下间种建议荫蔽度不超过60%为宜。

【药学研究】

一、化学成分[5-8]

（一）三萜类

地胆草所含三萜类成分的结构类型主要有木栓烷型、羽扇豆烷型和乌苏烷型。无羁萜酮（friedlin,E-6），表无羁萜醇（epifriedlinol,E-7），羽扇豆醇（lupeol,E-8），羽扇豆醇乙酸酯（lupeol acetate,E-9），乌苏酸（ursolic acid,E-10），乌苏-12-烯-3β-十七酸酯（ursa-12-ene-3β-heptadecanoate,E-11）桦木酸（betulinic acid,E-12）,30-羟基羽扇豆醇

（30-hydroxylupeol,E-13）。

（二）倍半萜内酯类

地胆草中的倍半萜结构类型主要涉及吉玛烷型、愈创木型、榄香烷型等。吉玛烷型：吉玛烷型内酯是地胆草倍半萜内酯类化合物的主要骨架类型，目前分离得到了地胆草种内酯、异去氧地胆草内酯 、异地胆草种内酯U和去氧地胆草内酯、地胆草内酯。

（三）甾体类

从地胆草中分离得豆甾醇、豆甾醇 3-O-β-D-葡萄糖、β-谷甾醇和胡萝卜苷。

（四）黄酮类

分别为苜蓿素（tricin），香叶木素（diosmetin），木犀草素（luteolin）和木犀草素-7-O-β-D-葡萄糖苷（luteolin-7-O-β-D-glu-coside）。

（五）蒽醌类

从地胆草乙醇提取物乙酸乙酯部位分离得到大黄素甲醚及2,5-二甲氧基对苯醌。

（六）寡肽

梁侨丽从地胆草中首次分得两个二肽衍生物。结论：鉴定其结构分别为：N（N1 benzoyl S phenylalani lyl）S phenylalaninol（aurantiamide）及其乙酸酯（aurantiamideacetate）。

（七）挥发油[2]

采用水蒸气蒸馏法和二氯甲烷（萃取法提取，气相色谱-质谱联用（GC-MS）技术鉴定了地胆草和白花地胆草的精油成分。从广东阳江地区采集的地胆草全株提取的精油中，共分离出29个成分，鉴定出21个化合物。其中的主要成分为hexadecanoic acid（42.3%），isopropyl dimethyl tetrahydronaphthalenol（14.1%），β-sesquiphellandrene（8.3%），octadecadienoic acid（5.5%）和phytol（5.2%）。基于12个地胆草居群和9个白花地胆草居群精油的共有成分中，石竹烯（又称丁香烯）及其氧化物是一类重要的倍半萜烯化合物，包括β-Caryophyllene、Isocaryophyllene和Caryophyllene oxide。这类化合物在很多重要的药用植物的中挥发油中均有出现，且发挥重要功效。基于12个地胆草居群的精油成分变异可以得到两个化学型：一个为富含脂肪酸hexadcanoic acid和octadecadienoic acid型，另一个则为富含5种烷烃同系物（alkane homologues）型。9个白花地胆草居群可以分为Tetramerhylhexadecenol含量偏高的居群和Tetramerhylhexadecenol含量偏低的居群，因而可以得到白花地胆草的一个化学型，即富含

Tetramerhylhexadecenol型。

二、提取工艺

（一）多糖提取工艺

白虎成[9]对地胆草多糖的提取工艺开展研究，以地胆草多糖提取率为指标，考察了提取温度、提取时间、料液比、提取次数分别对热水浸提法，超声辅助提取法提取地胆草多糖的影响，利用正交设计实验法优化了两者的最佳提取工艺，并对不同前处理工艺，对地胆草多糖热水浸提法的影响进行了比较。最终确定地胆草多糖的最佳提取工艺为，地胆草粉末，用石油醚：乙醇（6：4）混合溶剂按料液比1：4.5装入层析柱，浸泡5h后，以1BV/h的速度洗脱，收集12.5倍提取液后，改用5倍量60%乙醇浸泡1h，再以1BV/h的速度洗脱，收集15倍提取液后，将地胆草粉末取出干燥，用热水浸提法，按照料液比1：15，提取温度70℃，提取时间1h，提取两次浸提地胆草多糖。其多糖提取率高于传统前处理方法。

三、药理作用

（一）抑菌作用[10]

对地胆草的化学成分进行研究，探索出其抗菌作用的主要活性部位及活性化合物。以95%乙醇溶液作溶剂，对地胆草植物全草进行提取，再分别用石油醚、乙酸乙酯、正丁醇进行萃取，得到相应的萃取部位；选取引起皮肤化脓性感染的主要致病菌金黄色葡萄球菌、表皮葡萄球菌、大肠杆菌、绿脓杆菌及皮肤癣症的主要致病菌红色毛癣菌、须癣毛癣菌、犬小孢子菌作为受试菌，采用纸片扩散法和微量稀释法，对地胆草的乙醇提取液及不同溶剂的萃取部位进行体外抑菌活性筛选。研究结果：通过纸片扩散法体外抑菌试验表明，乙酸乙酯部位抑菌作用效果显著，对金黄色葡萄球菌、表皮葡萄球菌及绿脓杆菌抑菌圈大小分别为19.33mm、7.58mm和8.96mm，对大肠杆菌抑制作用不明显；石油醚部位抑制金黄色葡萄球菌和表皮葡萄球菌抑菌圈大小分别10.71mm和8.56mm,正丁醇部位抑制金黄色葡萄球菌和表皮葡萄球菌抑菌圈大小分别10.21mm和7.30mm，两者对大肠杆菌和绿脓杆菌抑制作用均不明显。乙酸乙酯部位对红色毛癣菌、须癣毛癣菌和犬小孢子菌抑菌圈大小分别为16.47mm、13.43mm和14.16mm；石油醚部位抑制红色毛癣菌、须癣毛癣菌和犬小孢子菌抑菌圈大小分别为12.67mm、8.81mm和9.10mm，正丁醇及水部位对受试真菌无抑制作用。通过微量稀释法体外抑菌试验表明：石油醚部位对金黄色葡萄球菌的MIC为0.50mg/mL，对绿脓杆菌无抑菌活性；乙酸乙酯部位对金黄色葡萄球菌的MIC为0.50mg/mL，对绿脓杆菌的MIC 0.5mg/mL。两者对表皮葡萄球菌及大肠杆菌均无明显的抑制作用，正丁醇及水部位抑菌作用不明显。石油醚部位对红色毛癣菌、须癣毛癣菌和犬小孢子菌的MIC均为0.125mg/mL；乙酸乙酯部位对红色毛癣菌的MIC为0.063mg/mL，对须癣毛癣菌和犬小孢子菌的MIC均为0.125mg/m L。正丁醇及水部位抑制真菌作用不明显。

（二）抗氧化作用[9]

地胆草多糖的抗氧化活性。脱蛋白除色后的地胆草多糖，采用DPPH自由基清除法、羟基自由基清除法、总还原力测定，衡量其体外抗氧化能力。结果显示：0.1mg/mL的地胆草多糖对于DPPH自由基的清除率高于同浓度的BHT，可达到80%。在实验条件下0.2mg/mL以下浓度时，地胆草多糖对羟基自由基几乎没有清除效果，之后随着浓度升高其清除效果增强，1mg/mL的地胆草多糖其羟基自由基清除率可达55%左右。地胆草多糖总还原能力在1.0mg/mL时，约等同于0.1mg/mL的抗坏血酸，之后总还原能力随浓度升高而升高。

（三）免疫调节作用[9]

脱蛋白除色后的地胆草多糖，利用MTT法测定其小鼠RAW264.7细胞活力影响。结果显示：在地胆草多糖0.125mg/mL至1.25mg/mL的剂量范围内对小鼠RAW264.7细胞具有促进增殖的作用；利用ESILA试剂盒测定了地胆草多糖对于小鼠RAW264.7细胞TNF-α释放的影响，结果显示低浓度（0.125mg/mL）的地胆草多糖，未显示促进TNF-α释放的功能，中浓度（0.625mg/mL）、高浓度（1.25mg/mL）的地胆草多糖，显示了促进TNF-α释放的功能；利用ESILA试剂盒测定了地胆草多糖对于小鼠RAW264.7细胞IL-1β释放的影响，结果显示低浓度（0.125mg/mL）的地胆草多糖，显示促进IL-1β释放的功能，中浓度（0.625mg/mL）、高浓度（1.25mg/mL）的地胆草多糖，未显示促进IL-1β释放的功能。

（四）抗肿瘤作用

采用四甲基偶氮唑盐比色法和琼脂糖凝胶电泳法等研究地胆草倍半萜内酯化合物scabertopin和isodeoxyelephantopin在体外对SMMC-7721、Hela和Caco-2三种肿瘤细胞增殖的影响。发现这两个化合物在1~100μM浓度内对三种肿瘤细胞增殖有显著的抑制作用，且呈一定剂量依赖关系。二者抑制SMMC-7721细胞增殖的IC_{50}值分别为29.27μM和9.54μM；抑制Hela细胞增殖的IC_{50}值分别为22.19μM和25.39μM；抑制Caco-2细胞增殖的IC_{50}值分别为35.99μM和25.76μM。时效性实验还显示isodeoxyelephantopin对Hela细胞增殖的抑制作用呈时间依赖关系。isodeoxyelephantopin浓度100μM作用Hela细胞48h，琼脂糖凝胶电泳显示明显的细胞凋亡"梯状"条带（DNA ladder），提示isodeoxyelephantopin抑制Hela细胞作用是通过诱导其凋亡。

（五）抗炎镇痛作用

温先敏[11]观察地胆草（ElephantopusSaberLinn）水提物的抗炎镇痛药理作用。方法采用大鼠足趾肿胀实验、大鼠毛细血管通透实验、热板法及小鼠冰醋酸扭体法。结果地胆草水提物抗炎实验表明，中、高剂量地胆草水提物能抑制由角叉菜胶溶液引起的大鼠足趾肿胀（P＜0.05）和显著减少二甲苯致小鼠腹部皮肤毛细血管通透性（P＜0.05，P＜0.01），显示出良好的抗炎作用；地胆草水提物镇痛实验表明，高剂量地胆草水提物能显著增加热板法试验小鼠的痛阈值（P＜0.05）和减轻醋酸所致小鼠扭体次数（P＜0.05，P＜0.01），显示出较强的镇痛作用。结论地胆草水提物具有较强的抗炎镇痛作用。

四、质量标准

（一）性状鉴别[12]

本品全长15~40cm。根茎长2~5cm，直径0.5~1cm；具环节，密被紧贴的灰白色茸毛，着生多数须根。叶多基生，皱缩，完整叶片展平后呈匙形或倒披针形，长6~20cm，宽1~4.5cm；黄绿色或暗绿色，多有腺点，先端钝或急尖，基部渐狭，边缘稍具钝齿；两面均被紧贴的灰白色粗毛，幼叶尤甚；叶柄短，稍呈鞘状，抱茎。茎圆柱形，常二歧分支，密被紧贴的灰白色粗毛，茎生叶少而小。气微，味苦。

（二）显微鉴别

本品根茎的横切面：表皮细胞1列，切向延长，外被较密的多细胞非腺毛残基。皮层较宽，较老的根茎皮层可见少量石细胞单个散在，微木化。内皮层细胞1列，凯氏点明显，细胞内含有油滴。维管束外韧型，韧皮部狭窄，薄壁细胞多压缩，可见少量单个或成束的纤维存在。形成层不明显，木质部导管较小，多径向断续相连。射线2~10数列。髓较大，可见少量微木化壁薄的石细胞单个散在。在薄壁组织中可见众多草酸钙簇晶，直径10~20μm，草酸钙方晶长15μm，及大量的菊糖。叶的横切面:上下表皮均为1列薄壁细胞，可见非腺毛残基及毛孔，以下表皮尤多。栅栏组织1~2列，约占切面的1/3。海绵组织约占切面的1/2。主脉向上下凸出，其向下凸出尤明显，两侧均有数层厚角细胞；内侧薄壁组织中含有草酸钙簇晶、菊糖；维管束3~5个，双韧型，呈弧形排列，韧皮部外侧有厚壁细胞数层，下表皮内方的厚壁细胞呈半月形排列。

（三）薄层鉴别[13]

采用薄层色谱法进行定性鉴别，薄层板为硅胶G板，展开剂为石油醚（60℃~90℃）-乙酸乙酯（2∶3），展开后喷以10%香草醛硫酸溶液，105℃加热至斑点清晰；结果供试品色谱中，在与对照药材色谱和对照品色谱相应的位置上，显相同颜色的斑点。

（四）含量测定

采用反相高效液相色谱法测定含量，色谱柱为 Kromasil C$_{18}$ 色谱柱（250mm×4.6mm,5μm），流动相为乙腈－水（35∶65），流速：1.0mL·min^{-1}，检测波长208nm，柱温：30℃。结果，去氧地胆草内酯在 0.005915~0.05915g·L^{-1} 范围内线性关系良好（r=1.000），平均回收率（n=6）为98.75%，样品含量范围为0.072%~0.15%。结论所建立的方法简单灵敏，准确可靠，，重复性好，可用于地胆草的质量控制。运用火焰原子吸收光谱法测定中草药地胆草中的 Fe、Zn、Mg、Ca、Cu 5 种微量元素的含量。方法用浓 HNO$_3$－HClO$_4$ 消解样品，采用标准曲线法测定其五种金属元素含量。结果所测的样品中含有丰富的人体必需微量元素，Ca 含量尤其丰富，高达 12225μg/g。方法回收率在 99.4%~104.0% 之间，样品相对偏差小于 5%[14]。

（五）指纹图谱[15]

应用高效液相色谱法建立了地胆草药材的指纹图谱研究方法，其色谱条件如下：色谱柱：WELCH XB-C$_{18}$ 柱（4.6mm×250mm,5μm）；流动相为乙腈（B）-0.2% 乙酸－水（A），线性梯度洗脱（0~15min，乙腈从 5% 递升至 20%，然后保持 10min，25~65min，乙腈递升至 60%）；平衡时间 15min；流速 1.0mL/min；进样量 10μL；柱温 25℃；DAD 检测器采集范围：195~400nm；检测波长：235nm。共检测出 9 个共有峰，指认了其中 3 个色谱峰。采用上述已经建立起的指纹图谱研究方法，建立了地胆草中活性成分 3,5-O- 二咖啡酰基奎宁酸、3,4-O- 二咖啡酰基奎宁酸及去氧地胆草内酯的含量测定方法。经方法学验证，3,5-O- 二咖啡酰基奎宁酸在 0.1128~5.076μg 范围、3,4-O- 二咖啡酰基奎宁酸在 0.2328~10.476μg 范围、去氧地胆草内酯在 0.0448~2.016μg，线性关系良好，R^2 值分别为 0.9997、0.9994、0.9999，仪器的精密度、样品的稳定性和重现性良好，RSD3.0%；平均加样回收率分别为 96.23%、98.61% 和 96.73%。该方法可用于地胆草药材的质量评价。

（六）DNA鉴别

用聚合酶链式反应方法，包括臆断引物聚合酶链式反应技术和随意引物扩增的多态性DNA技术，鉴定中药材苦地胆及其混淆品，结果表明：用六个长的和一个短的引物扩增的苦地胆及其混淆品基因组DNA指纹和多态性，可在琼脂糖凝胶上明显地区别开来。根据这些指纹图谱及由此估算的相似度值，证实从福建，台湾，香港以及澳门获得的商品药材苦地胆的基原为菊科植物地胆草。

（七）检查

水分：照水分测定法（《中国药典》附录Ⅸ H第一法）测定，不得过14.0%。

【传统应用】

清热，凉血，解毒，利湿。主治感冒，百日咳，扁桃体炎，咽喉炎，眼结膜炎，黄疸，肾炎水肿，月经不调，白带，疮疖，湿疹，虫蛇咬伤。

【现代研究】

罗浮山凉茶颗粒：岗梅1000g、地胆草800g、葫芦茶500g、金盏银盘400g、白茅根200g、淡竹叶100g，具有清热解暑，生津止渴，消食化滞，利尿除湿之功效。用于感冒中暑，烦热口渴，小便短赤，消化不良。

【参考文献】

[1]广东省植物研究所.海南植物志（第三卷）[M]. 北京:科学出版社，1974，376.

[2]王莉. 华南地胆草植物的居群遗传结构与精油成分变异分析——兼论系统发育与进化分析方法及其应用[D]. 复旦大学，2006.

[3]成镜，高宏华，顾晓川,等. 地胆草腋芽茎段的离体培养研究[J]. 现代农业科技，2014（7）:98-99.

[4]郑定华，谢学方，高宏华,等. 遮光与定植方式对地胆草生长及产量的影响[J]. 中药材，2015，38（3）:433-437.

[5]郭峰，梁侨丽，闵知大. 地胆草中黄酮成分的研究[J]. 中草药，2002，33（4）:303-304.

[6]梁侨丽，龚祝南，闵知大. 地胆草三萜成分的研究[J]. 中国药学杂志，2007，42（7）:494-496.

[7]梁侨丽，闵知大，成亮. 地胆草中的两个寡肽[J]. 中国药科大学学报，2002，33（3）:178-180.

[8]梁侨丽，龚祝南，闵知大. 地胆草三萜成分的研究[J]. 中国药学杂志，2007，42（7）:494-496.

[9]白虎成. 地胆草有效成分的提取及其多糖的活性研究[D]. 华南师范大学，2016.

[10]董臣林. 地胆草化学成分分离纯化及抑菌作用研究[D]. 广东药科大学，2016.

[11]温先敏，杨缅南，胡田魁. 地胆草水提物抗炎镇痛作用的动物实验研究[J]. 云南中医中药杂志，2015，36（12）:71-72.

[12]刘圆，王杰，孟庆艳.民族药地胆草的生药学鉴定[J].西南大学学报（自然科学版），2006，28（4）: 640-642.

[13]吴静，孙莉，汪剑飞，等. 地胆草中去氧地胆草内酯的定性和定量方法研究[J]. 安徽医药，2014（10）:1862-1865.

[14]肖嘉棠. 地胆草的指纹图谱、含量测定及其提取工艺研究[D]. 暨南大学，2013.

[15]廖建华，罗人仕，温慧玲,等. 火焰原子吸收法测定中草药地胆草中微量元素的含量[J]. 广东微量元素科学，2014（6）:11-14.

[16]曹晖，邵鹏柱. 中药材苦地胆及其混淆品的DNA指纹鉴定[J]. 药学学报，1996（7）:543-553.

角花胡颓子 Jiaohuahutuizi

Elaeagnus gonyanthes Benth.

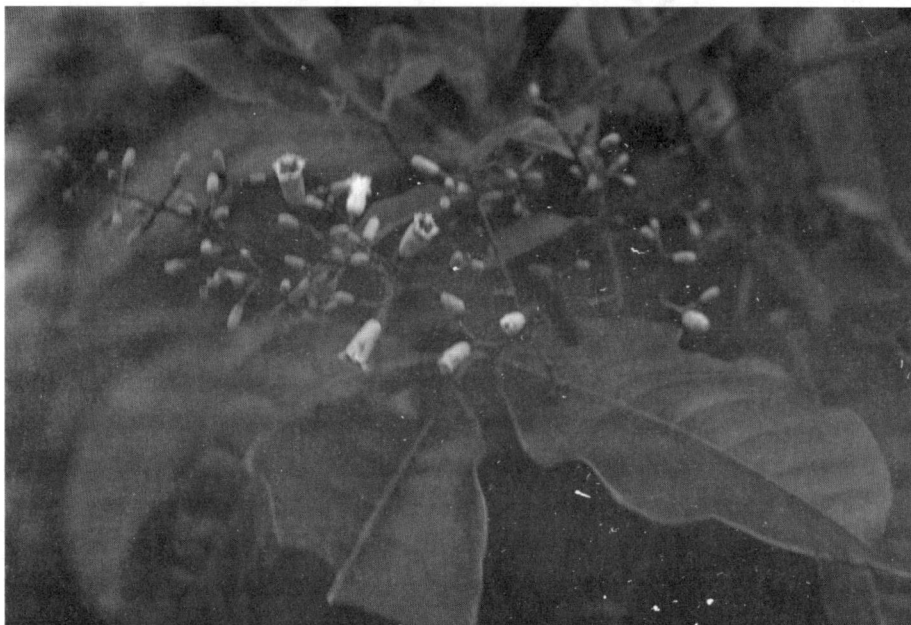

图1　角花胡颓子原植物

【基本概况】

角花胡颓子，拉丁文名：*Elaeagnus gonyanthes* Benth。黎药名：波佐，别名：羊母奶子，吊中子藤，假甜酸。为胡颓子科、胡颓子属植物角花胡颓子。药用部位多为叶，也有根、果实或全株入药。果实、叶、根和根皮分别入药，名为蔓胡颓子、蔓胡颓子叶和蔓胡颓子根。生于海拔1000m以下的热带和亚热带地区。湖南南部、广东、广西、云南省区均有分布。中南半岛也有分布。在海南产于澄迈、琼中、陵水、保亭、三亚和东方等地。生长在旷野灌丛、山地混交林或山谷水边阴处的疏林或密林中。

【生物学研究】

一、植物形态

常绿攀援灌木，长达4m以上，通常无刺；幼枝纤细伸长，密被棕红色或灰褐色鳞片，老枝鳞片脱落，灰褐色或黑色，具光泽。叶革质，椭圆形或矩圆状椭圆形，长5～9cm，稀达13cm，宽1.2～5cm，顶端钝形或钝尖，基部圆形或近圆形，稀窄狭，边缘微反卷，上面幼时被锈色鳞片，成熟后脱落，具光泽，干燥后多少带绿色，下面棕红色，稀灰绿色，具锈色或灰色鳞片，侧脉7～10对，近边缘分叉而互相连接，两面均显著凸起，网状脉在上面明显，下面不清晰；叶柄锈色或褐色，长4～8mm。花白色，被银白色和散生褐色鳞片，单生新枝基部叶腋，幼时有时数花簇生新枝基部，每花下有1苞片，花后发育成叶片，花梗长3～6mm；萼筒四角形（角柱状）或短钟形，长4～6mm，在上面微收缩，基部膨大后在子房上明显骤收缩，裂片卵状三角形，长3.5～4.5mm，顶端钝尖，内面具白色星状鳞毛，包围子房的萼管矩圆形或倒卵状矩圆形，长2～3mm；雄蕊4，花丝比花药短，花药矩圆形，长1.1mm；花柱直立，无毛，上端弯曲，达裂片的一半以上，柱头粗短。果实阔椭圆形或倒卵状阔椭圆形，长15～22mm，直径约为长的一半，幼时被黄褐色鳞片，成熟时黄红色，顶端常有干枯的萼筒宿存；果梗长12～25mm，直立或稍弯曲。花期10～11月，果期次年2～3月。

【栽培技术】

一、栽培技术

胡颓子对土壤要求不严，从酸性到微碱性的土壤都能适应。耐瘠，但在湿润、肥沃、排水良好的土壤中生长最佳。有一定的耐旱能力。其耐干旱瘠薄，具根瘤，可作为荒山造林、改良土壤的重要树种，并具有防止水土流失的作用。

育苗：可用播种、压条、扦插及嫁接等方法繁殖。种子育苗，选地势平坦，土层深厚，肥沃的土壤做苗床，5月份果实成熟时采下，加工果实时取出种子后立即播种，胡颓子休眠期短，发芽对温度要求不高，对湿度要求高，接种后，要保持苗圃地土壤湿润，半月左右可出苗，第2年春可将幼苗带土定植。

扦插繁殖：可用绿枝、硬枝和根段进行扦插育苗。插条剪成长15cm，每个插条留芽3~4个，用3000ppm吲哚丁酸浸渍5秒后埋入沙床中，露出先端1~2个芽进行催根，经常淋水保湿，10~20d后检查，根部长出白色愈伤组织时便可进行扦插。株距9cm，行距24cm，斜插于苗床上，保持湿润，绿枝扦插宜在秋季进行，硬枝及根插在春秋两季均可进行。扦插一个月后可长出生根小苗，可施腐熟的稀薄粪水。

造林：胡颓子对环境适应性强，属灌木类，树冠小，适宜密植，一般1m×1.5m，每公顷6000~7500株，定植前挖直径及深为60cm~80cm的定植坑，以农家肥为底肥，栽苗后浇透水。

抚育管理：栽植当年要适时中耕除草和追施肥料促进幼苗生长，以后每年中耕除草1~2次，成林后每年秋季剪去过密枝条，可按丛枝树形管理，剪去下垂枝和蘖条，保持通风透光，3年后进入结果期。

二、病虫害防治

角花胡颓子抗病虫害能力较强，目前发现仅有食叶害虫和蛀干（枝）害虫轻微为害。食叶害虫主要是蛾类幼虫，为害嫩枝嫩叶，可用敌敌畏或敌杀死1000~1500倍液喷雾防治。蛀干（枝）害虫主要是天牛幼虫为害枝梢，发生时，可剪除受害枝条；蛀干需将虫粪掏出，将敌敌畏用注射器注入虫孔内，用土或其他物质将虫孔封住，将幼虫毒死。蚜虫和红蜘蛛一般在干旱时发生，分别用50%抗蚜威2000倍液、20%三氯杀螨醇或克螨特2000倍液喷雾防治。煤烟病在蚜虫或红蜘蛛为害后发生，首先要防治好蚜虫或红蜘蛛，发病期可用0.6%石灰半量式波尔多液进行防治。

【药学研究】

一、化学成分

角花胡颓子的水提取液、醇提液、酸提液及石油醚提取液与相应试剂反应，检查项中黄酮、生物碱、甾体或三萜、有机酸、酚类、鞣质、皂苷及挥发油等项均产生正反应现象。目前的研究初步判断角花胡颓子含有黄酮、生物碱、甾体或三萜、有机酸、酚类、鞣质、皂苷及挥发油等成分。

（一）挥发油类

角花胡颓子挥发油中主要化学成分为角鲨烯、植醇（β-谷甾醇，羽扇豆醇）、二十五烷等。

（二）黄酮类

角花胡颓子中含有黄酮类化合物，特别是夏秋季采收的枝叶中含量较高。黄酮类化合物具有抗炎、抗癌、抗辐射、提高机体免疫力、解热镇痛以及保肝护肝等作用。先从其中分离鉴定得到的黄酮类有齐墩果酸，熊果酸，α-香树脂素，β-胡萝卜苷。

（三）其他

果实富含葡萄糖，果糖，蔗糖，抗坏血酸，多酚类，缔和鞣质，有机酸等。

二、药理研究

（一）抗炎镇痛活性

采用热板法和醋酸致小鼠扭体实验观察镇痛作用；采用二甲苯致小鼠耳肿胀及皮肤毛细血管通透性、角叉菜胶致大鼠足肿胀和大鼠棉球肉芽肿实验模型观察抗炎作用；并测定角叉菜胶致炎足渗出液中 PGE_2 和组胺含量。结果表明角花胡颓子醇提物能显著延长热致痛小鼠痛阈时间，明显减少醋酸致痛小鼠扭体次数；对二甲苯致耳肿张及皮肤毛细血管通透性、角叉菜胶致足肿胀和棉球诱导肉芽肿增生均有抑制作用；能明显减少角叉菜胶性炎症渗出液中 PGE_2 和组胺的含量。以上结果提示角花胡颓子醇提物有明显的抗炎镇痛作用。

（二）抗肿瘤作用

用S180瘤株接种昆明鼠，造模后将荷瘤鼠随机分组，另取10只未荷瘤小鼠作为正常对照。模型组：生理盐水灌胃0.2mL/10g/d；中药组：角花胡颓子提取物灌胃0.2mL/10g/d；环磷酰胺组:腹腔注射CY20mg/kg/d。接种后次日给药，各组每天给药一次，连续10天。脱椎处死小鼠，取瘤块称重，计算抑瘤率。电镜观察肿瘤细胞超微结构。原位杂交法检测Survivin mRNA表达。结果表明角花胡颓子提取物具有抑瘤作用。可诱导肿瘤细胞凋亡，其机制可能与下调Survivin mRNA表达相关。

（三）抗菌活性

采用平板法，测定角花胡颓子水提取液及各萃取部位对金黄色葡萄球菌、大肠杆菌和白假丝酵母菌的抑菌效果。结果表明，角花胡颓子正丁醇萃取部位对金黄色葡萄球菌和大肠杆菌有较强的抑菌作用（抑菌率为100%）；石油醚萃取部位对金黄色葡萄球菌有较强的抑菌作用（抑菌率＞90%）。角花胡颓子正丁醇萃取部位具有较强的抑菌作用。

（四）平喘效果

用角花胡颓子醇提物治疗后，观察支气管哮喘小鼠一般生活状态、肺组织形态学及相关细胞因子等相应指标变化。结果表明角花胡颓子可减轻哮喘小鼠的气道炎症和气道重塑，其机制可能和抑制肺组织中 TGF-β1和IL-4 蛋白的表达有关。

（五）其他

果实中有机酸中的酒石酸、苹果酸、枸橼酸、水杨酸等有机酸可供药用，咖啡酸的衍生物氯原酸具有抗菌、利胆、升高白血球等作用；抗坏血酸即维生素C可维持牙齿、骨骼、血管和肌肉的正常功用，提高对疾病的抵抗力，促进外伤愈合，可防治坏血病、缺铁性贫血、巨幼红细胞贫血、动脉硬化等疾病。果实中富含的生物类黄酮（维生素P），可以增强大脑的功能，具有有效的抗癌和治癌作用。

三、质量评价

（一）性状鉴别

本品根茎呈圆柱形，略弯曲，少分枝，直径0.3~0.4cm，表面灰褐色或褐色，皱缩，有纵皱纹。上端常有细小的茎痕。质坚实，断面皮部红褐色，木部棕黄色。叶稍微皱缩，展平后呈椭圆形或卵状椭圆形，长4~13cm，宽2~5.5cm，先端钝或急尖，基部圆形，有时楔形，边缘微波状而反卷，上表面黄绿色，有光泽，下表面灰白色，被白色鳞粃，散生点状褐色鳞斑；叶柄长4~10mm。厚革质，根茎、枝叶气微，味辛、微涩。叶以多、色绿者为佳，根茎以条粗、质坚硬者为佳。

（二）显微鉴别茎

（1）横切面。木栓层为数层棕褐色木栓细胞，偶见鳞毛。栓内层较窄。形成层明显。木质部宽广，木射线多弯曲，宽1~2列细胞；导管较多，直径约75~100μm，常单个散在或两个相聚。髓部由众多类圆形薄壁细胞组成，薄壁细胞中含草酸钙砂晶较多。

（2）叶粉末。灰绿色。鳞毛众多，黄棕色或无色，多单个散在、完整，直径约为1~100μm，由数十个细胞连接而成，辐射状排列成圆盘状，每个细胞呈披针形，上部分离且呈不规则弯曲，下部大部分相互连接。叶表皮细胞成不规则形，垂周壁波状弯曲，直径75~115μm。气孔不定式，副卫细胞5~6个。网纹导管众多，偶见螺纹导管。纤维束周围薄壁细胞含草酸钙方晶，形成晶纤维。

（三）薄层色谱鉴别

取本品粉末2g，加70%乙醇20ml回流提取1h，滤过，滤液蒸干至无醇味，加5mL乙酸乙酯萃取，乙酸乙酯萃取液作为供试品溶液。另取齐墩果酸和熊果酸对照品，分别加入甲醇制成每1mL含齐墩果酸、熊果酸0.5mg的溶液，作为对照品溶液。照薄层色谱法（《中国药典》2015年版四部0502）试验，吸取上述两种溶液各10μL，分别点于同一以羧甲基纤维素钠为黏合剂的硅胶G薄层板上，以环己烷–三氯甲烷–乙酸乙酯–冰醋酸（20∶5∶8∶0.1）为展开剂，并用碘适量点于各点样点上进行预处理30min后展开。取出，晾干，喷以10%硫酸乙醇溶液，在105℃加热至斑点显色清晰。供试品色谱中，在与对照品色谱相应的位置上，显相同颜色的斑点。

【传统应用】

一、药性与功效

《海南植物志》记载，角花胡颓子整株药用，具有止咳平喘、祛风通络、行气止痛、消肿解毒等作用，主要治疗支气管哮喘、慢性支气管炎、风湿性关节炎、腰腿痛、河豚中毒、跌打肿痛等，是海南黎族地区常用药之一。

民间用药，不同用药部位药效和功效有所不同。根：行气止痛、消肿止痛、清热利湿、通淋止血。于风湿骨痛、跌打损伤，黄疸型肝炎，吐血、痔血、血崩,痢疾、腹泻、热淋、石淋。叶：收敛止泻、平喘止咳。用于哮喘、慢性支气管炎及感冒咳嗽。果实：酸，平。利水通淋、收敛止泻、止痢。用于肠炎、腹泻、痢疾。

二、传统用法

《全国中草药汇编》中记载胡颓子叶能平喘止咳，其根能祛风通络、行气止痛、消肿解毒，其果能收敛止泻。黎药荔花鼻窦炎处方是由薜荔 *Ficus pumila* L.和角花胡颓子 *Elaeagnus gonyanthes* Benth. 组成，该处方来源于海南黎族地区世代流传下来的验方，由上述2味药材1：1混合后用水煎煮制成的中药制剂荔花鼻窦炎片对治疗由急慢性鼻窦炎引起的头痛、头昏、流涕和鼻塞等均有显著疗效，为海南主打中药品种。

【现代研究】

一、临床应用

（一）止咳平喘

这一功效是本植物的突出特点，历代本草学多有记载，也是蒙、藏、维吾尔族等的民间用药。药用部位多为叶，也有根、果实或全株入药。含角花胡颓子的中成药多是以该功效为基础进行研制。

（二）主治泄泻、痢疾

多为果实入药。可健脾胃，治疗脾胃虚弱，消化不良等症状。味涩，含鞣质，有涩肠止泻作用。药理实验也表明，对实验引起腹泻的动物，有抑制小肠运动功能。果实是夏秋季成熟，在夏秋季痢疾、腹泻的多发期，可大量食用，起治疗与保健作用。

（三）活血祛瘀

多为根入药，主治跌打骨折、风湿骨痛。

二、中成药

（一）海珠喘息定

组方：珍珠层粉、蝉蜕、胡颓子叶、盐酸氯喘等；功能主治：平喘，祛痰，镇咳，安神，用于支气管哮喘、慢性气管炎、哮喘性支气管炎；

（二）消炎止咳片

组方：穿心莲、黄荆子、桔梗、麻黄、胡颓子叶和罂粟壳；功能主治：消炎、化痰、缓解支气管痉挛、润肺、益气，用于各类急慢性支气管炎，伤风感冒而致的上呼吸道感染；

（三）定喘灵

胡颓子叶制成的注射液，治慢性喘息性气管炎。

（四）荔花鼻窦炎片

处方：角花胡颓子、薜荔；制法：以上二味，加水煎煮三次，滤过，合并滤液，浓缩至适量，80℃以下喷雾干燥，加辅料适量，混匀，制成颗粒，干燥，压制成片，包糖衣，即得；性状：本品为糖衣片，除去糖衣后显黑褐色，味微苦、涩；功能与主治：祛风利湿，消炎解毒。用于急、慢性鼻窦炎。

（五）息喘丸

处方：无患子根、墨旱莲、苦杏仁（去油）、五指柑、陈皮（蒸）、五指毛桃、白前、穿破石、桑白皮、枇杷叶、白花鬼灯笼、甘草、胡颓子叶、盐酸麻黄碱、党参；制法：以上十五味，除苦杏仁、盐酸麻黄碱外，胡颓子叶粉碎成粗粉；其余无患子根等十二味加水煎煮二次，第一次4h，第二次2h，滤过、滤液合并。浓缩成稠膏，与胡颓子叶粗粉混匀，干燥，加入苦杏仁，粉碎成细粉，过筛，混匀。每100g粉末用炼蜜20g加适量的水泛丸，干燥均匀加入盐酸麻黄碱，原色打光；或以金礞石粉包衣，打光，即得；性状：本品为棕褐色（原色打光）或棕色（金礞石包衣）的水蜜丸；味甘甜、微苦；功能与主治：益气养阴、清肺平喘、止咳化痰，用于气阴不足、痰热阻肺、喘息气短、吐痰黄粘、咽干口渴、慢性支气管炎、早期肺气肿见上述证候者。

【参考文献】

[1]中国科学院中国植物志委员会. 中国植物志 [M]. 北京：科学出版社，1981.

[2]国家药典委员会.《中华人民共和国药典》2015年版[S]. 中药医药科技出版社，2015.

[3] 陈新. 川渝地区胡颓子属药用植物资源研究[J]. 成都中医药大学学报，2001，24（2）:40-42.

[4] 陈明，番汝昌，宁东丽. 德甜羊奶果栽培技术[J]. 中国南方果树，2012，41（1）:83-84.

[5] 魏娜，王勇，曾念开,等. GC-MS法分析角花胡颓子挥发油成分[J]. 江苏大学学报医学版，2008，18（5）:405-406.

[6] 魏娜，王勇，李佩佩,等. 黎药角花胡颓子乙酸乙酯萃取部位的化学成分[J]. 中国实验方剂学杂志，2011，17（21）:118-120.

[7] 蒋德锡，陈文芝，贾建静,等. 分光光度法测定角花胡颓子中的总黄酮[J]. 华西药学杂志，2011，26（1）:81-82.

[8] 魏娜，王琪，官杰,等. 黎药角花胡颓子提取物不同极性部位抗菌活性研究[J]. 中国医药导报，2012，09（14）:35-36.

[9] 张俊清，陈文芝，蒋德锡,等. RP-HPLC法测定角花胡颓子中齐墩果酸与熊果酸的含量[J]. 药物分析杂志，2010（7）:1305-1307.

[10] 魏娜，谭银丰，刘明生,等. 黎药-角花胡颓子抗炎镇痛活性部位实验研究[J]. 海南医学院学报，2010，16（6）:677-679.

[11] 陈磊，王琪，隋学斌,等. 角花胡颓子提取物对肿瘤细胞凋亡的相关检测[J]. 齐齐哈尔医学院学报，2012，33（23）:3177-3178.

[12] 杨嘉. 黎药角花胡颓子药理作用和机理及其安全性评价研究[D]. 重庆医科大学，2012.

[13] 魏娜，李佩佩，王勇. 黎药-角花胡颓子的生药学研究[J]. 时珍国医国药，2012，23（5）:1180-1181.

[14] 魏娜，王勇，李洪福,等. 黎药角花胡颓子化学成分预试验[J]. 齐齐哈尔医学院学报，2012，33（5）:561-562.

[15] 董琳，李艳梅，王金辉,等. 黎药荔花鼻窦炎处方中1个新的酚苷类化合物[J]. 中草药，2014，45（17）:2437-2439.

鸡矢藤 Jishiteng

Paederia scandens（Lour.） Merr.

【基本概况】

为茜草科植物鸡矢藤*Paederia scandens*（Lour.）Merr.。根或全草入药。黎药名尾脱，别名：鸡屎藤、牛皮冻、斑鸠饭、清风藤、女青、解暑藤，鸡屎藤是我国南方常见的药用植物，《本草纲目拾遗》记载名为臭藤根的是茜草科植物鸡矢藤的全草。《植物名实图考》记载名为牛皮冻。夏季采收全草，晒干。喜温暖湿润的环境。土壤以肥沃、深厚、湿润的砂质壤土较好。生于海拔200~2000m的山坡、林中、林缘、沟谷边灌丛中或缠绕在灌木上。广泛分布于秦岭南坡以南各省区及台湾，产于长江流域及其以南各地。产陕西、甘肃、山东、江苏、安徽、江西、浙江、福建、台湾、河南、湖南、广东、香港、海南、广西、四川、贵州、云南。朝鲜、日本、印度、缅甸、泰国、越南、老挝、柬埔寨、马来西亚、印度尼西亚也有分布。

【生物学研究】

一、植物形态

鸡屎藤蔓生草本，基部木质，高2~3m，秃净或稍被微毛。叶对生，有柄；叶片近膜质，卵形、椭圆形、矩圆形至披针形，先端短尖或渐尖，基部浑圆或楔尖，两面均秃净或近秃净；叶间托叶三角形，长2~5mm，脱落。圆锥花序腋生及顶生，扩展，分枝为蝎尾状的聚伞花序；花白紫色，无柄；萼狭钟状，长约3mm；花冠钟状，花筒长7~10mm，上端5裂，镊合状排列，内面红紫色，被粉状柔毛；雄蕊5，花丝极短，着生于花冠筒内；子房下位，2室，花柱丝状，2枚，基部愈合。浆果球形，直径5~7mm，成熟时光亮，草黄色。花期秋季。生于溪边、河边、路边、林旁及灌木林中，常攀缘于其他植物或岩石上。

【栽培技术】

一、栽培技术

（一）种子繁殖

在10~11月采成熟果实，堆积腐烂，搓去果皮，用湿沙贮藏备用。3~4月播种，整地开1.3m宽的畦，按行、窝距各约33cm挖窝，深约7cm，每穴播种子10粒左右，浇人、畜粪水后，覆盖草木灰或细土约1cm厚。

（三）扦插繁殖

2~3月选2年生的老茎藤，剪成25~30cm长，有3节以上的插条，在1.3m畦上按行、窝距各各33cm挖窝，深20~25cm，每窝栽3根插条，每根要有1个芽节露出畦面，填土压紧，注意淋水，保持土壤湿润。种子发芽后，当苗高5cm时匀苗、补苗，每窝留苗2-3株，并中耕除草，追肥。藤长30cm左右时，再中耕除草、追肥1次，同时插设支柱，以供攀缘。9~10月收割后，再行中耕除草，追肥1次过冬。以后每年管理与第一年相同，肥料春夏可用人畜粪水，冬季可用堆肥。

二、病虫害防治

主要病虫害为蚜虫，可用乐果进行防治。

【药学研究】

一、化学成分

（一）环烯醚萜苷类

鸡屎藤茎叶中分离出5个环烯醚萜苷，分别是车叶草苷（asperuloside）、鸡屎藤苷（paederoside）、鸡屎藤次苷（scandoside）、鸡屎藤苷酸（paederosidie acid）、脱乙酰车叶草苷（deacetylasperuloside），用气质联用技术对鸡屎藤茎叶进行分析，仅检测到车叶草苷、鸡屎藤苷和鸡屎藤次苷。近年来从鸡屎藤中还分离到3个含硫的环烯醚萜苷的二聚物（1，2，3），geniposide，3，4-dihydro-3-methoxypaederoside，paederosidic acid methylester，10-O-E-feruloylmonotropein，daphylloside，6-hydroxygeni-poside，6'-O-E-feruloylmonotropein，以及paederoside B，methylpaederosidate，saprosmoside E，paederoscandoside。

（二）黄酮类化合物

从鸡屎藤果实中提取分离出山奈酚和槲皮素等黄酮类化合物：紫云英苷（astragalin），kaempferol 3-O-rutinoside，kaempferol-3-O-rutinoside-7-O-glucoside，kaempferol-7-O-glu-coside（populnin），异槲皮苷（isoquercitrin），芦（rutin），quercetin 3-O-rutinoside-7-O-glucoside，槲皮黄苷（quercimeritrin），paederinin。

（三）挥发油成分

目前从鸡屎藤中鉴定出的主要化学成分有乙酸异戊酯、乙酸苯甲酯、十五碳酸乙酯、软脂酸、癸酸异戊酯、樟脑、乙酸龙脑酯、丁香酚以及其他烃、醇、酮、醛、羧酸、酯、含硫有机化合物和倍半萜及含氧倍半萜类化合物。鸡屎藤有很浓的臭味，其主要成分有COS，CS_2和SO_2。

（四）三萜类

从鸡屎藤分离鉴定出齐墩果酸（oleanolicacid），熊果酸（ursolic acid），friedelan-3-one和epifriedelanol。

（五）其他

从鸡屎藤分离鉴定出γ-谷甾醇、β-谷甾醇、豆甾醇和菜油甾醇。从鸡屎藤植物中分离出来的烷烃有三十烷至三十四烷。脂肪醇有二十六烷醇、三十一烷醇。脂肪酸有乙酸、丙酸、壬酸、癸酸、月桂酸、肉豆蔻酸、花生酸、棕榈酸。含硫有机成分有CH_3SCH_3和CH_3SSCH_3。鸡屎藤中富含氨基酸，种类齐全，谷氨酸和天冬氨酸占氨基酸总量的31.5%。

二、药理研究

（一）镇静、镇痛和抗惊厥作用

鸡屎藤总生物碱腹腔注射能抑制小鼠自发性活动，延长戊巴比妥钠睡眠时间，有一定的镇静作用。

（二）抗菌作用

0.5g/mL鸡屎藤煎剂对体外金黄色葡萄球菌和福氏痢疾杆菌有抑制作

用，浸膏对金黄色葡萄球菌及肺炎链球菌也有抑菌作用。

（三）对平滑肌作用

鸡屎藤总生物碱能抑制肠肌收缩，并能拮抗乙酰胆碱所致的肠肌挛缩。

（四）其他作用

鸡屎藤注射液和乙醚提取物对蟾蜍坐骨神经腓肠肌标本，均有传导阻滞的局麻作用。鸡矢藤水煎馏液对小鼠有明显镇痛作用（热板法）。腹腔注射0.01mL/g体重，即可提高痛阈，维持时间较长。其注射液与吗啡相比，开始较慢而持续较久。其醇制剂对麻醉动物（猫、兔及犬）有降压作用。印度产鸡矢藤提取物在体外试验有可的松样作用，而注入兔关节腔，可降低炎症病变；全草煎剂给大鼠口服共10d，对甲醛性关节炎有抑制作用。

三、质量评价

（一）性状鉴别

鸡矢藤茎呈扁圆柱形，稍扭曲，无毛或近无毛，老黄牛茎灰棕色，直径3~12mm，栓皮常脱落，有纵皱纹及叶柄断痕，易折断，断面平坦，灰黄色；嫩茎黑褐色，直径1~3mm，质韧，不易折断，断面纤维性，灰白色或浅绿色。叶对生，多皱缩或破碎，完整者展平后呈宽卵形或披针形，长5~15cm，宽2~6cm，先端尖，基部楔形，圆形或浅心形，全缘，绿褐色，两面无柔毛或近无毛；叶柄长1.5~7cm，无毛或有毛。聚伞花序顶生或腋生，前者多带叶，后者疏散少花，花序轴及花均被疏柔毛，花淡紫色。气特异，味微苦、涩。以条匀、叶多、气浓者为佳。

（二）显微鉴别

（1）幼茎横切面。呈扁圆形，表皮细胞1列，外壁稍增厚，被角质层；有的可见非腺毛残基。皮层7~8列细胞，外侧1~2列为厚角细胞，维管束外韧型。韧皮部有没细胞，韧皮部外侧有纤维，单个或数个成群断续排列成环，壁非木化。木质部导管常数个至十数个相聚成12~14个导管群，木纤维发达，木薄壁细胞稀少。髓部较大，呈长圆形。本品薄壁细胞含草酸钙针晶。老茎横切面：呈圆形，韧皮部外侧可见木栓层，木质部呈圆形环，髓部扁圆形，略偏心形。叶横切面：表皮细胞1列，外被角质层，有非腺毛，长50~500μm由3~5个细胞组成，壁上有角质层纹理，栅栏细胞1列，海绵组织中有大型含晶细胞，针晶束长约140μm。主脉的上面微凸起，下面呈弧形突出，上、下表皮内方均有厚角组织。

（2）叶表面观。表皮细胞多角形，垂周壁较平直，平周壁有明显角质层纹理。上、下表皮均有平轴式气孔，副卫细胞2个。草酸钙针晶束较多，长达150μm。叶脉部分常有非腺毛分布，长50~500μm，由3~15个细胞组成，壁具角质层纹理。

【传统应用】

一、药性与功效

性味：味甘酸、微苦；性平。《岭南采药录》：味辛苦，平。《上海常用中草药》：甘酸，平。

归经：心；肝；脾；胃；肺经。

祛风除湿，消食化积，解毒消肿，活血止痛。主治风湿痹痛，食积腹胀，小儿疳积，腹泻，痢疾，中暑，黄疸，肝炎，肝脾肿大，咳嗽，瘰疬，肠痈，无名肿毒，脚湿肿烂，烫火伤，湿疹，皮炎，跌打损伤，蛇蛟蝎螫。

二、传统用法

①汪连仕《采药书》：治风痛肠痈，跌打损伤，流注风火瘴毒，散郁气。洗疝，合紫苏煎汤。

②《李氏草秘》:煎洗腿足诸风，寒湿痛，拘挛不能转舒。

③《生草药性备要》:其头治新内伤，煲肉食，补虚益肾，除火补血;洗疮止痛，消热散毒。其叶擂m加糖食，止痢。

④《纲目拾遗》:中暑者以根、叶作粉食之。虚损者杂猪胃煎服。治瘰疬病用.根煎酒，未破者消，已溃者敛。

⑤《本草求原》:理脚湿肿烂，蛇伤，同m擂食并敷。

⑥《植物名实图考》:为洗药，解毒，去风，清热，散寒。敷无名肿毒，并补筋骨。

⑦《草木便方》:补虚劳，调理脾胃元气，治病后虚肿、耳鸣。

⑧《四川中药志》:治失眠，久咳。

⑨《重庆草药》:健脾除湿，益气补虚。常用于小儿瘦弱，脾弱气虚，食积疳积，及成人气虚浮肿，鼓胀，耳鸣，腹泻，遗尿，妇女虚弱白带，干病。并虚弱劳伤，虚痢，痄子瘰疬之由于气虚不愈者。

⑩《上海常用中草药》:祛风，活血，止痛，消肿。治风湿酸痛，跌打

损伤，肝脾肿大，无名肿毒。

【现代研究】

一、临床应用

（一）镇痛作用和治疗肠胃疾病

临床上试用鸡屎藤注射液具有广泛的镇痛作用。此外鸡屎藤方剂可以用来治疗肠胃疾病。如鸡屎藤与柴芍六君子汤合用治疗功能性消化不良，鸡屎藤汤可治疗溃疡性结肠炎，鸡屎藤、大黄、延胡索等联合治疗慢性胆囊炎，鸡屎藤与番泻叶合用清洁肠道。鸡屎藤和生山楂等组成的鸡屎藤降脂汤具有降脂作用，长期服用未见有毒副作用。

（二）治疗神经性皮炎等皮肤病

以鸡屎藤叶或嫩芽擦患处。11例神经性皮炎治疗后痊愈8例，好转3例；5例湿疹，10例周身瘙痒症，均治愈。治愈时间一般7d左右，短者2~3d，长者需2~3月。

（三）治疗慢性骨髓炎

以鸡矢藤，红孩儿为主，加红糖适量，煎服。同时用鸡矢藤叶、水莽根、麻兜适量，加少量食盐捣烂外敷；创口脓尽后换用冰片、鸡矢藤粉外敷。观察10例，病程最长者20年，最短者5个月；结果8例痊愈，近期控制1例，好转1例。见效最快者2周，症状改善最迟者2月。内服无显著副作用及毒性反应。

（四）治疗瘤型麻风反应

用鸡屎藤叶茎提取液制备的注射液。治疗中、晚期瘤型麻风反应37例，显效（用药第五天反应症状、体征完全消失）25例，好转（反应症状明显减轻、体温恢复正常）7例，无效5例。此药具有消炎利水作用，对麻风的关节反应、淋巴反应有较好疗效，对结节性红斑反应及神经痛疗效较差。

（五）消化道疾病

在治疗消化系统疾病及清洁肠道应用中，以鸡屎藤为主药均取得较满意的临床治疗效果。表明鸡屎藤治疗消化系统疾病有独到之处。对49例肛瘘所致顽固性肛周湿疹患者采用手术联合鸡屎藤洗方坐浴治疗，获得满意的近期疗效和远期疗效。

（六）高血脂症治疗

通过对57例高脂血症患者，鸡屎藤降脂汤治疗效果观察，7例高脂血症病人口服中药连续2周后复查血脂，显效34例，有效19例，无效4例，总有效率为92.98%。

（七）慢性肝炎

自拟疏肝降浊汤加减（柴胡、白芍、丹参、赤芍、白花蛇舌草、鸡屎藤等）治疗慢性乙型病毒性肝炎转氨酶反复异常患者72例。结果显示，有效率为81.9%，ALT和AST复常率分别为95.8%和90%。

二、中成药

（一）通迪胶囊

处方：三七、紫金莲、大青木香、七叶莲、鸡屎藤、细辛；功能主治：活血行气，散瘀止痛。用于气滞血瘀，经络阻滞所致的癌症疼痛，术后疼痛，跌打伤痛，肩颈痹痛以及胃脘疼痛，头痛，痛经等。

（二）抗骨增生片

性状：本品为糖衣片，除去糖衣后显棕褐色；味苦、微甘；处方：熟地黄、鹿衔草、骨碎补（烫）、鸡血藤、淫羊藿、肉苁蓉、莱菔子（炒）；制法：以上七味，取鸡血藤68g粉碎成细粉，剩余的鸡血藤与其余熟地黄等六味加水煎煮二次，第一次3h，第二次2h，滤过，合并滤液，浓缩成稠膏，加入上述粉末混合，干燥，粉碎，加辅料适量，混匀，制粒，干燥压制成片，包糖衣，即得；功能与主治：补肾，活血，止痛。用于肥大性脊椎炎，颈椎病，跟骨刺，增生性关节炎，大骨节病。

【参考文献】

[1]中国科学院中国植物志委员会. 中国植物志 [M]. 北京：科学出版社，1981.

[2]国家药典委员会.《中华人民共和国药典》2015年版[S]. 北京：中药医药科技出版社，2015.

[3] 邹旭，梁健，丁立生,等. 鸡屎藤化学成分的研究[J]. 中国中药杂志，2006，31（17）：1436-1441.

[4]张书霞.鸡屎藤的营养成分分析[J].食品研究与开发,2006,27(3):150-151.

[5]马养民,毛远.鸡屎藤化学成分研究进展[J].陕西林业科技,2002(2):73-76.

[6]马养民,毛远,傅建熙.鸡屎藤挥发油化学成分的研究[J].西北植物学报,2000,20(1):145-148.

[7]宋大松,孔顺贤.鸡屎藤汤治疗溃疡性结肠炎60例[J].中国中医药科技,2003,10(4):247-248.

[8]徐金龙,刘雷,张巧艳,等.鸡屎藤的化学成分、药理活性及临床应用研究进展[J].药学实践杂志,2011,29(6):401-404.

[9]李任珠,邢振聪.海南中草药材鸡屎藤离体培养的研究[J].海南大学学报自然科学版,2000,18(3):281-286.

[10]王元樑,赖剑锋.鸡屎藤在消化系统治疗中的应用[J].中医药信息,2007,24(3):43-44.

[11]代有礼.鸡屎藤降脂汤治疗高脂血症57例疗效观察[J].云南中医中药杂志,2005,26(6):20-20.

[12]戴良富,吴娇.黎药鸡屎藤的化学成分及药理活性研究进展[J].亚太传统医药,2009,5(2):117-119.

[13]林克,刘征云.手术联合鸡屎藤洗方治疗肛瘘致肛周湿疹疗效观察[J].医学文选,2006,25(4):648-649.

[14]韩丹,张桂林,刘维泽,等.鸡屎藤的活性成分——二甲基二硫化物对大鼠癫痫放电影响的实验研究[J].武汉大学学报(医学版),1994(4):312-315.

[15]唐冰.鸡屎藤的药学研究概况[J].内科,2011,06(4):334-336.

[16]陈宇峰.鸡屎藤(Paederia scandens)活性物质和镇痛药理活性研究[D].第二军医大学,2009.

[17]王童超,高声传,吴琼,等.鸡屎藤苷酸与鸡屎藤苷酸甲酯二聚体对小鼠的镇痛作用研究[J].科学技术与工程,2015,15(19):90-92.

[18]殷希,纪明慧,吴放心,等.鸡屎藤抗氧化活性成分的提取及其对羟基自由基的抑制率[J].理化检验:化学分册,2012,48(12):1466-1469.

[19]王珺.鸡屎藤化学成分及其抗菌活性研究[D].陕西科技大学,2015.

单叶蔓荆 Danyemanjing

Vitex trifolia Linn.var.*simplicifolia* Cham.

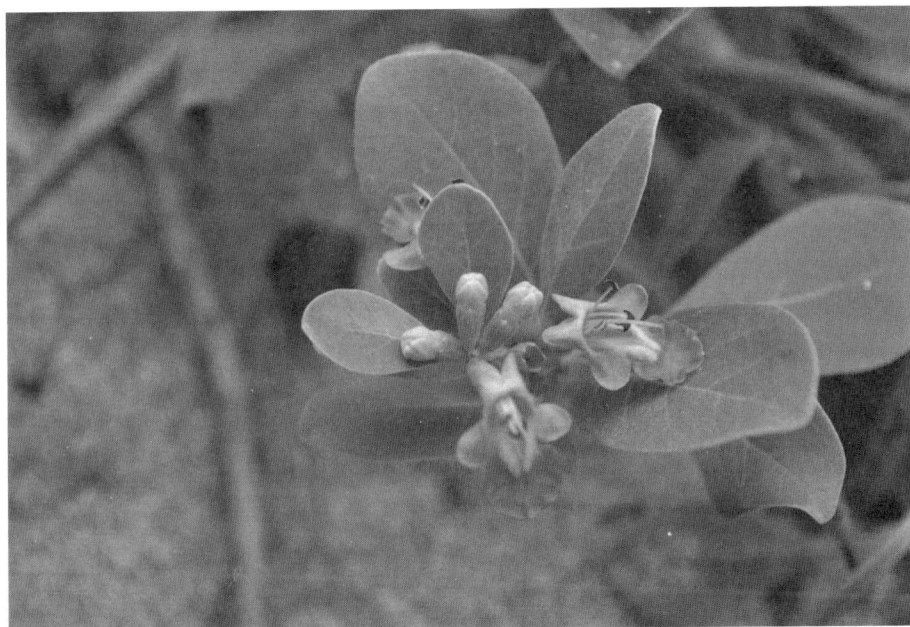

图1　单叶蔓荆原植物

【基本概况】

　　为马鞭草科植物单叶蔓荆 *Vitex trifolia* Linn.var.*simplicifolia* Cham.。果实入药，名为蔓荆子。黎药名海艾。分布于海南产于文昌、琼海、万宁、保亭、陵水、三亚、东方、昌江、白沙、西沙群岛等地。台湾、浙江、福建、江西、广东、云南等省均有分布。喜生长于海边沙滩。日本、印度、缅甸、泰国、越南、马来西亚、澳大利亚、新西兰等国也有分布。

【生物学研究】

一、植物形态

落叶灌木，或匍匐蔓生，株高1m，蔓生茎长达3m以上，有香气，节上生不定根。幼枝四棱形，密被柔毛。单叶对生，叶片倒卵或卵形，先端钝，部楔形至圆形，全缘，上面绿色，下面灰白色，两面均疏生短柔毛和腺点。聚伞花序排成圆锥花序状，顶生；花萼钟形，5浅裂，外面密生白色短柔毛；花冠淡紫色，上部5裂；雄蕊4，伸出花冠管外，花药个字形分叉；子房上位，球形，密生腺点。柱头2裂.核果球形，直径0.4~0.6cm，表面灰黑色或黑褐色，被灰白色粉霜，有四条纵沟，底部有薄膜状宿萼及小果柄，宿萼包被果实1/3~2/3，边缘5齿裂，常深裂成两瓣，灰白色，密生细柔毛，体轻质坚韧，横断果皮灰黄色，有棕褐色油点，内分4室，每室种子1枚，种仁色白，有油性，气味特殊而芳香，味淡微辛，花期7月，果期9月。

二、生殖特性

（1）花药壁由四层细胞构成，由外到内分别为表皮、药室内壁、中层和绒毡层，花药壁发育方式为双子叶型。（2）花药壁表皮细胞具多细胞腺体。（3）药室内壁和部分药隔细胞具纤维性加厚。（4）绒毡层细胞有两种来源，外周部分来源于初生壁细胞，近药隔部分来源于药隔细胞。绒毡层为分泌型，细胞具双核。（5）小孢子母细胞减数分裂过程中胞质分裂为同时型，形成的四分体主要为四面体型排列，偶有左右对称型。（6）成熟花粉粒为2细胞型，花粉具3孔沟。

单叶蔓荆的胚珠横生、单珠被、薄珠心、具珠被绒毡层、珠孔狭长。胚囊发育类型为葱型，可能由蓼型胚囊演变而来。葱型胚囊在牡荆亚科及整个唇形科属首次报道。

三、遗传多样性

研究者曾对单叶蔓荆的4个居群80个样本利用ISSR分子标记技术进行资源考察和种内遗传变异情况分析。结果发现，从100条ISSR引物中筛选出15条特异性强、稳定性好的引物进行ISSR分析。共获得129个位点，其中多态位点数115个，多态位点百分率为89.15%。利用PopGene软件进行分析，结果表明居群之间的平均多态位点百分率为71.89%，Shonnon表型多样性指数（I）平均值为0.2204，具有较高的遗传多样性。

另由研究者分析了中国分布单叶蔓荆的种内变异。每个居群随机采取5个以上的完整植株，以16个居群单叶蔓荆作为分类运算单位（operational taxonomic unti，OTU），选取11个有变异的形态学性状和3个品质性状。形态性状以各植株的平均值作为OTUs的原始数据,形成16×14的原始数据矩阵，对矩阵进行聚类分析。根据Q分析树系图3，由结合线水平（类间距离等于10）可将16个居群分为三组，Ⅰ（12，15，14，7，16，2，1，3），Ⅱ（8，13，11），Ⅲ（4，5，9，10，6）。国产单叶蔓荆居群分为三型，即低纬度型、混杂型Ⅰ和混杂型Ⅱ。部分显示居群种内变异呈现出与纬度的相关性，而部分居群变异较为复杂，可能受包括纬度在内的多种因素的复杂影响。

从蔓荆化学多样性与遗传多样性相关性的研究中，发现蔓荆不同居群遗传多样性与化学多样性的聚类结果相当匹配，这个研究结果强烈地证明了在影响蔓荆化学多样性的众多因素中，遗传背景不同所造成的影响有着不可忽视的作用。结合化学多样性和遗传多样性更可以针对蔓荆不同化学成分进行化学型的选择，实现质量控制，建立GAP基地，实现蔓荆有效利用、开发和保护。同时研究者还进行了蔓荆子活性物质抗经前综合症（Premenstrual Syndrome,即 PMS）作用机制的研究，实验采用泌乳素相关的整体高泌乳素模型和雌孕激素相关的现代细胞分子生物学实验，发现蔓荆子以黄酮类和萜类成分中的紫花牡荆素、木犀草素、蔓荆呋喃、紫花牡荆苷为主要活性化合物，蔓荆子活性物质群发挥抗 PMS 作用可以通过的两条途径起效。第一条——通过黄酮及其主要成分紫花牡荆素（又名蔓荆子黄素casticin）作用于泌乳素途径，缓解与泌乳素升高相关的乳胀、乳痛、胸闷、头痛等症状；第二条通过紫花牡荆苷和蔓荆呋喃等萜类成分调节雌孕激素的水平，从根本上缓解 PMS 由于雌激素和孕激素平衡失调，雌激素E_2、孕激素P分泌期分泌峰缺失为特征的复杂症状。以上研究不但说明蔓荆子通过多成分，多靶点整合发挥抗PMS的作用的部分机制，为防治经前期综合征新药临床应用提供很好的化学和药理学基础，同时也为中药治疗具有针对多个因素、采用多个活性成分、具有多个靶点、进行多个环节整体治疗的特征做出有益的探索。

【栽培技术】

一、栽培技术

单叶蔓荆的繁殖主要用播种与扦插的方法。扦插在三四月或七八月剪取当年生健壮的枝条作为插穗，剪成长12至18cm的小段，下端剪成斜口，上端剪平口，上部留2至3个叶片，直插或斜插于素沙中，保持湿润，半个月即可生根。

在9至10月，采收完全成熟的种子，除去杂质，晒干贮藏，翌春播种。采用条播方法，行距40cm，沟深4至5 cm，用水灌沟，待水渗完后播种，播种密度为每平方m200粒左右，覆土2至3cm厚。幼苗出土后，注意除草、浇水，苗高30cm时即可移栽。

压条繁殖：5~6月植株生长旺盛时期，选择，1~2年生的健壮枝条!用波状压条法，将枝条每40~50cm埋入土中，深约15cm，压实。待枝条与土壤接触处长出不定根后分段截断，与母株分离后带根定植。

分株繁殖：在4月上旬或7月上旬，选阴雨天，将老蔸周围的萌芽连根挖出，随挖随栽。

【药学研究】

一、化学成分

蔓荆子含莰烯、蒎烯、蔓荆子黄素（vitexicarpin）、γ－氨基丁酸等。单叶蔓荆子含挥发油，其中主成分为莰烯和蒎烯；还含单叶蔓荆呋喃（Rotundifuran）、前单叶蔓荆呋喃（Prerotundifuran）、牡荆子黄酮（Vitexicarpin）和微量生物碱等。蔓荆子含少量蔓荆子碱（Vitricin）。尚含脂肪油、石蜡、γ－生育酚、β－谷甾醇和对羟基苯甲酸等。

二、药理研究

（一）镇痛消炎

蔓荆子甲醇提取物有镇痛、消炎作用。研究表明蔓荆子不同炮制品对发热模型大鼠具有明显的解热作用。蔓荆子提取物中苯丁基糖苷类、环烯醚萜类及木脂素类化合物具有镇痛作用，其中部分环烯醚萜类化合物具有抗炎活性。结果表明蔓荆子果实具有血管松弛作用和镇痛作用。

（二）肿瘤作用

从单叶蔓荆果实中分得半日花烷型二萜rotundifuran，并研究了该成分对人髓样白血病细胞HL-60的抗增殖及诱导其凋亡的作用。结果显示，该化合物明显抑制HL-60的增殖，并呈浓度相关，IC_{50}为22.5μmol/L，且细胞出现凋亡特征.即内核小体DNA断裂。25μmol/L的该化合物物的作用与33μmol/L的阳性对照药顺铂的效果相当。

（三）抗氧化作用

昆明种小白鼠经颈背皮下注射D－半乳糖建立亚急性衰老模型。蔓荆子醇提物以高、中、低剂量（300、150、75mg/kg）灌胃衰老小鼠。结果表明，7周后蔓荆子醇提物中、高剂量均能显著降低小鼠血清、肝和脑组织中的MDA含量（$P<0.01$，$P<0.05$），显著增加小鼠血清、肝和脑组织中SOD的活力、小鼠脾脏和胸腺指数以及脑神经元数（$P<0.01$，$P<0.05$）。在35d贮藏期内添加蔓荆子醇提物（添加量0.04%、0.06%、0.08%）花生油的酸值（AV）和过氧化值（POV）均显著降低。蔓荆子醇提物有较好的抗衰老与抗氧化作用。蔓荆子中酚性成分如香荚兰酸等具有抗氧化、清除氧自由基的作用。学者研究发现松烷型二萜化合物铁锈醇，具有抗氧化作用。

（四）其他

蔓荆子除了具有解热镇痛抗炎、平喘祛痰、抗肿瘤、抗衰老等作用外，还具有降压、抗菌、杀虫等药理作用。

三、质量评价

（一）性状鉴别

本品呈球形，直径4~6mm。表面灰黑色或黑褐色，被灰白色粉霜状茸毛，有纵向浅沟4条，顶端微凹，基部有灰白色宿萼及短果梗。萼长为果实的1/3~2/3，5齿裂，其中2裂较深，密被茸毛。体轻，质坚韧，不易破碎。横切面可见4室，每室有种子1枚。气特异而芳香，味淡、微辛。

（二）显微鉴别

本品粉末灰褐色。花萼表皮细胞类圆形，壁多弯曲；非腺毛 2~3细胞，顶端细胞基部稍粗，有疣突。外果皮细胞多角形，有角质纹理和毛茸脱落后的痕迹，并有腺毛与非腺毛：腺毛分头部单细胞、柄1~2细胞及头部2~6细胞、柄单细胞两种；非腺毛2~4细胞，长14~68μm，多弯曲，有壁疣。中果皮细胞长圆形或类圆形，壁微木化，纹孔明显。油管多破碎，含分泌物，周围细胞有淡黄色油滴。内果皮石细胞椭圆形或近方形，直径10~35μm。种皮细胞圆形或类圆形，直径42~73μm，壁有网状纹理，木化。

（三）薄层鉴别

取本品5g，加石油醚（60~90℃）50mL，加热回流2h，滤过，弃去石油醚液，药渣挥干，加丙酮80mL，加热回流1.5h，滤过，滤液蒸干，残渣加甲醇2mL使溶解，作为供试品溶液。另取蔓荆子黄素对照品，加甲醇制成每1mL含1mg的溶液，作为对照品溶液。照薄层色谱法试验，吸取上述两种溶液各5μL，分别点于同一用1%氢氧化钠溶液制备的硅胶G薄层板上，以环己烷－乙酸乙酯－甲醇（3:2:0.2）为展开剂，展开，取出，晾干，喷以10%三氯化铝乙醇溶液。供试品色谱中，在与对照品色谱相应的位置上，显相同颜色的斑点。

（四）含量测定

照醇溶性浸出物测定法（通则2201）项下的热浸法测定，用甲醇作溶剂，浸出物含量不得少于8.0%。照高效液相色谱法（通则0512）测定。色谱条件与系统适用性试验：以十八烷基硅烷键合硅胶为填充剂；以甲醇−0.4%磷酸溶液（60:40）为流动相；检测波长为258nm。理论板数按蔓荆子黄素峰计算应不低于2000。对照品溶液的制备：取蔓荆子黄素对照品适量，精密称定，加甲醇制成每mL含30μg的溶液，即得。供试品溶液的制备：取本品粉末（过三号筛）约2g，精密称定，置具塞锥形瓶中，精密加入甲醇50mL，称定重量，加热回流1h，放冷，再称定重量，用甲醇补足减失的重量，摇匀，滤过，取续滤液，即得。测定法：分别精密吸取对照品溶液与供试品溶液各10μL，注入液相色谱仪，测定，即得。本品按干燥品计算，含蔓荆子黄素（$C_{19}H_{18}O_8$）不得少于0.030%。

（五）检查

杂质不得过2%（通则2301）；水分不得过14.0%（通则0832第四法）；总灰分不得过7.0%（通则2302）。

【传统应用】

一、药性与功效

蔓荆子味辛、苦，性微寒。归膀胱、肝、胃经。具有疏散风热、清利头目的功能。用于风热感冒头痛，齿龈肿痛，目赤肿痛，多泪，视物昏暗，目暗不明，头晕目眩，湿痹拘挛等。蔓荆子生品常用于治疗头痛、鼻塞、风热犯目、赤肿疼痛[2]。炒蔓荆子辛散之性缓和，长于升清阳之气，祛风止痛。用于耳目失聪，风湿痹痛，偏正头痛。

其果实称蔓荆子，炮制对其性味功效有显著影响。常用的炮制方法如下：南北朝刘宋时期名蔓荆实，其炮制为"去蒂子下白膜一重，用酒浸一伏时后蒸，从巳至未，出，干用"（《雷公炮炙论》）。宋代增加了炒熟、单蒸、酒煮等炮制方法（《太平圣惠方》）。元代增加了炒黑（《丹溪心法》）。明代有酒炒（《医宗粹言》）。清代基本同前朝方法。现在主要的炮制方法有炒黄等。生品常用于治疗头痛、鼻塞，如香芷汤（《校注医醇賸义》）；治疗风热犯目、赤肿疼痛的洗肝明目散（《万病回春》）。炒后辛散之性缓和，长于升清阳之气，祛风止痛。用于耳目失聪，风湿痹痛，偏正头痛。

二、传统用法黎族地区用其叶和茎治疗风湿痹证。

蔓荆子在中医药中是一种广泛应用的药材，古方记载如下：

（一）清澈骨

处方：藁本、蔓荆子、薄荷、细辛、川芎、甘草。主治：头痛。（《何氏济生论》卷三）

（二）蔓荆子散

处方：蔓荆子、赤芍药、生地黄、桑白皮、甘菊花、赤茯苓、川升麻、麦门冬（去心）、木通、前胡、炙甘草。功能主治：治内热，耳出脓汁，或耳鸣而聋。（《仁斋直指》卷二十一）

（三）蔓荆子膏

处方：蔓荆子、生附子、羊踯躅花、葶苈子、零陵香、莲子草。功能主治：生发。主头风白屑痒，发落，头重旋闷。（《外台》卷三十二引《广济方》）

（四）神效决明散

处方：决明子、蔓荆子（蒸3炊久，每度晒干）。主治：积年失明，成青盲。（《圣惠》卷三十三）

（五）香芎油

处方：秦椒、香白芷、川芎、蔓荆子、附子、零陵香。主治：头风，发落不生。（《杨氏家藏方》卷二十）

【现代研究】

一、临床应用

有研究者在临床实践中，以蔓荆子为主治疗因肝郁化火导致的不寐证，有较好的疗效。正蔓荆子性味辛苦、微寒。治疗头痛眩晕有很好疗效。已故名老中医李浩儒对蔓荆子治疗头痛、眩晕有独到之处。认为蔓荆子,蔓走经，荆主风，子下沉。故有专门走经祛风镇痛的作用。许贺先自拟蔓荆子头风汤结合中医辨证加味治疗偏头痛，处方为：蔓荆子，菊花，钩藤，薄荷，川芎，白芷，白蒺藜，细辛，防风，僵蚕。该方蔓荆子头风汤治疗偏头痛总有效率为98.3%。

蔓荆子辛、苦，微寒。功效疏散风热，临床用于眶上神经痛等诸证确有良效。李荫昆用刺蒺藜、丹参、蔓荆子、蝉蜕、川芎、黄柏、甘草、细辛组方治疗眶上神经痛。日服1剂，7天痊愈，随访半年无复发。

蔓荆子性味辛、苦，微寒。治疗头痛眩晕有很好疗效。刘永业在临床采用蔓荆子治疗头痛时，发现本品对三叉神经痛有效。共治疗42例，男15例，女27例。治疗7天痊愈者31例，占73.8%。

急性乳腺炎属中医学"乳痈"范畴。多因乳汁阻塞，乳络不通，胃热壅滞所致。蔓荆子性味辛凉，归胃经。辛能散能行，可通络行乳而止乳痛。向爱兰治疗初中期急性乳腺炎19例，疗效满意。

蔓荆子辛、苦，微寒，功效疏散风热，临床用于鼻炎等诸证确有良效。李荫昆用佩兰、蔓荆子、苍耳子、芦根各，石菖蒲、薄荷各、鱼腥草组方。治疗50例，总有效率达85%。

二、中成药

（一）七味榼藤子丸

处方：榼藤子子仁、毛叶巴豆茎及叶、阿魏、胡椒、蔓荆子、蔓荆子叶、黑种草子、墨旱莲；制法：以上八味，除墨旱莲外，其余榼藤子仁等七味粉碎成细粉，混匀；墨旱莲加水煎煮两次，每次1h，滤过，滤液合并，浓缩至适量。将上述细粉与墨旱莲提取液及适量炼蜜混匀，制丸，于60℃干燥，即得；性状：本品为棕褐色至黑褐色的水丸；有蒜样臭气，味辛、微苦；主治：祛暑，和中，解痉止痛。用于吐泻腹痛，胸闷，胁痛，头痛发热。

（二）清脑复神液

处方：人参、黄芪、当归、鹿茸（去皮）、菊花、薄荷、柴胡、决明子、荆芥穗、丹参、远志、五味子、枣仁、莲子心、麦冬、百合、竹茹、黄芩、桔梗、陈皮、茯苓、甘草、半夏（制）、枳壳、干姜、石膏、冰片、大黄、木通、黄柏、柏子仁、莲子肉、知母、石菖蒲、川芎、赤芍、桃仁（炒）、红花、山楂、牛膝、白芷、藁本、蔓荆子、葛根、防风、羌活、钩藤、地黄；制法：以上四十八味，粉碎成粗粉，加入白酒适量，密闭，浸泡30d，滤过，药渣压榨，压榨汁与药液合并，滤过，加入白糖、蜂蜜等矫味剂适量，搅拌使溶解，密闭静置15d，滤过，分装，即得；性状：本品为棕红色的澄清液体；味辛、甜；主治：清心安神，化痰醒脑，活血通络。用于神经衰弱，失眠，顽固性头痛，脑震荡后遗症所致头痛、眩晕、健忘、失眠等症。

（三）雅叫哈顿散

处方：小百部、藤苦参、苦冬瓜、箭根薯、羊耳菊根、蔓荆子茎及叶；制法：以上六味，粉碎成细粉，过筛，混匀，即得；性状：本品为暗灰色的粉末；气微香，味微苦；主治：清热解毒，止痛止血。用于感冒发热，喉炎，胸腹胀痛，虚劳心悸，月经不调，产后流血。

（四）芎菊上清片

处方：川芎、菊花、黄芩、栀子、炒蔓荆子、黄连、薄荷、连翘、荆芥穗、羌活、藁本、桔梗、防风、甘草、白芷；制法：以上十五味，川芎、黄连粉碎成细粉，过筛；薄荷、连翘、荆芥穗提取挥发油后，药渣加水煎煮2h，滤过；炒蔓荆子、防风、藁本、桔梗、黄芩、栀子、甘草加水煎煮二次，每次2h，滤过，合并滤液；白芷、羌活，用70%乙醇作溶剂，进行渗漉，收集渗漉液，回收乙醇；菊花热浸二次，每次2h，滤过。合并以上各滤液，减压浓缩成稠膏状，加入川芎、黄连细粉及糊精、淀粉适量，混匀，制成颗粒，60℃以下干燥，喷加薄荷、连翘、荆芥穗挥发油，混匀，压制成片，包糖衣，即得，性状：本品为糖衣片，除去糖衣后显黄棕色至黑棕色；气微香，味微苦；主治：清热解表，散风止痛。用于外感风邪引起的恶风身热、偏正头痛、鼻流清涕、牙疼喉痛。

（五）妇科养坤丸

处方：熟地黄、甘草、地黄、川芎（酒）、当归（酒蒸）、延胡索（酒醋制）、酒黄芩、郁金、木香、盐杜仲、香附（酒醋制）、酒白芍、蔓荆子（酒蒸）、砂仁；制法：以上十四味，粉碎成细粉，过筛，混匀。每100g粉末加炼蜜30~40g与适量的水，泛丸，干燥，制成水蜜丸；或加炼蜜105~145g，制成大蜜丸，即得；性状：本品为棕褐色的水蜜丸或大蜜丸；气香，味苦、微辛；主治：疏肝理气，养血活血。用于血虚肝郁所致的月经不调，闭经，痛经，经期头痛。

【参考文献】

[1]中国科学院中国植物志委员会.中国植物志[M].北京：科学出版社，1981.

[2]国家药典委员会.《中华人民共和国药典》2015年版[S].北京：中药医药科技出版社，2015.

[3] 陈鸿雁，程伟贤，冯宇,等.单叶蔓荆子黄酮类化学成分研究[J].天然产物研究与开发，2008，20（4）:582-584.

[4] 龚千锋主编.中药炮制学[M].北京：中国中医药出版社，2003：109-110.

[5] 李经纬等主编.中医大词典，2版[M].北京：人民卫生出版社，2004：1881.

[6] 乔勇进，张敦论，郗金标,等.沿海沙质海岸单叶蔓荆群落特点及土壤改良的分析[J].防护林科技，2001（4）:6-8.

[7] 陈体强，朱金荣，吴锦忠,等.单叶蔓荆子化学成分研究初报[J].中国野生植物资源，2006，25（5）:50-52.

[8] 李智立，刘淑莹.单叶蔓荆子挥发油成分的GC/MS分析[J].色谱，1997，15（4）:344-346.

[9] 张治国，王仁卿，梁颂春.单叶蔓荆果实挥发油成分与性质和黄酮含量的研究[J].河南科学，1999（s1）:50-54.

[10] 刘荣华，詹雪晶，黄璐琦,等.利用ISSR-PCR方法分析单叶蔓荆居群的遗传多样性[J].中国中药杂志，2010，35（13）:1670-1673.

[11] 王仲礼，孔冬瑞，王磊.单叶蔓荆小孢子发生和雄配子体的发育[J].植物研究，2007，27（6）:664-668.

[12] 梁芳，周香珍，曹岚.我国单叶蔓荆药用植物资源调查[J].安徽农业科学，2011，39（35）:21638-21640.

[13] 徐诺.蔓荆子（单叶蔓荆）中舒张血管的药理活性成分研究[J].国际中医中药杂志，1999（5）.

[14] 陈丽，周在敏.单叶蔓荆繁殖技术[J].中国水土保持，2001（4）：39.

[15] 辛海量，胡园，张巧艳,等.国产单叶蔓荆种内变异的数量分类学研究[J].广西植物，2011，31（2）:184-187.

[16] 胡园.单叶蔓荆化学多样性与遗传多样性的关系及蔓荆子抗PMS作用机制[D].第二军医大学，2007.

[17] 孔冬瑞，王仲礼，宋以刚.单叶蔓荆（唇形科）的横生胚珠和葱型胚囊[J].植物研究，2015，35（6）:832-835.

[18] KoWG.从单叶蔓荆中分得的半日花烷型二萜rotundifuran能诱导人髓样白血病细胞凋亡[J].现代药物与临床，2002，17（6）:256-257.

[19] 李志强，张金莲，余书琦,等.不同成熟度江西单叶蔓荆子的质量研究（摘要）[C].中华中医药学会2014第七次临床中药学术研讨会论文集，2014.

[20] 房士明，樊官伟，姚进龙,等.蔓荆的化学成分及药理活性研究进展[J].中草药，2015，46（24）:3757-3765.

[21] 王海燕，蔡兵，崔承彬,等.蔓荆子活性成分vitexicarpin诱导K562细胞凋亡的机制[J].药学学报，2005，40（1）:27-31.

[22] 王雪英.蔓荆子泻肝潜阳治不寐[J].中医杂志，2000，41（12）.

[23] 李观荣.蔓荆子治神经根型颈椎病眩晕[J].中医杂志,2000,41（12）.

降香檀 Jiangxiangtan

Dalbergia odorifera T. Chen

【基本概况】

为蝶形花科植物降香檀*Dalbergia odorifera* T. Chen。树干和根部心材入药，名为降香。全年均可采收，除去边材，阴干[1]。黎药名塞拉破；别名：降香，紫藤香，花梨母。木材甚佳，在产区称之为花梨母，边材色淡，质略疏松，心材红褐色，坚重，纹理密致，为制造优质家具的良材；又其心材有香味，可做香料用；树干和根部心材亦呈红褐色，名为降香，供药用，为良好的镇痛剂。全年均可采收，除去边材，阴干。海南特产，见于白沙、东方、乐东和三亚等地。广东、广西及云南等地也有引种栽培。生长于海拔400m以下平原或丘陵地区。

【生物学研究】

一、植物形态

乔木，高10~15m，除幼嫩部分、花序及子房略被短柔毛外，其余无毛。树皮褐色，粗糙；小枝近平滑，有微小、苍白色、密集的皮孔；较老的枝粗糙，有近球形的侧芽。单数羽状复叶，长12~25cm，有小叶9~13片，稀为7片；叶柄长1.5~3cm；托叶极早落；小叶近革质，卵形或椭圆形，基部的小叶常较小而为阔卵形，长4~7cm，宽2~3cm，先端急尖，钝头，基部圆形或阔楔形；小叶柄长4~5mm。圆锥花序腋生，连总花梗长8~10cm；苞片和小苞片阔卵形，长约1mm；花小极多数，长约5mm；萼钟状，长约2mm，裂齿5，下面1枚裂齿较长；花冠淡黄色或乳白色，旗瓣近倒心形，顶端微凹，翼瓣长椭圆形，龙骨瓣半月形，各瓣均具爪；雄蕊9，1组；子房狭椭圆形，被短柔毛，花柱短。荚果舌状长椭圆形，长4.5~8cm，果瓣革质，具网纹，种子1颗，稀有2颗。花期4~6月。

二、遗传多样性研究

应用RAPD标记对降香黄檀的遗传多样性进行研究，从144个10-mer随机引物中筛选出6个具有多态性检测能力的引物。对6个居群的77份降香黄檀样品进行了分析，共检测出33个位点，多态位点18条，占54.55%。物种水平Nei基因多样性指数（h）为0.2137，Shannon信息指数（I）为0.3137，以上三个指标在居群水平的平均值依次为：40.9%、0.1353、0.2048。结果表明降香黄檀遗传多样性较丰富，认为其资源濒危主要源于乱砍滥伐，应及时并提出保护策略。

以降香药材及其常见混伪品为研究对象，PCR扩增降香及其混伪品的ITS2 序列并进行双向测序，利用软件 MEGA5.0对ITS2序列的长度、GC含量等分析比对，基于K2P 模型计算遗传距离，通过中药材 DNA 条形码鉴定系统和构建邻接树（ NJ 树）法对降香药材及其混伪品进行鉴定。结果发现降香药材的 ITS2 序列长度为 216 bp，GC 含量为 68.5%，种内无变异位点，降香与其混伪品的种间最小遗传距离为 0.009，大于降香种内最大 K2P 距离。可用中药材 DNA 条形码鉴定系统和构建邻接树均可以准确区分降香药材及其混伪品。

【栽培技术】

一、栽培技术

（一）适宜生长的环境

黄花梨粗生易活，有很强的适应环境能力。适宜在 20℃到30℃温度条件下生存，可以抵抗 0℃的严寒；耐旱性能强而怕涝，喜日照。黄花梨适宜在多种土壤中生长，无论是贫瘠的山区，还是石头边都能够较好的生长，本次栽培区域是大规模种植的林场，应选取地势广阔、有深厚土层土壤肥沃且略微呈酸性的坡地。种植黄花梨需经过约十年才能够形成心材，收获价值在种植20到30年之后产生，树龄越老，价值和质量越高。

（二）采种

降香黄檀种子丰富，容易传播、发芽和成长。采集种子的母树适宜选取树龄大于15年，生长健康，树干比较直、发育良好，无病虫害的黄花梨树木。一般开花时间是3月份和4月份，大量荚果成熟时间是 12 月份。果皮从黄绿色转变成黄褐色之后证明果子成熟，即可采种。荚果熟透后在树枝上悬挂而不开裂。采集种子时应剪下靠近的小枝条后，再将荚果摘下。取下荚果时，需要晾晒一段时间，一般晒一两天就可以。晾晒完以后对荚果进行揉搓，除掉荚果的边缘，获得带着荚的种子。由于12月份气温十分低不适宜播种，因此需要将采来的种子在瓦罐中密封保存，等到三月份时取出再进行播种。

（三）育苗技术

排水条件好的沙质土壤是苗圃地理想选择，选择好苗圃地之后整地坐床。在播种以前，应当在水中浸泡种子24h之后，在水中捞出晾晒干，再将种子播种在苗床上，在其上盖上1cm细土以后，再覆盖一层遮光网或者薄草，早晨和晚上在播种的种子上展开淋水作业，确保种子湿润，这样照料15d以后，种子的芽就会破土而出。当长出真叶之后，就可以移苗分床或者再放置到容器内进行育苗。再过15d以后，可以多次撒施淡尿水或者撒施尿素，从而确保幼苗有足够的营养和水分，进而保证幼苗可以苗壮发育。幼苗在容器内要进行180d培育，树苗高80cm，苗干临近地表处的直径为1.1cm，就达到了造林条件。

（四）定植技术

春季是黄花梨选取造林的时节，不过由于各地区温差较大，广西、福建、广东等地区造林季节应当选择在3月份到6月份，假若灌溉条件较好，也可以在7月份到8月份采用袋装苗种植；而海南省黄花梨造林最为理想的季节是8、9月份，相关学者研究得知，黄花梨比较适宜种植的时节是5到9月份之前，定植选择黄花梨树苗成长到20cm到50cm后展开，一般每株树苗的间距长3m，宽2m，每亩地种植111棵较为理想，每株树苗的根穴规格是：长宽0.3m，宽0.4m，高0.4m。

（五）光照、温度、水分、土壤等对生产的影响

降香黄檀容器育苗幼苗期宜在全光照环境下进行，遮阴不利于其生长发育。施肥是人工促进树木生长的主要方法。大量研究表明，在一定范围内，氮、磷、钾肥料的增加对树木生长具有促进作用，而超出该范围的施肥会对树木的生长造成伤害

二、病虫害防治

棕斑澳黄毒蛾Orvasca subnotata Walker 是于降香黄檀 Dalbergia odorifera T. Chen 人工林中新发现的一种食叶害虫。

随着社会发展，高效、低毒农药将逐步取代传统农药，生物源农药具有不破坏生态环境、残留少、选择性强、不杀伤害虫天敌等特点，具有广阔的发展前景。关于毒蛾科报道有：利用茉莉酸或茉莉酸甲酯诱导植物产生抗性，并有效抑制后续取食者的解毒作用，植物源诱导剂对性信息素具有增效作用，并诱集舞毒蛾雄虫，多杀菌素通过影响舞毒蛾体内解毒酶活性，从而达到较强杀虫活性。有研究者研究发现部分棕斑澳黄毒蛾幼虫因感染病原菌而死亡。取回受感染虫尸，在实验室分离出病原菌，进行微生物农药研制。微生物农药研制是棕斑澳黄毒蛾林间防治的一个重要部分，需要进一步研究和完善。

【药学研究】

一、化学成分

降香的化学成分主要为挥发油和黄酮类成分，分别占3.61%～3.79%和2.51%~5.82%，不同品种中挥发油和黄酮类化合物的种类及含量有所差异。

（一）挥发油

降香檀挥发油的主要成分为橙花叔醇（45.23~69.13%），2，4-二甲基-2，4-庚二烯醛（25.83%），氧化石竹烯（22.22%），2，4-二甲基-2，6-庚二烯醛（18.48%），蒎烯（5.88%），金合欢醇（3.59%）等。

（二）黄酮类化合物

降香中黄酮类化合物主要包括以下几大类：异黄酮类、查尔酮类、二氢黄酮类、新黄酮类、异黄烷类、异黄烷酮、紫檀素类、双异黄烷类。文献中关于降香黄酮类成分的研究主要集中在前 4 类化合物，已有报道的化合物如下。异黄酮类：β-谷甾醇，芒柄花素，3'-甲氧基大豆素、木犀草素，2'，7'-二羟基-4'，5'-二甲氧基异黄酮，2'-羟基芒柄花素，3'-羟基大豆素等。查尔酮类：异甘草素，2'-O-甲基异甘草素、紫铆花素等。二氢黄酮类：山姜素、柚皮素、北美圣草素、甘草素、紫铆素等。新黄酮类: 3'-hydroxymelanettin、黄檀素、4-甲氧基黄檀醌、4'-hydro-4-methoxydalbergiquinol等。

（三）其他成分

降香中还含有2，4-二羟基-5-甲氧基-苯甲酮，3-乙酰基齐墩果酸，硫磺菊素等成分。对海南产的降香黄檀和印度紫檀进行微量元素检测，共测出镉（Cd），钴（Co），镉（Cr）等14种微量元素，2种降香基源植物含量相近的元素有Cr，锰（Mn），钛（Ti），铁（Fe），含量差别较大的元素有锶（Sr），Co，钙（Ca）等。

二、药理研究

（一）心脑血管疾病治疗作用

降香挥发油及其芳香水有抗血栓作用，黄檀素有微弱的抗凝作用，能显著增加冠脉流量，减慢心率，轻度增加心跳振幅，不引起心律不齐。降香乙醇提取物有抗惊厥、镇痛作用。

（二）镇痛作用

郭丽冰等通过热板法、扭体法、玻片法、断尾法、闷罐法五个药理实验方法，分别考察了降香超临界提取物和水提取物石油醚部位、氯仿部位、乙酸乙酯部位行气止痛、活血止血作用。推断降香挥发油（超临界提取物和水提液的石油醚部位）是其止痛的有效部位。

（三）抗血栓、血小板聚集

心肌缺血后，血小板和红细胞易于聚集，造成血液黏度增高，红细胞携氧能力下降，心肌缺血加重。血栓的形成可减少或阻断心肌供血，进而造成心肌梗死。降香用于治疗慢性心绞痛的重要机制之一就是其抗血栓作用。降香挥发油及其芳香水按 200 g/L 灌胃给药可抑制大鼠实验性血栓形成，提高兔血小板 cAMP 的水平，体外对兔血浆纤溶酶活性有促进作用，提示其具有抗血栓形成作用。Tao Y 等首次从降香挥发油中分离出 2 个倍半萜成分，研究发现其具有较强的抗血小板作用，其 IC_{50} 约为10mmol/L。

（四）舒张血管

从降香中分离出紫铆花素对去氧肾上腺素（3μmol·/L）导致的大鼠主动脉收缩有舒张作用，其 EC_{50} 为（7.4±1.6）μmol/L，紫铆花素为特异性的cAMP磷酸二酯酶抑制剂，能抑制心肌和血管平滑肌细胞内cAMP磷酸二酯酶的活性，使细胞内cAMP含量增加，从而扩张外周血管，此舒张作用具有内皮依赖性，这与内皮衍生松弛因子有关。

（五）抗氧化作用

从降香檀根中分离得到2'-O-甲氧基异甘草素、降香异黄烯、5'-甲氧基驴食草酚、刺芒柄花素，这4种黄酮类成分均具有明显的抗氧化作用，加入4.0μmol/LFeCl₃会显著增加其抗氧化能力。从降香中分离得到紫铆花素，其具有强大的抗氧化作用，能够清除多种自由基和螯合金属离子。紫铆花素能够抑制Fe^{2+}（200μmol·L^{-1}）诱导的鼠脑组织匀浆中的脂质过氧化过程，此作用具有浓度依赖性，IC_{50}为（3.3 ± 0.4）μmol/L；黄嘌呤氧化酶参与ROS的产生过程，紫铆花素能抑制黄嘌呤氧化酶的活性，减少ROS的生成，IC_{50}为（5.9 ± 0.3）μmol/L；此外紫铆花素还可以抑制铜离子诱导低密度脂蛋白的催化氧化过程。研究发现木犀草苷能够直接清除ROS，增强内源性抗氧化酶SOD，GSH-Px和CAT的活性，降低细胞内ROS水平，对H_2O_2诱导的H9c2凋亡具有保护作用。不同浓度的木犀草苷其抗凋亡的机制有所差异，55.8μmol/L木犀草苷能够清除细胞内ROS，直接抑制caspase-9的氧化性修饰发挥其抗凋亡作用;而111.6、223.0μmol/L木犀草苷可以维持线粒体膜电位，减少促凋亡蛋白的释放，抑制Apaf-1的表达，调节抗凋亡蛋白Bcl-2和促凋亡蛋白Bax的平衡，从而抑制caspase-8和caspase-9的激活，发挥抗凋亡的作用，表明木犀草苷的给药剂量与其作用机制密切相关。脑内疾病与谷氨酸诱导的细胞毒性有密切关系，谷氨酸诱导的细胞毒性表现在受体介导的兴奋性和非受体介导的氧化应激，海马细胞HT22是评价谷氨酸诱导氧化应激损伤的有效模型。通过研究降香中18种黄酮类化合物对谷氨酸诱导的小鼠HT22细胞的保护作用，发现有8种化合物具有显著的抗氧化作用，可作为潜在的神经保护剂，其中（2S）-6，4'-二羟基-7-甲氧基黄烷、6，4'-二羟基-7-甲氧基黄烷酮、isoparvifuran的抗氧化作用较强，EC_{50}依次为2.85、3.3、3.09μmol/L。此外，降香挥发油也具有抗氧化活性，从降香苯酚挥发油提取物中分离得到的6种化合物具有抗氧化活性，其中2'，3'，7-三羟基-4'甲氧基异黄酮和4'，5，7-三羟基-3-甲氧基黄烷酮具有显著的抗氧化作用。

（六）抗肿瘤

降香中查尔酮类化合物具有广泛的抗肿瘤作用，紫铆花素能抑制乳腺癌、结肠癌、急性髓细胞性白血病等肿瘤细胞的增殖。经研究发现紫铆花素能抑制多发性骨髓瘤细胞中c-Src激酶、酪氨酸激酶JAK1和JAK2活化，下调抗凋亡蛋白Bcl-2，Bcl-xl，细胞周期蛋白D1、髓细胞白血病基因-1表达。紫铆花素通过上调酪氨酸磷酸酶SHP-1的表达、抑制信号转导和转录激活因子3的激活而实现抗肿瘤作用。

（七）抗炎作用

降香中的黄酮类成分具有抗炎作用，有7种化合物表现出显著的抗炎活性，（S）-4-甲氧基黄檀醌，cearoin，紫铆花素，koparin，bowdichione，3'-O-methylviolanone，xenog-nosinB。降香中异甘草素是一个有效的血红素加氧酶-1（HO-1）诱导剂，能够抑制内毒素引发的NO，IL-1β，TNF-α释放和iNOS表达，此诱导作用具有浓度和时间依赖性。异甘草素通过活化细胞外信号调节激酶1/2信号转导通路（extracellularsignal-regulatedkinase，ERK1/2）上调HO-1的表达。最新的研究显示降香中6，4'-二羟基-7-甲氧基黄烷酮可以通过cjun氨基末端激酶（cjunNterminalkinase，JNK）通路上调小鼠HT22细胞中HO-1的表达，ERK1/2通路上调小鼠胶质细胞BV2中HO-1的表达，从而起到抗炎的作用。在脂多糖刺激的巨噬细胞模型上，筛选分离降香抗炎活性化合物，运用质谱与核磁分析鉴定化合物结构。采用Griess试剂法测定NO释放量，采用ELISA试剂盒检测TNF-α的分泌量。结果发现降香中的甘草素、异甘草素、柚皮素和sativanone可以降低LPS诱导的RAW264.7细胞NO的释放，呈剂量依赖关系，sativanone通过抑制炎症因子TNF-α发挥作用。

（八）其他作用

降香能够降低血瘀动物的血液黏度，这可能与其抑制HMG辅酶A还原酶有关。降香还可以降低心肌非梗死区I/III胶原比例，改善心室重构。其超临界CO2提取物和石油醚提取物具有明显的镇痛作用，水提液的乙酸乙酯部位和氯仿部位可以明显缩短小鼠的出血时间和凝血时间，推测挥发油成分可能是降香行气止痛、活血止血的物质基础。此外，降香中黄檀素具有增加兔离体心脏的冠脉流量、减慢心率、轻度增加心跳幅度的作用。

三、质量评价

（一）性状鉴别

本品呈类圆柱形或不规细块状。表面紫红色或红褐色，切面有致密的纹理。质硬，有油性。气微香，味微苦。

（二）显微鉴别

粉末紫棕色或黄棕色。①具缘孔导管，粗大，长225~275μm，直径100~275（300）μm，管腔内有红棕色或黄棕色块状物，有少数网纹导管。②纤维成束，棕红色，长250~500（~1250）μm，壁甚厚，纤维束周围的细胞含草酸钙方晶，形成晶鞘纤维，含晶细胞壁不均匀木化增厚。草酸钙方晶长径12~30μm。③射线宽1~3列细胞，高至15细胞壁厚，纹孔较密。④色素块红棕色、淡黄色或黄绿色。

（三）薄层鉴别

取本品粉末1g，加甲醇10mL，超声处理30min，放置，取上清液作为供试品溶液。另取降香对照药材1g，同法制成对照药材溶液。照薄层色谱法（通则0502）试验，吸取上述两种溶液各2μL，分别点于同一硅胶G薄层板上，以甲苯-乙醚-三氯甲烷（7:2:1）为展开剂，展开，取出，晾干，喷以1%香草醛硫酸溶液与无水乙醇（1:9）的混合溶液，在105°C加热至斑点显色清晰。供试品色谱中，在与对照药材色谱相应的位置上，显相同颜色的斑点。

取上述鉴别项下供试品溶液和对照药材溶液，照薄层色谱法（中国药典2015版四部通则0502）试验，吸取上述两种溶液各2μL，分别点于同一硅胶G薄层板上，以甲苯-乙酸乙酯（2:1）为展开剂，展开，

取出，晾干，置紫外光灯（365nm）下检视。供试品色谱中，在与对照药材色谱相应的位置上，显相同颜色的荧光斑点。

（四）含量测定

挥发油含量测定照挥发油测定法（中国药典2015版四部通则2204甲法）测定。本品含挥发油不得少于1.0%（mL/g）。

（五）检查

浸出物检查照醇溶性浸出物测定法（中国药典2015版四部通则2201）项下的热浸法测定，用乙醇作溶剂，不得少于8.0%。

（六）指纹图谱

有大量研究者进行了降香药材和挥发油部位指纹图谱的建立。赵祥生等对将11批已鉴定降香挥发油建立GC指纹图谱。11批药材与对照谱图的相似度分别为：0.971，0.954，0.977，0.929，0.944，0.978，0.979，0.977，0.949，0.959，0.908，相似度均大于0.900，说明11批药材的一致性较好。从已鉴定的降香中共分离出典型峰48个，其中共有峰30个，通过化学工作站检索质谱图库、标准品比对，和文献查阅对共有峰进行核对，确定了21个峰的化学成分。由结果可知降香挥发油中的主要成分为反式-橙花叔醇（trans-nerolidol）、2,4-Heptadienal-2,4-dimethyl-，1-fluoro-4-（4-fluorophenethyl）benzene，峰面积的相对含量都在10%以上，其中反式-橙花叔醇的相对峰面积最高，达到34.92%。

刘荣霞等建立了降香药材质量的液相色谱指纹图谱，测定了37批不同来源的降香药材的HPLC-UV指纹图谱以及其中3批代表性药材的HPLC-DAD-MS图谱。根据指纹图谱相似度分析结果,将降香药材分为3类;利用HPLC-DAD-MS技术分析了3类药材化学组成上的异同，并分别在3类药材

中指认了10个，7个和2个酚性成分。

【传统应用】

一、药性与功效

性味归经：辛，温。归肝、脾经。

功能主治：行气活血，止痛，止血。用于脘腹疼痛，肝郁胁痛，胸痹刺痛，跌扑损伤，外伤出血。

二、传统用法

十二号既济方出《杂病源流犀烛·内伤外感门》卷二十一。即《痧胀玉衡》卷下方之降香桃花散。降香五钱，牛膝二两，桃花、红花、红凤仙花各七钱，白蒺藜一两。为细末，黑砂糖调童便冲服。治痧毒中肾。

化瘀止血汤：丹参、赤芍、茜草、三七、降香，《卫生鸿宝》卷一，郁金细辛降香荆芥防风橘红枳壳银花，上药为末。主各种痧疹。

《外科证治全书》：真降香、五倍子、制松香各等分，上为细末，主各种金疮。

《临证指南医案》[清]叶桂（公元1746年）[卷二]吐血：（上焦气分蓄热）苏子杏仁香豉黑栀皮郁金蒌皮降香桔梗汪（七十）天明至午。

《吴鞠通医案》[卷三]胁痛，议宣通络脉法，肝藏血，络主血故也，必加苦寒泄热，脉沉洪有力，且胆居肝内，肝病胆即相随故也。旋复花（五钱）炒黄连（二钱）桃仁（四钱）归须（四钱）郁金（三钱）川楝皮（五钱）新绛（四钱）绛香末（四钱）苏子（四钱）急流水八碗。

《吴鞠通医案》[卷四]痰饮，生香附（三钱）广皮（二钱）旋复花（三钱，包）青皮（钱半）苏子霜（三钱）降香末（三钱）半夏（四钱）枳实（钱半）二十日行胁络之饮，业已见效，尚有不尽，仍用前法。

《药症忌宜》正文，属肾气虚不固，肾主纳气，虚则不能纳故也。忌破气，降，香燥，辛热。苏子郁金降香橘皮沉水香通草（以上降）白豆蔻木香香附（以上香燥）余药录后。

《痧胀玉衡》：[卷之下]备用要方，散治痧咽喉肿痛，此方主之。牛蒡子苏梗薄荷甘菊金银花川贝母连翘枳壳（各一钱）桔梗（五分）乌药（四分）水煎，微温，加童便冲服。宝花散此治痧之仙剂。郁金（一钱，凡方中用此味后有痧方，余议当阅）细辛（三两）降香（三钱）荆芥（四钱）共为细末，每服三匙，清茶稍冷服。沉香郁金散此治痧气寒凝之剂。沉香木香郁金（各一钱）乌药（三钱）降香（二钱）细辛（五钱）共为细末，每服三分，砂仁汤稍冷服。圆红散治血郁不散。

《张聿青医案》：[卷十七]调经，脘板硬，月事两月不来。此必有形之滞，郁阻胃中。拟宣通气血。延胡索（酒炒一钱五分）瓦楞子（四钱）炒赤芍（一钱）台乌药（一钱五分）楂肉（二钱）土鳖虫（去头足炙三枚）单桃仁（去皮尖打三钱）归须（酒炒二钱）降香片（五分）二诊宣通营卫，大便解出凝而色红，脘痛势减，板硬较软，呕吐未发。再为宣通。五灵脂（酒炒三钱）制香附（二钱）炒枳壳（一钱）焦麦芽（三钱）陈皮（一钱）薤白头（二钱）延胡索（酒炒一钱五分）砂仁末。

《吴鞠通医案》：[卷四]痹，半夏（六钱）枳实（六钱）生姜（五钱）甘澜水八茶杯，煮成三水杯，三次服。十九日水响退，腹胀甚，仍服前方去黄柏，加大腹皮。二十三日痹少减，胃不开，其人本有肥气，肥气成于肝郁，暂与两和肝胃。半夏（六钱）降香末（三钱）广皮（三钱）益智仁（二钱）青皮（二钱）川朴（三钱）香附（三钱）云苓块（五钱）六月初三日右脉大而数，加黄芩二钱，去川朴。初五日诸症向安，脉亦调适，胃口亦开，以调理脾胃立法。

《吴鞠通医案》：[卷一]瘟疫，青蒿（八分）二十一日痰饮是本病，温热是客气。客气易退，本病难除。现下客气已减六七，胁下常痛引痛，系痰饮为患。大温大凉，皆在难施之际。仍议以辛而微凉者，清不尽之邪，复以芳香降气开痰止痛。如下半日渴思凉饮，仍如石膏三钱。降香末（三钱）苏子霜（二钱）制香附（三钱）连翘（二钱）杏仁泥（三钱）银花（三钱）旋复花（三钱，包）郁金（二钱）二十二日脉静身凉，舌苔悉退，温热已尽。惟余痰饮胁痛，一以宣通悬饮为法……

《种福堂公选良方》：[卷一·温热论·续医案]续医案，子黄阿胶川连黄柏生白芍m醋徐（二六）胃减，痰血频发，上年误服玄参山栀，致便溏泻，此受苦滑寒凉之累。人参建中汤邹（五三）酒客食管窄隘，向有脘痛，今多食即反胃，气阻日久，必致瘀凝。食物宜淡薄，以桃仁蒲黄降香末苏梗香附橘红程（六三）形瘦肌削，禀质偏热，夏秋病甚，是阴亏不耐暑热发泄之气耳。霜降收肃令行，浮可人参芪肉川石斛磁石淡秋石胡桃肉女贞子旱莲草和痰血，上午偏多，气分热炽。金石斛川贝母桑叶南花粉大沙参知……

《邵兰荪医案》：[卷三]脘痛，虚肝滞所致。故以和胃平肝，补肾养血为主，次以腹痛恶心，又参用理气之品。安昌李（文彬）脘痛窒极，口涌清水欲呕，脉弦，舌白，中心微黄，肢稍乍冷，宜厥阴阳明同治。（七月二十四日。）干姜（二分）草蔻（一钱）降香（八分）瓦楞子（三钱，打吴萸三分拌炒）川连（八分）桂丁（四分）浓朴（一钱）仙半夏（钱半）谷芽（四钱）通草（钱半）玫瑰花（五朵）清煎三帖。（又）脘痛未除，呕恶已瘥，脉弦，肝横，舌浓嫩黄。宜疏泄厥阴为治⋯⋯

《医学见能》：[卷二证治]失血，术味马通归柏艾，木香加入病能轻。吐后口渴，血带黑而腹痛者，瘀血积腹里也。宜加味四物汤。生地（三钱）当归（三钱）川芎（一钱）桃仁（研，三钱）白芍（三钱）大黄（一钱）丹皮（三钱）香附（三钱）枳壳（一钱）降香（一钱）歌曰：血方吐过口旋干，腹痛瘀停归地餐。芎枳降香香附子，大黄加芍佐桃丹。吐血之前，必先大发恶心者，血潮而凌心也。宜郁金丹皮汤。郁金（二钱）生地（三钱）麦冬（三钱）牛膝（二钱）五味（七分）丹皮⋯⋯

《疡医大全》：[卷三十七急救部]金疮门主方，分，研末掺血立止。又方古矿锻石研末掺。又方黄丹、白矾末，掺之血立止。又方桑叶阴干，研末敷，如急用，焙干亦可。又方刘寄奴研为末掺之，并治箭伤。又方驴屎存性，研末搽之，血立止。如不及，即用潮的亦妙。又方降香节五倍子（各五钱）广三七（二钱五分）研极细掺之，止血定痛，箭伤亦妙。又方腊月牛胆入风化锻石，悬挂风头避荫处，候干去胆皮，将锻石研细敷。又方五倍子（炒枯）降香节（锉屑，炒黑色，各等分）研匀，掺于伤处⋯⋯

《吴鞠通医案》：[卷三]淋浊，五钱）车前子（二钱）泽泻（三钱）芦根（三钱）十五日于前方内，加：黄柏炭（三钱）龚五十八岁先是大小便俱闭，自用大黄八钱，大便虽通而小便点滴全无，续用五苓，仍不通，诊其六脉弦紧，病因肝郁而成，开阴络法。降香末（三钱）归须（三钱）两头尖（三钱）琥珀（三分）丹皮（三钱）韭白汁（三匙，冲）麝香（五厘，同研冲）一帖而通，二帖而畅。普三十八岁小便淋浊，茎管痛不可忍，自用五苓、八正、草厘清饮等渗湿，愈利愈痛。

《验方新编》：[卷二十二痧症]六十四方第十六（加总歌），热删。花粉、丹皮、薄荷、地骨皮、山栀、元参、细辛等分，稍冷服。金七：治食积壅阻痧毒，疼痛难忍，头面黑，手足肿，胸腹胀闷。乌痧金七水丸方，苏索脂仙卜最强。棱术姜陈槟实朴，乌香沉降魏砂汤。苏木、延胡、五灵脂、天仙子、萝卜子各两降香金八：治痧气急，胸腹胀痛，迷闷昏沉。金八晕痧莱实朴，仙陈棱术姜沉槟。蔻乌广木香丸就，汤用砂仁急胀平（十一味同上，多蔻、木、少苏、延、脂、附、降、魏）。

《张聿青医案》：[卷十七]产后，钱煎汤代水）仍用前法楂炭砂糖丸。三诊恶露稍凶，痛痢渐止。出险履夷，殆所谓天授，非人力也。土炒于术（二钱）酒炒延胡（一钱五分）楂炭（三钱）炮姜（五分）砂仁（七分）泽兰叶（二钱）茯苓（三钱）丹参（二钱）降香（一钱五分）桂枝（五分）右产后不慎，营卫气血不宣。势入损途，有鞭长莫及之虞。延胡索（二钱）蒲黄（二钱）桃仁（二钱）酒炒红花（一钱五分）炒赤芍（二钱）泽兰叶（二钱）徭桂（一钱）川芎（一钱）上药醋浸一宿……

《吴鞠通医案》：[卷五]中燥，十一日诊脉已回阳，去干姜，减桂枝之半。二十四日复诊脉仍紧，原方加：益智仁（二钱）服三帖愈。余五十二岁五月初二日胃痛胁痛，脉双弦，午后更甚者，阳邪自旺于阴分也。川椒炭（三钱）陈皮（三钱）公丁香（钱半）降香末（三钱）香附（三钱）楂炭（二钱）吴萸（二钱）青皮（二钱）青橘叶（三钱）半夏（五钱）苡仁（五钱）接服霹雳散。十七日复诊病稍减，脉仍紧，去：楂炭橘叶及川椒炭（一钱）加枳实（三钱）二十四日脉之紧者稍和……

《张聿青医案》：[卷六]吐血，代赭石（四钱）炒竹茹（一钱五分）郁金（六分磨冲）茯苓（六钱）杏仁泥（三钱）丹皮炭（一钱五分）枳实（七分）苏子（盐水炒三钱）山栀（三钱）侧柏炭（四分）降香（一钱五分劈）百草霜（三分）湘军（七分酒炒）三七（三分磨冲）从来吐血三大法，宜行血不宜止血，宜降气不宜降火，宜养肝不宜伐肝，特此附识。此先生自注于方后者也。先生于吐血一门，特有心得，故案语尤有独到之……

《叶天士医案精华》：吐血，以着左卧眠。遏其升逆之威。且烦蒸热灼。并无口渴饮水之状。病情全在血络。清热滋阴之治。力量不能入络。兹定清养胃阴为主另进通络之方。肝胆厥阳少和。冀其涩少胁通。积久沉。调之非易。桑叶丹皮苡仁苏子钩藤郁金降香桃仁有年冬藏失司。似乎外感热炽。辛散苦寒。是有余实症治法。自春入夏。大气开泄。日见恹恹衰倦。呼吸喉息有声。胁肋窒板欲痛。咯呛紫血。络脉不和。议以辛补通调。不致寒凝燥结。冀免关格上下交阻之累。柏子仁细……

《医碥》：[卷之一·杂症血]治法，柏叶汁，以童便二分，酒一分，和而温饮之，大能止血。或白汤化阿胶二钱，发灰二钱，入童便、生藕汁、生地黄汁、刺蓟汁各一杯，仍浓磨好墨汁，顿温服。或急用加味四生饮，生荷叶、生艾叶、生柏叶、生地黄各等分，入降香，童便煎服。元气虚弱，即将童便浸前药，水丸，独参汤送下。或苏子降气汤，加人参、阿胶各一钱，下养正丹。（并见气。气降则血自下矣。）凡上膈壅滞吐血，脉有力，精神不倦，觉胸中满痛，或血是紫黑块者，用生地黄……

《类证治裁》：[卷之三肝气肝火肝风论治]肝气脉案，橘络、木香、茯神、芝麻、小麦、桑枝膏为丸。服后左关渐软，不见弦长矣。且示以静摄戒怒节劳，右脉亦和，诸症渐除。王高年胸胁气阻痛，脉虚弦。用苦咸酸以泄降。浓朴（姜汁制，五分）、枳壳、旋复花（各钱半）、牡蛎粉（醋，二钱）、白芍（炒，三钱）、木瓜（八分）、降香末（二钱）。三服肝逆已平，尚未嗜食，用甘凉以调胃阴。石斛（二钱）、麦冬（钱半）、甘草（五分）、茯苓、白芍、当归（各二钱）、小麦（一撮）、红枣（五枚）……

《吴鞠通医案》：[卷三]积聚，从左胁注痛而起，其为肝着之咳无疑。此症不必治咳，但宣通肝之阴络，久病在络故也。使浊阴得有出路，病可自己，所谓治病必求其本者也。如不识纲领而妄冀速愈，必致剥削阳气殆尽而亡。桂枝尖（三钱）小茴香（三钱）降香末（二钱）桃仁（三钱）川楝子（二钱）青皮络（二钱）炒广皮（一钱）归须（三钱）乌药（三钱）苏子霜（三钱）旋复花（三钱，新绛纱包）十九日服通络药，已见小效，脉气大为回转，但右胁着席则咳甚，胁下支饮故也……

《种福堂公选良方》：[卷四·公选良方]跌打损伤，箭镞木器伤方：用艾绵摊成饼子，将火硝细末铺上，再用大蜣螂捣成末，铺火硝上，包在伤处，一日一夜即又方：用陈腊肉去皮，取红活美好者，连肥切细，将新象牙末及人指甲末，拌腊肉内，剁合一处，治金伤箭镞伤方：真降香（一两）五倍子（五钱）共为末，掺患处，扎好即收口。加象皮一两更妙。治金疮方：用沥青不拘多少为末，加响铜屑和匀，掺立愈。又方：陈锻石无毛小鼠韭菜根共捣极烂作饼，贴在背阴墙上，待干用刀刮下，研细末敷之。

《普济方》：[卷三百二十五妇人诸疾门]血积气痛，丁香砂槐花（各半两）上为细末煎醋游蔍青金丸治妇人血积。气攻冲心。腹痛。吐逆不下。食前发作。神思昏闷。四肢逆冷。五灵脂（二两取细末一两）硝石（一分同上研）斑蝥（不叫者去翅与糯 m 同炒取一分为末）愈。秘传降香汤（出卫生家藏方）治血气攻刺如钻针所刺。痛不可忍。及一切败血成积。无药可真降香（一钱）没药（一钱）麒麟竭（一钱）上为末。每服一钱。磨真降香温酒下立止。穿山甲散（出杨氏家藏方）治妇人血积。气块往来刺痛，

《顾松园医镜》：[卷十三·书集]厥。自已。谓气暴逆也，气复则愈。名曰气厥。此治气厥之方也。经曰：大怒则形盛气绝，而血郁于上，使人薄厥。大怒则气血皆逆，甚至形气俱绝，血逆妄行，郁积上焦，相迫曰薄，气逆曰厥，气血俱乱，故为薄厥。宜本方加降香、三七、郁金、羚羊角之属。犀角地黄汤〔见伤寒。〕治恶血冲心，令人昏晕，四肢厥冷，名曰血厥。原方宜加降香〔降气最效，行瘀如神。〕三七童便〔行瘀不峻，止血不凝。〕羚羊角〔祛恶血、下逆气。〕甚者加花蕊石……

《顾松园医镜》：[卷六·射集温热]伤寒温病附方，气壅郁，气逆发呃，

或再加枳实、栝蒌。此方以清胃热降逆气为主。按发呃一症，有因热因寒，因痰因食，因瘀血，因大虚之不同，须以别症相参施治。如因胃中痰饮所阻，气逆而呃者，二陈汤加旋复代赭石治之。若因胃中饮食所阻，气逆而呃者，沉、砂、枳、橘、青皮、槟榔之属。若因胃中实热，失下而呃，大便不通，脉来有力者，当用承气汤下之。若因胃中热，瘀血而呃者，犀角地黄汤加降香、玉金、桃仁、羚羊角之属。如阴伤胃而呃，或冷气逆。

《疡科心得集》：家用膏丹丸散方，共为细末。每服三分，金银花露调下。猴疳化毒丹治幼孩遍体胎火胎毒，臀赤无皮，音哑鼻塞，或赤游丹毒。真珠（三分）血珀（五分）飞滑石（八分）上为末。每服三分，乳汁调下。紫金锭治一切风火肿痛。大黄（一两）降香屑（五钱）山慈菇（三钱）红牙大戟（去芦根，五钱）南星（五钱）生半夏（五钱）雄黄（三钱）麝香（三分）乳香（去油，三钱）没药（去油，三钱）共研极细末，以面糊打丸，捻锭子。鲜菊叶汁磨敷。八将丹一切疽毒不起……

《重订通俗伤寒论》：[第十一章·伤寒复证]第五节·伤寒怒复，【因】伤寒瘥后。因事触怒。相火暴发。因而余热复作。【证】身热胸闷。心烦懊。气逆喘呼。甚则胁痛呕血。或少腹急痛。不语如。形厥如尸者。【脉】多弦浮躁盛。或弦劲。或弦涩。或沉弦搏坚。【治】先宜苏子降香汤。（炙苏子、制香附各钱半、降香一钱、川贝、广郁金、焦山栀、旋复花包煎、各三钱、淡竹茹、白薇各二钱、葱须三分冲。）加桑叶、丹皮、银胡、地骨皮。平其气以清泄之。若瘀血结聚。少腹急痛者。代抵当汤。（酒炒锦纹二钱）……

《金匮玉函要略辑义》：[卷五妇人杂病脉证并治第二十二]论一首、脉证合十四条、方十四首，杏仁汤。治月水不调。或一月再来。或两月三月不来。或月前。或月后。闭塞不通。于本方。加杏仁三十枚。（千金同。）李氏必读。代抵当汤。行瘀血。（如血老而甚者。去归地。加蓬术。）生地黄当归尾穿山甲（各三钱）降香（一钱五分）肉桂（去皮一钱）桃仁（去皮尖炒二钱）大黄（去皮三钱）芒硝（八分）水二钟。煎一钟。血在上食后服。血在下食前服。张氏医通云。水蛭如无。以陵鲤甲。生漆涂炙。代之。又代抵当丸。治虚人蓄血。宜此缓……

《临证指南医案》：[卷八]胁痛，张（六五）胁胀夜甚。响动则降。七情致伤之病。（肝郁）橘叶香附子川楝子半夏茯苓姜渣陈气热攻冲。扰脘入胁。川连牡蛎夏枯草炒半夏香附炒白芥子徐（四九）劳怒阳动。左胁闪闪。腹中微满。诊脉弦搏。左甚。当先用苦辛。郁金山栀半夏曲降香末橘红金石斛汤（十八）气逆。咳血后。胁疼。（金不制木）降香汁（八分冲）川贝（一钱半）鲜枇杷叶（三钱）白蔻仁（五分）杏仁（二钱）橘红（一钱）

丁由虚里痛起。左胁下坚满。胀及脐右。

【现代研究】

一、临床应用

现代研究发现，降香不仅能抗血栓血小板聚集、舒张血管，还能够抗氧化、抗炎、抗肿瘤等。

二、中成药

（一）舒心宁片

处方：丹参、川芎、赤芍、红花、当归、太子参、薤白、瓜蒌皮、远志（甘草制）、降香、石菖蒲、甘草（蜜炙）；制法：以上十二味，川芎、赤芍各50g粉碎成细粉，过筛，余量酌予碎断；红花用75℃温水浸渍二次，每次2h，合并浸液，滤过，滤液浓缩至稠膏状；降香粉碎成粗粉，提取挥发油。

（二）健心片

处方：毛冬青、三七、红花、丹参、冰片、降香、茺草；制法：以上七味，红花、三七、降香粉碎成细粉，过筛；冰片研成极细粉，过筛；其余毛冬青等三味加水煎煮二次，每次3h，合并煎液，滤过，滤液浓缩至稠膏状，与上述红花等粉末混匀，制成颗粒，再加入冰片及辅料适量，压制。

（三）冠心康颗粒

处方：赤芍、丹参、降香、红花、川芎；制法：以上五味，赤芍、丹参加水煎煮两次，第一次2h，第二次1h，煎液滤过，合并滤液，备用；碎断的降香与川芎提取挥发油，用乙醇溶解，备用，残渣加水煎煮2h，煎液滤过，备用；红花加水温浸两次……

（四）冠心丹参胶囊

处方：丹参、三七、降香油；制法：以上三味，三七粉碎成细粉；丹参粉碎成中粉，用90%乙醇作溶剂进行渗漉，收集渗漉液约1400ml，回收乙醇并浓缩成稠膏；丹参药渣加水煎煮二次，每次1h，合并煎液，滤过，滤液浓缩至适量，加入三七细粉……

（五）羊痫疯癫丸

处方：半夏、厚朴（姜制）、天竺黄、羌活、郁金、橘红、天南星（制）、天麻、香附（醋制）、延胡索（醋制）、细辛、枳壳（麸炒）、三棱（醋制）、青皮（醋制）、降香、芥子（炒）、沉香、莪术（醋制）、乌药、防风、羚羊角；制法：以上二十一味，羚羊角锉研成极细粉，清半夏等二十味粉碎成细粉，与上述羚羊角粉末配研，过筛，混匀，用水泛丸……

【参考文献】

[1]中国科学院中国植物志委员会.中国植物志 [M].北京：科学出版社，1981.

[2]国家药典委员会.《中华人民共和国药典》2015年版[S].北京：中药医药科技出版社，2015.

[3] 訾慧，沙明.中药降香研究进展[J].辽宁中医药大学学报，2003，5（2）：90-91.

[4] 姜爱莉，孙利芹.降香抗氧化成分的提取及活性研究[J].精细化工，2004，21（7）:525-528.

[5] 李奉勤，田志国，史冬霞,等.正交试验探讨降香挥发油的最佳提取条件[J].中国实验方剂学杂志，2005，11（4）:23-24.

[6] 朱亮，冷红文，谭力伟,等.降香挥发油对血栓形成,血小板cAMP和血浆纤溶酶活性的影响[J].中成药，1992（4）:30-31.

[7] 蔡岳文，曾庆钱，严振,等.降香黄檀规范化栽培技术[J].现代中药研究与实践，2007，21（1）:14-16.

[8] 郭丽冰，王蕾.降香中黄酮类化学成分研究 [J].中草药，2008，33（8）:1147-1149.

[9] 郭丽冰，黄丽容，赵丽华,等.降香行气止痛、活血止血有效部位的药理筛选[J].中药材，2007，30（6）:696-698.

[10] 赵谦，章蕴毅.中药降香的化学成分和药理学研究进展[J].Journal of Chinese Pharmaceutical Sciences，2000（1）:1-5.

[11] 姜明华.丹参降香介入腹膜透析治疗肾功能衰竭的临床观察[J].中医杂志，1998（10）:612-613.

[12] 张磊，刘干中.降香的中枢抑制作用 [J].上海中医药杂志，1987（12）.

[13] 伍慧雄，庄雪影，温秀军,等.降香黄檀病虫害调查[J].林业与环境

科学，2009，25（6）:86-88.

[14] 王世祥，王晓雯，房敏峰,等.降香和丹参配伍对丹参素药动学的影响[J].中国医院药学杂志，2011，31（7）:529-531.

[15]朱靖杰.海南降香黄檀的离体培养和植株再生[J].植物生理学报，2005，41（6）:793-793.

[16] 姜爱莉，孙丽芹，邱会波.降香抗氧化成分的提取及其活性研究[J].中国油脂，2004，29（1）:50-52.

[17] 王大英，李勇，范维琥,等.降香和红景天对心肌梗死大鼠胶原比值的影响[J].中成药，2007，29（12）:1834-1835.

[18] 杨超燕，唐春萍，沈志滨.降香挥发油对垂体后叶素致大鼠急性心肌缺血的保护作用及急性毒性实验研究[J].时珍国医国药，2011，22（11）:2685-2686.

[19]汪娟，蒋维，王毅.降香中黄酮类化合物对脂多糖诱导的RAW264.7细胞抗炎作用研究[J].细胞与分子免疫学杂志，2013，29（7）:681-684.

[20] 杨新全，冯锦东，魏建和,等.我国特有濒危药用植物降香黄檀遗传多样性研究[J].世界科学技术-中医药现代化，2007，9（2）:73-76.

[21]赵夏博，梅文莉，龚明福,等.降香挥发油的化学成分及抗菌活性研究[J].广东农业科学，2012，39（3）:95-96.

[22] 桑利伟，刘爱勤，孙世伟，等.海南降香黄檀炭疽病病原鉴定及防治[J].热带农业科学，2009，29（8）:23-25.

[23] 刘心纯,李育浩,李书渊.中药降香基原的研究[J].中药材,1996（11）:550-553.

[24] 常智玲，何江，李溥,等.降香舒心胶囊对气滞血瘀型不稳定型心绞痛患者血管内皮功能的影响[J].中国实验方剂学杂志，2012，18（23）:297-301.

[25] 胡文宝，万来学.银翘降香汤治疗小儿病毒性心肌炎临床观察[J].北京中医药，1995（3）:21-21

[26] 赵陆华，刘艳华，张同,等.降香药材GC指纹图谱的建立[J].中成药，2002，24（11）:825-827.

[27] 刘荣霞，王巧，毕开顺,等.降香药材色谱指纹图谱的建立及其在药材鉴定中的应用[J].药学学报，2005，40（11）:1008-1012.

草豆蔻 Caodoukou

***Alpinia katsumadai* Hayata.**

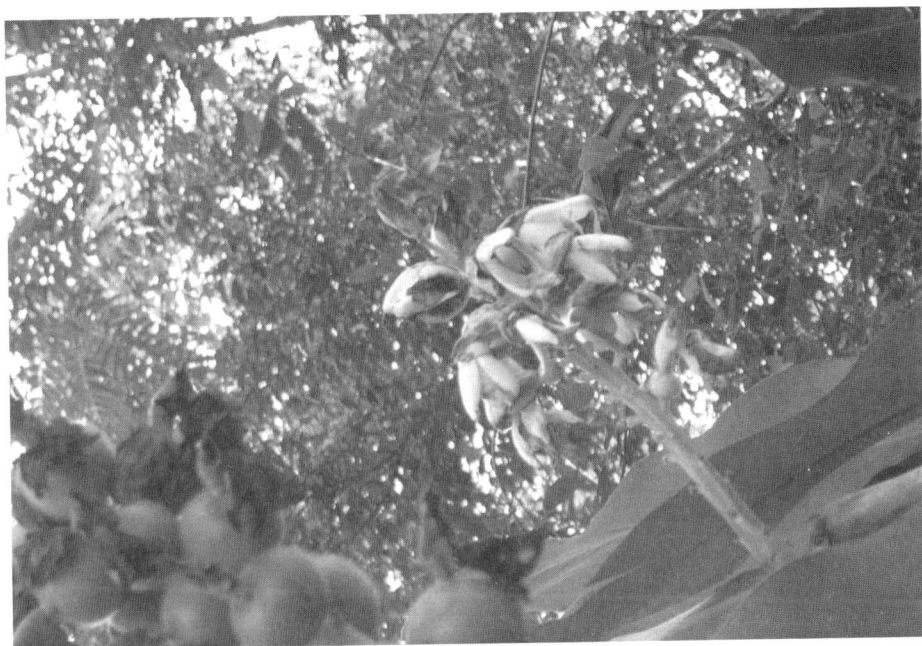

图1　草豆蔻原植物

【基本概况】

　　为姜科植物草豆蔻*Alpinia katsumadai* Hayata的干燥近成熟种子团。夏、秋二季采收，晒至九成干，或用水略烫，晒至半干，除去果皮，取出种子团，晒干。草豆蔻为多年生草本，生于山地、疏林、沟谷、河边及林缘湿地。草豆蔻原产于印度尼西亚，在我国，广泛种植于云南、广西、海南和台湾地区。

【生物学研究】

一、植物形态

多年生草本，高1~2m。根状茎粗壮，棕红色。叶2列，具短柄；叶片狭椭圆形或披针形，草豆蔻长30~55cm，宽2~9cm，先端渐尖，基部楔形，全缘，两面被疏毛或光滑；叶鞘膜质，抱茎，叶舌广卵形，长3~6mm，密被绒毛。总状花序顶生，总花梗长30cm，密被黄白色长硬毛；花疏生，小苞片宽大，长2.5~3.5cm，外被粗毛，花后脱落；萼筒状，长约2cm，外被疏柔毛，一边开裂，顶端3裂；花冠白色，花冠管长约1.2cm，上部3裂，中间裂片长圆形，两侧裂片椭圆形，唇瓣阔卵形，先端有3个浅圆裂片，边缘具缺刻，白色，内面具淡紫红色斑点；侧生退化雄蕊极短或不存在，发育雄蕊1，花丝扁圆形，粗大，具槽；子房下位，卵圆形，密被淡黄色绢毛，花柱细长，紧贴于花丝槽内，从药隔中穿出，基部具2棒状附属物，柱头略膨大，顶端下陷，具缘毛。蒴果圆球形，外被粗毛，萼宿存，熟时黄色。花期4~6月。果期5~8月。

二、生殖生物学

草豆蔻的花柱卷曲运动节律与其他已报道的山姜属 *Alpinia* 植物基本一致，而下垂型花的花柱卷曲运动明显滞后于上举型花约2 h。草豆蔻的花柱卷曲运动中存在一些不同步的现象，甚至在同一花序上的两朵花的花柱运动节律亦会表现出不一致的现象，但上举型花的花药开裂时间却严格同步,都发生在同类型个体的柱头全部位于花药上方之后进行。草豆蔻上举型花的花蜜分泌量、单花花粉量、花粉/胚珠比率（P/O）均明显比下垂型花多，而两种表型的胚珠数、花蜜糖含量、氨基酸含量无显著差异。在草豆蔻的单花期内不同时间段进行人工授粉，上举型花在其柱头位于花药下方时进行人工授粉，其结实率明显比柱头位于花药上方时人工授粉的处理高，下垂型花则没有显著差异。在自然居群中，草豆蔻的主要传粉者是无垫蜂 *Ameglla* sp.和两种木蜂 *Xylocopa* sp.，但存在传粉者不足而影响结实率的现象。完全套袋、去雄和去雌（去柱头）处理的均不结实，表明草豆蔻中不存在无融合生殖、主动自花授粉和滞后自交的生殖保障现象。而人工自交和异交均具有较高的结实率，表明草豆蔻为自交亲和植物。草豆蔻的繁育系统是具花柱卷曲性运动的异花授粉的交配系统。

【栽培技术】

一、栽培技术

（一）种子繁殖

选择生长健壮且高产的植株丛作为采种母株，待果实充分成熟时采摘饱满且无病虫害的果实作种，宜随采随播。播种前先将果皮剥去，洗净果肉，用清水浸种10~12h，然后用粗沙与种子充分搓擦，以擦掉假种皮；或用30%的草木灰与种子团拌和，将种子搓散，除去表面胶质层。种子可晾干保存至次年春季播种。棚种苗圃应选择靠近水源、土壤肥沃疏松、排水性能良好的地段。土壤翻耕后以腐熟干牛粪与表土充分混合，耙平后起畦，畦宽1~1.5m，畦长视地形而定。条播行距20cm，播种深度2~3cm，播种后用稻草或杂草覆盖，淋水保湿。苗圃应搭棚遮阴，苗床的荫蔽度为50%左右。出苗时揭去盖草，苗期注意保持土壤湿润，随时清理落叶，拔除杂草，可施少量草木灰和2~3次充分腐熟的畜粪水，以促进幼苗生长。

（二）分株繁殖

选取1年生健壮母株，在春季新芽萌发而尚未出土之前，将根茎截成长约7~8cm的小段，每段应有3个芽点。截取的芽根栽于苗圃中，待新芽出土后定植。

二、光照、温度、水分、土壤等对生产的影响

喜温暖湿润，半荫蔽环境，当气温低于0℃时，叶片受冻害。对土壤要求不严格，但以疏林下土层深厚、疏松、富含腐殖质的砂质壤土为佳。

温度草豆蔻喜温暖气候而耐轻霜。以年平均气温18℃~20℃为适温，但温度<1℃时，不出现冻害现象。种子发芽温度，要求在18℃左右，当月平均温度下降到15℃时，种子停止发芽。在四川栽培区南溪县年平均气温18℃，最低气温-1℃，生长良好。

光照草豆蔻是一种阴性植物，不耐强烈日光直射，喜有树木庇荫的环境，但荫蔽度不宜过大，一般应控制在40%~60%。四川南溪年日照达到1155.2h。

水分喜湿润，怕干旱。开花季节如雨量适中，则结果多，保果率高。若雨量过多，会造成烂花不结果；若开花季节遇上天旱，花多数干枯而不能座果。四川栽培区年降雨量1110mm，年平均相对湿度82%。

土壤野生的草豆蔻常见于山坡草丛、灌木林缘或林下山沟湿润处。喜腐殖质丰富，质地疏松的微酸性沃土。栽培区多利用田边山坎、山沟荒隙地种植。

三、病虫害防治

草豆蔻需防治两种病虫害：一是立枯病。此病危害幼苗，严重时会造成幼苗成片倒伏死亡。发现病株应及时拔除，周围撒上石灰粉或用50%多菌灵1000倍液浇灌。二是钻心虫。此虫危害草豆蔻的茎部，发生时应及时剪去枯心植株，集中深埋或烧毁，并用5%杀螟松乳油800~1000倍液防治。

【药学研究】

一、化学成分

传统医学认为，草豆蔻具有温中燥湿，行气健脾之功效，主治食欲不振、胃腹胀痛，恶心呕吐。发挥作用的主要化学成分为挥发油类和黄酮类成分。草豆蔻种子的挥发油含量约为1.5%，从挥发油中分离出的化学成分有42种，已鉴定的有37种，主要化学成分包括萜醇类、倍半活烯类、酯类，含有少量酮、酚、有机酸及饱和烷烃类化合物。

种子中挥发油，其主要成分为桉叶素（Cineole）和金合欢醇（Farnesol）。此外尚有山姜素（Aipinetin）和小豆蔻素（Cardamonin）。不同产地的有效成分及其含量不尽相同。广西产草豆蔻挥发油中主要化合物有 1, 8- 桉叶素（1,8-cineol）、金合欢醇（farnesol）、对聚伞花素（p-cymene）、蛇麻素（humulene）、β - 丁香烯（caryophyllene）、α - 水芹烯（α -phellandrene）、4- 苯基 -2- 丁酮（4-phenyl-butan-2-one）、α - 松油醇（α -terpineol）、δ - 杜松烯（δ -cadinene）等。

黄酮主要成分为山姜素（约1.1%~1.5%）和小豆蔻明（约0.36%~0.93%），其结构分别为7-羟基 -5- 甲氧基二氢黄酮,2',4'- 二羟基 -6- 甲氧基查尔酮。

种子团中也含有少量金属元素，原子吸收光谱显示种子内含锰

（287ppm）、铁（3.3ppm）、镍（1.6ppm）、锌（36.2ppm）和镉（0.13ppm）等元素。

二、药理研究

（一）抑菌作用

豆蔻明、乔松素、反，反-1，7-二苯基-4，6-庚二烯-3-酮和山姜素是草豆蔻的抑菌活性成分。草豆蔻中的双苯庚酮为化合物如反，反-1，7-二苯基-4，6-庚二烯-3-酮、二氢黄酮类化合物乔松素和山姜素等以及草豆蔻挥发油，均有抑制金黄色葡萄球菌、表皮葡萄球菌、大肠杆菌等细菌的作用。对嗜肺军团菌（ATCC 33152）的抑制MIC为50mg/kg，嗜肺军团菌是在空调房流行的、致病因不明的感染细菌。

（二）抗氧化作用

草豆蔻的甲醇提取物具有抗氧化性，能有效清除DPPH自由基，消除H_2O_2，可增强超氧化物歧化酶（SOD）、过氧化氢酶（CAT）和谷胱肽过氧化物酶（GPX）的活性。草豆蔻的热水提取物有一定的抑制酪氨酸酶作用，1.0%使用量的抑制作用好于50μg/mL浓度的熊果苷；草豆蔻的50%乙醇水溶液50mg/kg对酪氨酸酶的抑制为75%。

进一步对抗氧化的活性部位进行研究发现，草豆蔻总黄酮是其发挥抗氧化作用的主要成分。草豆蔻总黄酮体外具有与茶多酚相似的抗氧化活性，且抗氧化活性随浓度增加而增强；灌服草豆蔻总黄酮可有效提高衰老小鼠血浆SOD活力，降低肝组织MDA含量。可见，草豆蔻总黄酮具有较好的体内外抗氧化作用，这可能是草豆蔻抗衰老的作用机制之一。

（三）降脂作用

草豆蔻50%酒精的提取物进行腹腔脂肪细胞培养，测定其脂肪分解促进活性，与空白试验的100比较，草豆蔻提取物为1363。

（四）保湿作用

可用电导法测定角质层的含水量，再计算出经皮水分蒸发量。皮肤经草豆蔻酒精提取物涂敷后可明显降低水分的蒸发，与空白试验的18.4g/（m^2.h）相比，草豆蔻提取物的值为7.9 g/（m^2.h）。

（五）消化道疾病治疗作用

草豆蔻煎剂对豚鼠离体肠管低浓度兴奋，高于1%浓度及挥发油饱和水溶液则均呈抑制作用。

用巴甫洛夫小胃试验，草豆蔻10%水浸液60~80mL灌入主胃，测小胃分泌情况，结果对胃总酸排出量无影响而显著升高胃蛋白酶的活性。

1980年李在琉等报道，通过具有三通巴甫洛夫小胃狗进行慢性药理实验，草豆蔻浸出液对总酸排出量无明显的影响，但使胃蛋白酶活力明显升高。

（六）抗炎作用

构建二甲苯致小鼠耳肿胀、醋酸致小鼠腹腔毛细血管通透性增加、棉球诱发大鼠肉芽肿及角叉菜胶致大鼠足跖肿胀炎症模型，将草豆蔻挥发油高、中、低剂量组炎症模型鼠的疗效与空白对照组、阳性对照组（地塞m松）相比较，观察草豆蔻挥发油对不同炎症模型的抗炎作用。结果发现，与空白对照组及阳性对照组相比，高、中剂量草豆蔻挥发油能够降低小鼠毛细血管通透性，并抑制二甲苯致小鼠耳肿胀，减轻大鼠肉芽肿，其中高剂量草豆蔻挥发油（100mg/kg）的抗炎作用与地塞m松组相当。可见，草豆蔻挥发油具有明显的抗炎作用。

（七）抗肿瘤作用

1979年，ItokawaH等报道，草豆蔻种子的乙醇抽提物对小鼠腹水肉瘤180几无拮抗作用。李元园等报道，采用柱层析色谱技术进行分离纯化，通过光谱和波谱分析鉴定化合物结构，从草豆蔻乙酸乙酯部位分离鉴定了10个化合物。考察了该提取部位的抗肿瘤作用，结果显示，在浓度为25μmol/L时，化合物1（即alnustone，桤木酮）对Bel7402和L0-2细胞增殖的抑制率分别为62.62%和68.86%。

山姜素为草豆蔻中主要的一种黄酮类成分，其药理活性主要表现在抗炎抑菌、同时也具有一定的抑制肿瘤形成及血小板聚集，且毒性很低，安全性好。

唐俊等从草豆蔻乙酸乙酯部位分离得到12个化合物，分别鉴定为3S，5S）-trans-3，5-dihydroxy-1，7-dipheny-lept-1-ene（1），（3R，5S）-trans-3，5-dihydroxy-1，7-dipheny-lhept-1-ene（2），5-hydroxy-1，7-diphenyl-hepta-6-en-3-one（3），豆蔻明（4），山姜素（5），乔松素（6），球松素（7），柚皮素（8），（+）-儿茶素（9），白杨素（10），芦丁（11），2，4-二羟基-6-苯乙基-苯甲酸甲酯（12）；化合物1~4具有NF-JB激活抑制作用，IC50值分别为14.8，16.5，23.2，7.5μmol/L；化合物4对人白血病K562和肝癌SMMC-7721的IC_{50}分别为3.2，3.5mg/L；化合物6对肝癌SMMC-7721显示中等活性，IC_{50}为18.3mg/L。查耳酮类化合物4具有较强的NF-κB激活抑制作用和细胞毒活性，二苯基庚烷类成分（1~3）具有一定NF-κB激活抑制作用。可见，草豆蔻的抗肿瘤活性成分的抗肿瘤作用可能与NF-κB的激活抑制作用。

三、质量评价

（一）性状鉴别

草豆蔻为类球形的种子团，蒴果长圆形，两端稍尖，直径1.5~2.7cm。表面灰褐色或灰白色。有纵向深沟纹，果皮易开裂。中间有黄白色的隔膜，将种子团分成3瓣，每瓣有种子25~90粒，粘连紧密，集结成团，呈长圆形或圆球形，顶端稍尖，整体呈三棱状，长1~1.9cm，直径1~1.4cm，表面黄棕色或红棕色，种子团略光滑。种子为卵圆状多面体，长3~5mm，直径约3mm，表面灰棕色，外被一层淡棕色或灰白色膜质假种皮，背面稍隆起，合点约在中央，种脐位于背侧面，成凹点，种脊为1条纵沟，经腹面而至合点，一端有种脐；质硬，将种子沿种背纵剖两瓣，纵断面观呈斜心形，种皮沿种脊向内伸入部分约占整个表面积的1/2；胚乳灰白色。气芳香，味辛辣、微苦。以身干、个大圆、坚实饱满、气味浓者为佳。

（二）显微鉴别

（1）种子横切面。类梯形或类方形，外周微波状。假种皮细胞多列。种皮表皮细胞1列，多径向延长，排列整齐，外被角质层。下皮细胞2列，不含色素。色素层细胞3~5列，内含红棕色或淡黄色色素。油细胞间断排列于色素层，多径向延长，内含油滴。内种皮厚壁细胞1列，径向延长，圆柱形，长至39μm，直径至29μm，外壁薄，内壁厚，非木化，胞腔内含硅质块。外胚乳细胞充满由微小淀粉集结成的淀粉团；有的细胞内含细小草酸钙方晶。内胚乳细胞充满糊粉粒。胚细胞含糊粉粒及油滴。

（2）粉末特征。灰棕色。种皮表皮细胞表面长条一菜，末端渐尖，长至400μm，直径9~31μm，非木化；下皮细胞长角形或类方形，长至150μm，直径14~31μm，1~3列重叠，常与种皮表皮细胞上下层垂直排列，胞腔内不含深色物；色素层细胞民红棕色，细胞皱缩，含红棕色色素物，易碎成色素块；油细胞散列于色素层细胞间，内含黄绿色油状物；内种皮厚壁细胞成片，黄棕色或红棕色，表面观多角形，直径14~25μm，壁厚，非木化，胞腔内含硅质块，直径8~15μm；切面观细胞排也栅状，胞腔位于一端，内含硅质块。此外有假种皮细胞、外胚乳细胞、内胚乳细胞及草酸钙方晶、簇晶等。

（三）薄层鉴别

取该品粉末1g，加甲醇5mL，置水流水浴中加热振摇5min，滤过，滤液作为供试品溶液。另取山姜素和小豆蔻查耳酮作对照品，加甲醇制成每1mL各含2mg的混合溶液，作为对照品溶液。吸取上述两种溶液各5μL，分别点于同一硅胶G薄层板上，以苯-醋酸乙酯-甲醇（15:4:1）为展开剂，取出晾干，在100℃烘约5min，置紫外光灯（365nm）下检视。供试品色谱中在与山姜对照品色谱相应的位置上，显相同的浅蓝色荧光斑点；在与小豆蔻查耳酮对照品色谱相应的位置上，显相同的棕褐色斑点。

（四）含量测定

挥发油照挥发油测定法（通则2204）测定。本品含挥发油不得少于1.0%（mL/g）。

山姜素、乔松素、小豆蔻明与桤木酮照高效液相色谱法（通则0512）测定。本品按干燥品计算，含山姜素（$C_{16}H_{14}O_4$）、乔松素（$C_{15}H_{12}O_4$）和小豆蔻明（$C_{16}H_{14}O_4$）的总量不得少于1.35%，桤木酮（$C_{19}H_{18}O$）不得少于0.50%。

色谱条件与系统适用性试验以十八烷基硅烷键合硅胶为填充剂；以甲醇为流动相A，以水为流动相B，按规定进行梯度洗脱，检测波长为300nm。理论板数按小豆蔻明峰计算应不低于5000。

对照品溶液的制备取山姜素对照品、乔松素对照品、小豆蔻明对照品、桤木酮对照品适量，精密称定，加甲醇分别制成每1mL含山姜素、乔松素、小豆蔻明各40μg，桤木酮80μg的溶液.，即得。

供试品溶液的制备取本品粉末（过三次筛）约0.5g，精密称定，置具塞锥形瓶中，精密加入甲醇50mL，称定重量，超声处理（功率250W，频率40kHz）30min，放冷，再称定重量，用甲醇补足减失的重量，摇匀，滤过，取续滤液，即得。

测定法分别精密吸取对照品溶液与供试品溶液各5μL，注入液相色谱仪，测定，即得。

（五）指纹图谱

吴秀丽等建立了海南草豆蔻指纹图谱。结果表明：草豆蔻原药材乙醇提取物的红外光谱图、紫外光谱及荧光光谱表现出相似特征，且均证明山姜素和豆蔻明为草豆蔻的主要活性成分，但二阶红外谱图表现出较明显的差异，据此可以鉴定区分海南不同产地的草豆蔻。

【传统应用】

一、药性与功效

草豆蔻，对湿阻气滞，可与苍术、半夏、陈皮等同用；用于气滞胸闷之症，可配厚朴、枳壳等同用；用于湿温初起，如属热盛者可配黄芩、连翘、竹叶等同用；湿重者可合淡渗利湿之品如滑石、薏苡仁、通草等同用；用治胃寒呕恶，常合半夏、藿香、生姜等同用；治小儿胃寒吐乳，可配砂仁、豆蔻、甘草共研细末，常渗口中；用治寒湿郁滞呕吐，常与半夏、生姜等配伍应用；若是寒湿脚气兼有呕吐者可配吴茱萸、槟榔等同用；凡寒湿困脾，症见脘腹冷痛，泛吐清涎者，可与吴茱萸、高良姜等同用，以增散寒止痛之功；若气虚寒凝，呕逆不食者，可与人参、甘草、生姜同伍；凡痰饮凝聚，胸膈不利，呕吐涎沫者，可与半夏、陈皮等相配，以加强化痰和胃止呕作用。

根据炮制方法的不同分为草豆蔻、炒草豆蔻、姜制草豆蔻、盐制草豆蔻，炮制后贮干燥容器内，炒草豆蔻、姜盐制草豆蔻密闭，置阴凉干燥处，防潮。草豆蔻生品辛香而燥，散寒祛湿和理气开郁作用较强，常用于寒湿郁滞脾胃所致的胸腹胀闷，食欲不振，呕吐或腹痛泄泻等，故临床以生用为主。少数地区有用炒制品或姜制品的，制后辛香走散作用减弱，偏于温脾暖胃。炒制品多用于虚寒腹泻，姜制品可用于胃寒呕吐。

二、传统用法

草豆蔻主要用作芳香化湿药，温中散寒，行气止痛，燥湿健脾。治心腹冷痛，痞满食滞，噎膈反胃，寒湿吐泻，痰饮积聚。阴虚血少，津液不足，无寒湿者忌服。多内服，煎汤，0.8~1.5钱；或入丸、散。

性味辛，温。（《别录》："味辛，温，无毒。"《千金·食治》："味辛，温，涩，无毒。"《医学启源》："气热，味大辛。"）

入脾、胃经。（《汤液本草》："入足太阴、阳明经。"《本草再新》："入心、脾、肺三经。"）

豆蔻治病，取其辛热浮散，能入太阴、阳明，除寒燥湿，开郁化食之力而已。南地卑下，山岚烟瘴，饮啖酸咸，脾胃常多寒湿郁滞之病，故食料必用，与之相宜。然过多亦能助脾热，伤肺损目。"（《本草纲目》）

"草豆蔻，辛热香散，功与肉蔻相似，但此辛热燥湿除寒，性兼有涩，不似肉蔻涩性居多，能止大肠滑脱不休也。又功与草果相同，但此止逐风寒客在胃口之上，症见当心疼痛，不似草果辛热浮散，专治瘴疠寒疟也。故凡湿郁成病，而见胃脘作疼，服之最为有效。若使郁热内成，及阴虚血燥者，服之为大忌耳。"（《本草求真》）

"豆蔻，辛能破滞，香能入脾，温热能祛寒燥湿，故主温中及寒客中焦、心腹痛、中寒呕吐也。脾开窍于口，脾家有积滞，则淤而为热，故发口臭，醒脾导滞，则口气不臭矣。辛散温行，故下气。寒客中焦，饮食不消，气因闭滞则霍乱。又散一切冷气、消酒毒者，亦燥湿破滞、行气健脾开胃之功也。产闽之建宁者，气芳烈，类白豆蔻，善散冷气，疗胃脘痛，理中焦。产滇、贵、南粤者，气猛而浊，俗呼草果者是也，善破瘴疠，消谷食，及一切宿食停滞作胀闷及痛。凡疟不由于瘴气；心痛胃脘痛由于火而不由于寒；湿热瘀滞，暑气外侵而成滞下赤白，里急后重，及泄泻暴注口渴，湿热侵脾，因作胀满，或小水不利，咸属暑气湿热，皆不当用。"（《本草经疏》）

"草蔻，入足太阴阳明经药也。惟其气热，故能治风寒客邪，一切冷气，及呕吐诸症。惟其味辛，故能散滞气，除胃脘之刺痛，及两胁之气逆。大都热则能行，辛则能散。故经曰，寒者热之，滞者散之，此之谓也。"（《药鉴》）

"草豆蔻，性温，能散滞气，消膈上痰。若明知身受寒邪，日食寒物，胃脘作疼，方可温散，用之如鼓应桴，或湿痰郁结成病者，亦效。若热郁者不可用，恐积温成热也，必用栀子之剂。"（朱震亨）

"主温中，心腹痛，呕吐，去口臭气。"（《别录》）

"下气，止霍乱。"（《开宝本草》）

"益脾胃、去寒，又治客寒心胃痛。"（《珍珠囊》）

"补脾胃，磨积滞，调散冷气甚速，虚弱不能饮食者最宜，兼解酒毒。"（《本草原始》）

"燥湿行气，温中止呕。用于寒湿内阻，脘腹胀满冷痛，嗳气呕逆，不思饮食。"（《中国药典》）

【现代研究】

一、临床应用

草豆蔻用于脾肾阳虚所致肾炎（肾炎2号）的复方中有显效。处方为：草豆蔻、茯苓、焦白术、黄芪、狗脊、川厚朴、大腹皮、淡附块、吴茱萸、泽泻、木瓜、肉桂、生薏仁、黑姜。用草豆蔻配合苍术、丹参、赤芍等，治疗血瘀痰阻型而痰湿偏重的慢性盆腔炎，有满意疗效。

草豆蔻用于增补理中汤中治疗脾阳虚痛30例（其中18例慢性胃痛、8例慢性表面性胃痛、3例复合溃疡和1例胃肠综合炎症）。每周服6天，每天服2次，3个月为一疗程。胃痛和其他脾阳虚症状25例消失，5例缓和。胃镜检查17例好转，13例无效。处方为：草豆蔻、白术、黄芪、党参、干姜、云苓、陈皮。

草豆蔻用于健脾除湿汤中治疗脱皮唇炎32例。每天1次，10天为一疗程。总有效率为84.4%，其中13例治愈，9例明显好转和5例轻微好转。处方为：草豆蔻、白术、茯苓、山药、薏m、枳壳、草薢、黄柏、扁豆、芡实、桂枝、天花粉。口干加沙参和石斛。

草豆蔻和其他中药一起用于治疗痰湿型慢性肾炎亦有满意效果。

二、中成药

是以中草药为原料，经制剂加工制成各种不同剂型的中药制品，包括丸、散、膏、丹各种剂型。是我国历代医药学家经过千百年医疗实践创造、总结的有效方剂的精华。中成药制剂有片剂、丸剂、胶囊剂、口服液、散剂以及其他一些外用制剂等，现以剂型分类将整理到的含草豆蔻的成方制剂介绍如下。

（一）健胃止痛片

本品为糖衣片，除去糖衣后显棕褐色；味辛；处方：曼陀罗浸膏、草豆蔻、干姜、乌药；制法：以上四味，草豆蔻粉碎成细粉，过筛，乌药以60%乙醇，干姜以90%乙醇照流浸膏剂与浸膏剂项下的渗漉法分别进行渗漉，漉液回收乙醇，减压浓缩成膏，加入曼陀罗浸膏、草豆蔻细粉及辅料，混匀，制成颗粒，60℃以下干燥，压制成片，包糖衣，即得；主治功能：温胃散寒、顺气止痛。用于胃寒，脘腹胀痛。

（二）厚朴温中丸

本品为棕黄色的水丸，气香，味辛辣；处方：厚朴、化橘红、干姜、草豆蔻、茯苓、甘草、木香；制法：以上七味，粉碎成细粉，过筛，混匀，用水泛丸，干燥，即得；功能与主治：温中行气，燥湿除满。用于脾胃寒温，脘腹胀满，时作疼痛，泛吐清水，食水便溏。

（三）消食健脾丸

本品为黄棕色的大蜜丸；味甜、微涩；处方：党参、白术（麸炒）、草豆蔻（炒）、白扁豆（炒）、茯苓、山药（麸炒）、枳壳（麸炒）、麦芽（炒）、陈皮、木香、甘草、山楂（焦）；制法：以上十二味，粉碎成细粉，过筛，混匀。每100g粉末加炼蜜140~160g，制成大蜜丸，即得；功能与主治：健脾消食，除湿止泻。用于脾胃虚弱，消化不良，气虚湿滞，食积腹泻。

（四）养胃宁胶囊

本品为胶囊剂，内容物为棕褐色粉末；气香，味苦，微辛；处方：当归、水红花子（炒）、香附（醋）、香橼、青木香、豆蔻、草豆蔻、人参、五灵脂、甘草（蜜炙）、莱菔子（炒）、大黄；制法：以上十二味，粉碎成细粉，过筛，混匀，分装，即得；功能与主治：调中养胃，理气止痛。用于急慢性胃炎、溃疡病，胃神经官能症。

（五）养脾散

本品为浅棕色的粉末；气香，味微辛、甘；处方：党参、白术、山药、茯苓、陈皮（制）、肉桂、薏苡仁、砂仁、莲子、草豆蔻、神曲、麦芽、丁香、甘草、山橘干；制法：以上十四味，除肉桂、砂仁、陈皮、丁香、山橘福干外，其余党参等九味切碎，粗细分开，分别用文火炒焦（至内为金黄色），将砂仁、陈皮、丁香、山橘干趁热埋入炒焦的药材中煨，冷却后加入肉桂，磨成细粉，过筛，混匀，即得；功能与主治：养脾健胃，开郁消食。用于脾胃虚弱、水土不服引起的消化不良，饮食积滞，脘腹胀满，嗳气吞酸，腹泻下痢，食欲不振，面黄肌瘦等症。

（六）草豆蔻酊

本品为草豆蔻经加工制成的酊剂，为淡黄色或红棕色的溶液；有草豆蔻的特殊香气，味辛凉；制法：取草豆蔻200g粉碎成粗粉，置渗滤器内，用60%乙醇浸渍48h以上，然后缓缓放出浸渍液至约950mL，加入适量60%乙醇使成1000mL，混匀，静置俟澄清，滤过，即得；功能主治：温中化湿，行气止痛，健胃消食。用于食欲不振，胃脘胀痛，恶心呕逆，吞酸嘈杂。

（七）复方龙胆酊

本品为黄棕色的液体；气香，味苦；处方：龙胆、草豆蔻、橙皮；制法：以上三味粉碎成粗粉，照酊剂项下的渗滤法，用60%乙醇作溶剂，浸渍24h，以3~5mL/min的速度渗滤，收集渗滤液1000mL，待澄清，滤过，即得；功能与主治：苦味健胃药。

（八）复方大黄酊

本品为黄棕色的液体；气香，味苦、微涩；处方：大黄（粗粉）、草豆蔻（粗粉）、陈皮（粗粉）；制法：以上三味，照流浸膏剂与浸膏剂项下的渗滤法，用60%乙醇作溶剂，浸渍24h后进行渗滤，收集滤液1000mL，静置，待澄清，滤过，即得；功能与主治：健胃药。

（九）复方草豆蔻酊

本品为黄棕色或红棕色的溶液；气芳香，味辛、微甘；处方：草豆蔻、肉桂25g、小茴香10g；制法：以上三味，粉碎成粗粉，照酊剂项下浸渍法，用60%乙醇作溶剂，分次浸渍（第一次浸渍48h以上），缓缓放出浸渍液至约 950mL，加入 60% 乙醇适量，使成 1000mL，混匀，静置，取上清液，滤过，即得；功能与主治：驱风健胃，芳香矫味药。

三、其他

草豆蔻在医药上被广泛应用，国内有 30 种以上的中成药产品含有草豆蔻的药用成分。草豆蔻的茎秆麻皮纤维质量良好，用其编织的生活用品美观实用并具有保健功用，倍受现代都市人的喜爱，在国内外拥有广阔的市场。

除药用外，草豆蔻还是一种重要的香料，在食品烹饪和加工中普遍使用，因此研究开发适销对路的食品调味剂具有很好的市场前景。豆蔻，又名白豆蔻，气味苦香，味道辛凉微苦，烹调中可去异味、增辛香，常用于卤水以及火锅等；草豆蔻，也是一种香辛调味料，可去膻腥味、怪味，为菜肴提香。在烹饪中可与豆蔻同用或代用。

目前，草豆蔻野生资源因过度采挖和生态环境遭破坏，已趋于枯竭，市场供求矛盾日益突出。据调查和业内人士分析，我国草豆蔻种子团的年需求量在 1000t 以上，但年生产量仅 500~600t，缺口为 50% 左右。草豆蔻茎秆麻皮的市场年需求量为 3000t 以上，国内生产量仅 1500t，缺口 50%，市场出现严重的供不应求局面。随着我国市场经济和国际贸易发展，草豆蔻药材和相关产品将会有更大的市场需求。

【参考文献】

[1] 中国科学院中国植物志委员会. 中国植物志 [M]. 北京：科学出版社，1981.

[2] 丁杏苞，仲英，王晓静,等. 草豆蔻化学成分的研究（Ⅰ）[J]. 中草药，1997（6）:333.

[3] 王英强，张奠湘，陈忠毅. 草豆蔻传粉生物学的研究[J]. 植物分类学报，2005，43（1）:37-49.

[4] 李元圆，杨莉，王长虹,等. 草豆蔻化学成分及体外抗肿瘤作用研究[J]. 上海中医药大学学报，2010（1）:72-75.

[5] 郭全兴，井芝春. 豆蔻,肉豆蔻,红豆蔻和草豆蔻的区别[J]. 青海医药杂志，2000（3）:63-64.

[6] 王小兵，杨长水，华淑贞,等. 草豆蔻的化学成分（英文）[J]. 中国天

然药物，2010，8（6）:419-421.

[7] 吴珍，陈永顺，王启斌. 草豆蔻总黄酮抗氧化活性研究[J]. 医药导报，2011，30（11）:1406-1409.

[8] 杨健，戴岳，黄文哲,等. 草豆蔻抗脓毒症有效成分研究[J]. 中药药理与临床，2008，24（3）:54-57.

[9] 叶丽香，阮冠宇，李鹏. 草豆蔻中总黄酮体外抗肿瘤活性研究[J]. 海峡药学，2012，24（6）:263-264.

[10] 唐俊，李宁，戴好富,等. 草豆蔻种子化学成分及其NF-κB的激活抑制作用与抗肿瘤活性[J]. 中国中药杂志，2010，35（13）:1710-1714.

[11] 申德堰，陈永顺. 草豆蔻挥发油的抗炎作用研究[J]. 中国药业，2012，21（17）:20-21.

[12] 晏小霞，王茂媛，王祝年,等. 草豆蔻不同部位挥发油化学成分GC-MS分析[J]. 热带作物学报，2013，34（7）:1389-1394.

[13] 吴珍，陈永顺，杜士明,等. 草豆蔻挥发油对大鼠醋酸性胃溃疡的影响[J]. 中国医院药学杂志，2010，30（7）:560-563.

[14] 贺玉琢. 草豆蔻镇吐活性成分的研究[J]. 国际中医中药杂志，1999(3).

[15] 周桂荣. 中药园地:肉豆蔻、豆蔻、草豆蔻、红豆蔻辨误[J]. 安徽医药，2000（1）:37.

[16] 姚丽佳，蒋万浪，沈克拉. 草豆蔻与混用品云南草蔻的鉴别[J]. 中国药业，2005，14（1）:63.

[17] 邹毓兰. 草豆蔻和明日叶中黄酮类化合物的提取纯化及清除DPPH自由基的研究[D]. 青岛农业大学，2012.

[18] 吴秀丽，赵志忠，吴丹,等. 海南草豆蔻及其主要活性组分、金属元素含量的谱学测定[J]. 光谱学与光谱分析，2016，36（4）:1191-1196.

[19] 胡耀华，冯朝阳，陈永辉,等. 几种阴生药用植物产销情况的调查报告-Ⅲ 草豆蔻产销情况调查[J]. 热带生物学报，2003，9（4）:9-13.

[20] 沈留英. 草豆蔻、草果和白豆蔻挥发油体外促透皮作用研究[D]. 云南中医学院，2009.

[21] 王峥涛，黄文哲，李玉环. 草豆蔻或其代用品提取物或其内含化合物在制药中的应用，CN1698847[P]. 2005.

[22]毕培曦，江润祥，吴德邻. 姜科药用植物的化学、药理和经济用途——（五）草豆蔻[J]. 中药材，1988（6）.

[23] 董辉，梅其春，徐国钧,等. 中药草豆蔻、白豆蔻的本草考证[J]. 中国中药杂志，1992，17（8）:451-453.

益智 Yizhi

Alpinia oxyphylla Miq.

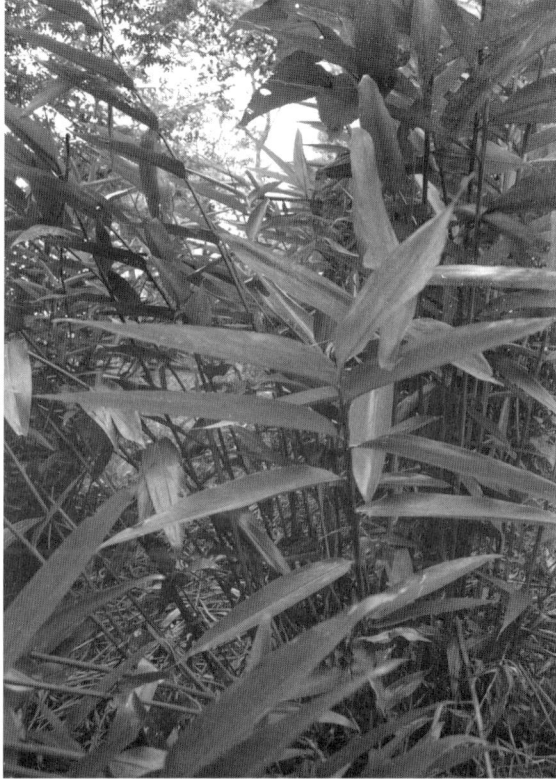

图1　益智原植物图片

【基本概况】

益智为姜科植物益智*A. oxyphylla* Miq.的干燥成熟果实，别名益智子、智仁及摘艼子。主产于海南省，在广东、福建、广西、云南等地亦有少量分布。目前海南野生及栽培益智的面积达10万余亩，主要分布于海南白沙县、琼中县及屯昌县等市县。

【生物学研究】

一、植物形态

益智（*Alpinia oxyphylla* Miq.），别名：益智仁、益智子。姜科，山姜属多年生草本植物。益智植物株高1~3m；地下茎丛生，地上茎直立，根茎短。叶无柄或具短柄，叶2列互生，长20~30cm，宽36cm，披针形或狭披针形，光滑，两面无毛，顶端尾尖，基部阔楔形，叶缘平直，具脱落性小刚毛，有细齿状残痕。叶片气孔数下表皮比上表皮高7.43倍。叶鞘抱茎，叶舌膜质，二裂，长1~2cm，少数达3cm，被淡棕色柔毛。[1]

益智花为总状花序顶生，为两性花，约有40~98朵花，通常在70朵以上，花蕾时整个花序包藏于一帽状总苞片中，开花时总苞脱落。[2]花瓣3片，白色，长圆形，长约1.8cm，后方的1枚稍大。小花梗长约1~2mm，两侧对称，花萼3，花瓣3枚合生成管状，花冠管长约0.8~1.0cm，花萼筒状长约1.2cm，可育雄蕊1枚，花丝具槽，长约1.2cm（不含花冠筒部分），花药长约0.7~0.9cm，2室，子房下位，卵圆形，3室；雌蕊1枚，花柱丝状，长约3cm（含花冠筒部分），通常经发育雄蕊花丝的槽中由花药室之间穿出，柱头漏斗状。侧生附属体2枚，位于雄蕊花丝基部两侧。唇瓣倒卵形，大小约（2.5~2.8）cm×（0.9~1.2）cm，粉白色具紫红色脉纹，先端边缘皱波状；益智还存在大量的异常花，这些花在大小、可育雄蕊的数目及位置、唇瓣的数目及位置、侧生附属体的数目和位置等方面与正常花有很大的区别。

果实为蒴果，椭圆形或纺锤形，两端略尖，长1.2~2cm，直径1~1.3cm；表面棕色或灰棕色，有纵向凹凸不平的突起棱线13~20条。果实薄而较韧，与种子团紧贴。种子团被隔膜分为3瓣，每瓣有种子6~11粒。种子呈不规则的扁圆形，略有钝棱，直径约3mm，表面灰褐色或灰黄色，外被淡棕色膜质的假种皮。

益智花期在3~5月，果期在5~6月，为热带雨林半阴性草本药用植物，需要一定荫蔽，荫蔽度40%~50%为宜。益智喜温暖潮湿的气候，要求年平均温度23℃~25℃，年降雨量1500~2500mm。空气相对温度80%以上，土壤含水量25%~30%最适宜生长。

二、传粉生物学研究

益智的花期从2月底至4月下旬;单株花期（花序）约为16~26d，通常为23~26d；单花花期一般为1d。正常情况下，益智和其他山姜属植物一样，具有花柱卷曲性促进异花授粉的机制，表现出两种类型：花柱上举型和花柱下垂型，其花柱卷曲运动的节律与其他已报道的山姜属植物基本一致。但观察发现，当遭遇低温天气时（日最高气温<18℃），单花花期延长为2d，无论是上举型个体还是下垂型个体，均只表现出一种花型–下垂型：上午开花时花柱弯向上,柱头位于已开裂散发出花粉的花药上方，直到第二天上午6：30~11：00间，花柱才陆续地慢慢向下运动，柱头下降至与花药等高或位于花药下方。益智的主要传粉昆虫是蜜蜂（*Apidae* sp.）、木蜂（*Xylocopa* sp.），绝大多数的访花者的访花目的是吸蜜。益智的花蜜分泌量（8.37~15.79μL）和花蜜含糖量（30.12%~32.83%）较高，花蜜是益智作为传粉者访花的最主要的报酬。实验结果还表明，益智花部中唇瓣对昆虫访花有显著的招引作用；益智的花蜜对蜜蜂的访花频率有显著的影响，对木蜂有一定的招引作用,但并不显著。而花粉（花药）则对昆虫的访花频率影响不大。人工授粉实验结果表明，益智存在自交亲和性，无论是上举型或下垂型个体自交和异交均有较高的结实率；人工自交和异交的结实率在上举型植株中存在较大的差异，而在下垂型个体中则差异不明显；去雄套袋、去柱头套袋和完全套袋不授粉等处理均不结实，表明益智不存在无融合生殖现象和自动自花授粉现象。益智的繁育系统是异花授粉交配系统。

三、遗传多样性研究

邹颖等对益智进行采集，获得广东、海南共19个居群427份分子材料。其中广东4个居群，海南15个居群。在19个居群中有14个居群是野生居群，其他居群为人工栽培居群。并采用SSR标记技术对所采集到的不同地理居群的益智样品进行了遗传多样性、遗传结构、居群亲缘关系研究。

用SSR标记研究多年生植物居群遗传变异的预期杂合度He平均值为0.68，从益智研究的数据得知野生的14个居群He平均值为0.706，栽培的5个居群中He平均值为0.713，益智遗传多样性略高于平均水平，且栽培居群的遗传多样性高于野生居群的平均值。Shannon信息指数I从0.743到2.013，平均为1.66。一般来说，栽培居群的遗传多样性应该比野生居群的低。

【栽培技术】

一、栽培技术

益智性喜阴凉，喜欢光照较少且有高大乔木遮光、湿度较大、较阴暗的环境。主要分布于海南琼中、澄迈、陵水等市县，为海南道地药材。研究表明，道地药材的产出受地理环境、气候条件和土壤的影响。研究发现益智的粒重和所含的营养成分百粒重和所含的营养成分与产地所处的纬度、海拔高度环境条件相关密切。

益智可以通过有性和无性两种方式进行繁殖，即采用种子繁殖和分株繁殖2种方法。益智的繁殖育苗目前主要种子繁殖简单方便，繁殖系数高，但会产生变异，易造成产量不稳，且投产迟，约需5年才能投产。分株繁殖虽然繁殖系数低，但属于无性繁殖，能保持其母株的高产性状，且分株繁殖育苗成活率高，出苗快，种植后3年便可投产。传统的分株繁殖是采用4~5株1丛直接上山栽种，曾武采用的分株方法是在苗圃采用单植株繁殖成1丛苗，从而提高繁殖系数4~6倍，出苗率大增，且造林成活率高。目前，分株繁殖育苗仍然是益智丰产栽培的主要方式，是提高益智经济效益的有力保证。另外，朱丽文等采用愈伤组织诱导法也可以成功获得无性繁殖，为离体快繁在短时间内获得大量基因型一致的优质种苗奠定了基础，为益智大规模规范化种植提供了前提。

种子繁殖：随采随催芽后播种于2月上旬至3月上旬，待催芽后大量发芽时，即行播种，播后10d即可出苗。在整好的苗床上按行距15cm开小沟，沟宽约5cm，沟深不宜超过2cm，每隔5cm播种子1粒，播后覆土，盖草淋水。约15d即可出苗。育1亩苗可供栽10亩地。定植时密度按株行距1.5m×（1.5~2）m。种植时期一般在雨季、阴雨天进行。选健壮植株，整丛挖起，剪去部分叶片，留短杆和根状茎进行定植，少于3个芽的每穴植2丛。定植时不宜过深，轻压后再覆土与穴面平。淋定根水，以保成活。一般每亩植200~220丛。

分株繁殖：育苗时间一般来说一年四季均可进行，但是为了不影响益智采种母株的开花结果，并能够很好辨别高产母株，通常会选择在6月份益智成熟采摘前进行采集植株育苗。母株选取1~2年生，茎粗壮、无病虫害、叶浓绿的未开花结果分蘖株作种（或用野生植株移植）。为了保证益智能获得高产，选果穗长，果粒大且饱满，果粒排列紧密，植株高度中等的高产品种作为分株繁殖育苗的母株。采挖种苗时应把地下茎带分芽从母株分离出来,勿伤根状茎,适当修剪叶片和过长的老根,新芽整个留着。每穴栽4~5株,种植深度略高于原来生长的痕迹,覆土不宜过深,以免影响分蘖,种后压实穴土。

愈伤组织培养:愈伤组织材料选用益智母株中切下新抽出的笋芽,经清洗和无菌消毒处理后接种于培养基进行组织培养。再将膨大、愈伤化的外植体转接于培养基上进行愈伤组织的增殖培养。将愈伤组织转接于培养基上进行不定芽分化培养,15d后愈伤组织逐渐转绿,30d后形成许多绿色小芽,分化的小芽多而均匀,形成芽丛。将芽丛分切成小芽丛,在培养基上进行继代培养,30d后每个不定芽基部分化出2~3个小芽。每30d继代1次,2~3代后,不定芽增殖系数可达4~6。将丛生不定芽分切为单芽,接种于培养基上,1周后抽出不定根,4周后苗高4cm以上,生根率100%。在50%荫蔽度的大棚内炼苗1周后,将小苗取出试管,用清水洗净附着在根系上的培养基,再用0.2%多菌灵浸泡20min后,栽植在装满营养土(表土:河沙:椰糠=2:2:1)的营养杯中,浇透定根水后覆盖50%遮阴网。1周左右,小苗恢复生长,以后按常规育苗方法管理。试管苗移栽成活率达100%。

二、病虫害防治

益智苗期易罹叶病,成龄植株很少发病。发病初期应及时剪去病叶,严重时拔去植株。清除沟内杂物,及时疏通、排除积水;阴天和晴天早晚把荫棚揭开,增加通风和光照,加速水分蒸发、提高抗病性。可用1:1:100波尔多液或0.2~0.5波美度石硫合剂喷洒,可以控制病害的发展。每隔7-10天1次,连续2~3次。

幼苗根也易染根腐病。改善通风透光条件,及时开沟排水,适当增加光照,提高植株的抗病性,减少病害。发病初期,拔除病株,撒上石灰消毒杀菌,控制病菌传播。可用1%硫酸铜液进行土壤消毒,叶面喷洒1:1:120波尔多液,交替喷洒甲霜灵500倍液加25%多菌灵河湿性粉剂500倍液防治,每隔7~10天1次,连续2~3次。

由于益智的叶表面细嫩,凡是荫蔽度较差,或氮肥施用过多的植株,一旦受到强光照射就会引起日烧病。为防止日烧病造成的减产,应在四周种植速生植物,如木豆、山毛豆、玫瑰茄、野毛豆、木薯等,作为短期荫蔽。

病虫害主要为根结线虫感染。为预防该病应选种无病苗;实行轮作;播种前翻土曝晒,清除病根,铲除苗圃内外杂草,施用净肥,以杜绝侵染来源。或与播种前10天,每667m²施用80%二溴氯丙烷乳剂3kg对水100kg,

开沟施药，沟深13cm，沟距26~34cm，施药后覆生。

益智弄蝶俗名叫"苞叶虫"，是危害益智的一种害虫，也危害砂仁、姜等其他药材。可人工摘除虫苞或用手捏杀；幼虫发生期可用90%敌百虫（1:800~1000倍液）或80%敌敌畏（1:1500~2000倍液）喷雾防治。每隔5~7天1次，连续2次。

益智秆蝇，俗名又叫"蛀心虫"，是危害益智导致枯心的一种秆蝇。在幼虫发生期施用90%敌百虫800~1000倍液。

【药学研究】

一、化学成分

益智中的化合物类型主要有倍半萜类、单萜类、二萜类、二苯基庚烷类、黄酮类、简单芳香族化合物及脂肪族化合物[3]。其中倍半萜和二苯基庚烷类化合物为该植物的特征性化学成分类型，并显示了一定的生物活性。

（一）萜类萜类

是益智仁中的主要化学成分之一，其骨架类型以艾里莫酚烷、桉烷及杜松烷型倍半萜或降倍半萜为主。目前从益智仁中分离得到的萜类化合物有：（1R,2R）–β–薄荷醇– 3–烯–1,2–二醇、（2E,4E）–6–羟基–2,6–二甲基–2,4–庚二烯醛、桉油精、聚伞花烃香橙烯、芳樟醇、桃金娘烯醛等。[7]

（二）甾醇类

益智仁中富含甾醇类化合物，主要有β–谷甾醇、谷甾醇棕榈酸酯、豆甾醇、β–胡萝卜苷和胡萝卜苷棕榈酸酯[10-12]。

（三）二苯庚烷类

益智仁中的二苯基庚烷类化合物有益智酮甲、益智酮乙、益智新醇、益智醇、1–（3',5'-二羟基–4'-甲氧基苯基）–7–苯基–3–庚酮、1–（2',4'-二羟基–3'-甲氧基苯基）–7–（4'-甲氧基苯基）–3–庚酮。

（四）黄酮类

益智仁中的黄酮类化学成分有杨芽黄素、山姜黄酮醇、白杨素、山奈素、山奈酚–7,4'-二甲基醚以及乔松素[13-14]。

（五）其他

酚类及醚类化合物包括异香草醛、原儿茶酸、细辛醚和脂肪酸类化合物。

二、药理研究

近年来关于益智仁的药理作用研究主要集中在提取物和化学成分的药理活性上，主要包括神经保护、提高学习记忆能力、抗氧化、抗衰老、抗肿瘤、抗炎、抗过敏及抗应激等方面[4-6]。

（一）神经保护活性

益智仁的乙醇提取物能够显著降低谷氨酸诱导的小鼠皮质神经元细胞的凋亡，提高细胞生存能力，减轻DNA降解程度。益智仁中的原儿茶酸能够显著降低H_2O_2诱导的PCl_2细胞损伤。益智仁的乙醇提取物能够保护6-羟基多巴胺诱导的PCl_2细胞损伤，其作用机制可能与抑制NO的产生、降低iNOS的蛋白表达有关。益智仁挥发油能够增加帕金森模型小鼠大脑内黑质神经元内尼氏小体的数目，提高酪氨酸羟化酶的表达水平。益智仁水提物能够抑制Aβ诱导的神经细胞凋亡。

（二）对记忆能力的影响

益智仁水提物能够抑制SD大鼠乙酰胆碱酯酶活性，改善东莨菪碱所致大鼠记忆获得障碍；益智仁水提物可提高大鼠超氧化物歧化酶活力，调节海马突触素、促细胞分裂原活化蛋白激酶和蛋白激酶C的表达，提高小鼠的学习记忆能力。益智仁能够抑制海马组织内的炎性细胞因子（IL-6、TNFα）的产生，提高小鼠的记忆能力。

（三）抗氧化活性

益智仁经提取挥发油后的渣、益智茎、叶的提取物对脂质有较强的抗氧化活性，抗氧化活性排序为叶＞茎＞渣。益智乙醇提取物和益智渣具有较强的清除H_2O_2、羟自由基的作用。

（四）抗衰老活性

益智酮及其类似物能显著降低细胞活性氧簇（ROS）水平，延缓H_2O_2诱导的细胞衰老。益智仁水提液能够加快多刺裸腹蚤的生长，提高其生育能力，延长其平均寿命，呈现明显的抗衰老作用[18-20]。

（五）抗肿瘤活性

益智仁甲醇提取物能够改善佛波酯诱导的小鼠的皮肤肿瘤和耳水肿，能够显著抑制人早幼粒白细胞（HL-60）的生长，抑制DNA合成，呈现了一定的抗肿瘤活性。益智酮甲和益智酮乙能够使永生化小鼠的成纤维细胞的激活蛋白（AP-1）失活。益智仁正己烷及醋酸乙酯萃取部位能够减少斑马鱼胚胎的血管形成，阻断人脐静脉内皮细胞（HUVEC）的迁移及增殖，同时还能够抑制人肝癌细胞（HepG2）的增殖。

（六）抗炎和抗过敏活性

益智仁丙酮提取物及乙酸乙酯部位能够抑制脂多糖（LPS）诱导的巨噬细胞炎症反应和抗原诱导的RBL-2H3 细胞脱颗粒[6]。益智倍半萜类化合物显著抑制LPS 诱导的巨噬细胞释放前列腺素[20]。益智仁水提物能够减少大鼠血浆组胺释放，并呈现剂量相关性[41]。

（七）抗应激作用

益智仁能够降低束缚应激大鼠海马CA1 区和CA3 区N-甲基-D-天冬氨酸（NMDA）受体亚基NR2B 的表达，对慢性束缚应激大鼠神经元损伤有明显的保护作用。益智仁能显著改善运动对肝脏细胞的损伤，延长游泳小鼠游泳时间[43]。益智仁可使处于应激状态下的机体体力增强，耗氧降低，耐高温环境，对机体重要器官具有保护作用。

（八）强心作用

益智仁甲醇提取物能够拮抗家兔主动脉Ca^{2+}活性。益智仁水提液能够抑制血管紧张素Ⅱ（Ang Ⅱ）诱导的心肌细胞（H9c2）细胞凋亡[46]。

（九）抑制平滑肌收缩

益智仁氯仿提取物能够抑制高钾去极化后钙所致的大鼠离体子宫平滑肌收缩。益智仁和盐益智仁的乙醇提取物能够剂量相关地拮抗乙酰胆碱引起的豚鼠膀胱逼尿肌兴奋。益智仁的乙醇提取物能对抗番泻叶诱导的小鼠腹泻，并抑制正常小鼠的小肠推进和胃排空。

（十）抑菌作用

益智仁挥发油对大肠杆菌、金黄色葡萄球菌和绿脓杆菌均有明显的抑制作用，其最低抑菌浓度（MIC）值分别为0.295、1.18、1.18mg/mL。

此外益智仁挥发油能够显著促进药物的经皮吸收而不产生刺激性或毒性。益智仁的甲醇提取物能够杀灭黑腹果蝇的幼虫；并发现圆柚酮及益智酮甲显示了较强的杀虫活性，半数致死浓度（LC_{50}）分别为11.5、3.3μmol/mL。

三、质量评价

（一）性状鉴别

益智通过对性状进行鉴定的依据为干燥果实呈纺锤形或椭圆形，长1.5~2cm，直径1~1.2cm。外皮红棕色至灰棕色，有纵向断续状的隆起线13~18条。皮薄而稍韧，与种子紧贴。种子集结成团，分3瓣，中有薄膜相隔，每瓣有种子6~11粒。种子呈不规则扁圆形，略有钝棱，直径约3mm，厚约1.5mm，表面灰褐色或灰黄色；种脐位于腹面的中央，微凹陷，自种脐至背面的合点处，有一条沟状种脊；破开后里面为白色，粉性。臭特殊，味辛微苦。

（二）显微鉴别

（1）种子横切面。假种皮薄壁细胞有时残存。种皮表皮细胞类圆形、类方形或长方形，略径向延长，壁较厚；下皮为1列薄壁细胞，含黄棕色物；油细胞1列，类方形或长方形，含黄色油滴；色素层为数列黄棕色细胞，其间散有较大的类圆形油细胞1~3列，含黄色油滴；内种皮为1列栅状厚壁细胞，黄棕色或红棕色，内壁与侧壁极厚，胞腔小，内含硅质块。外胚乳细胞充满细小淀粉粒集结成的淀粉团。内胚乳细胞含糊粉粒和脂肪油滴。

（2）粉末黄棕色。种皮表皮细胞表面观呈长条形，直径约至29μm，壁稍厚，常与下皮细胞上下层垂直排列。色素层细胞皱知，界限不清楚，含红棕色或深棕色物，常碎裂成不规则色素块。油细胞类方形、长方形，或散列于色素层细胞间。内种皮厚壁细胞黄棕色或棕色，表面观多角形，壁厚，非木化，胞腔内含硅质块；断面观细胞1列，栅状，内壁和侧壁极厚，胞腔偏外侧，内含硅质块。外胚乳细胞充满细小淀粉粒集结成的淀粉团。内胚乳细胞含糊粉粒和脂肪油滴。

（三）薄层鉴别

取本品粉末1g，加无水乙醇5mL，超声处理30min，滤过，滤液作为供试品溶液。另取益智对照药材1g，同法制成对照药材溶液。照薄层色谱法（通则0.502）试验，吸取上述两种溶液各10uL，分别点于同一硅胶G薄层板上，以石油醚（60℃~90℃）–丙酮（5:2）为展开剂，展开，取出，晾干，喷以5%香草醛硫酸溶液，在105°C加热至斑点显色清晰，分别置日光和紫外光灯（365nm）下检视。供试品色谱中，在与对照药材色谱相应的位置上，显相同颜色的斑点或荧光斑点。

（四）含量测定

取本品种子，照挥发油测定法（中国药典第四部通则2204）测定。本品种子含挥发油不得少于1.0%（mL/g）。

（五）检查

总灰分不得过8.5%（方法参照2015版中国药典第四部通则2302）。

酸不溶性灰分不得过1.5%（方法参照2015版中国药典第四部通则2302）。

【传统应用】

一、药性与功效

辛，温。归脾、肾经。暖肾固精缩尿，温脾止泻摄唾。用于肾虚遗尿，小便频数，遗精白浊，脾寒泄泻，腹中冷痛，口多垂涎。

二、传统用法

（一）益智-诃子

益智-诃子药对来源于《药对论》。益智，辛温气香，走中入脾能暖脾燥湿、摄涎止泻，走下入肾能温肾助阳、固精缩尿，其补益之中并有收涩之功。诃子苦酸，功专敛涩，善于固肠止泻。二药同用，相使配对，诃子可加强益智的收敛作用，具有温脾固肠止泻之功。临床宜用于脾阳不振、运化失常所致的久泻久利不止。此药对还有显著的收摄垂涎作用，也用于脾虚流涎之证，应用时适当配入健脾燥湿药，常能获效。

（二）益智-乌药

益智与乌药合用，为《妇人良方》缩泉丸中之主要部分。《本草求真》云："益智，气味辛热，功专燥脾温胃，及敛脾肾气逆，藏纳归原，故又号为补心补命之剂。"乌药辛温，虽多作理气药用，但其温肾散寒、除膀胱冷气之功亦佳。益智配乌药，以益智温摄肾气归原为主，辅以乌药祛寒，温膀胱而助气化，二者同气相求，相辅相助，温肾缩尿之功专一而力宏，为治下元虚冷、小便频数或余沥、遗尿证所首选。若系湿热下注而见的尿频，切不可用。此药对所治之尿频，应属虚寒性，无尿赤、尿热、尿痛，具有遇寒加重或夜间明显的特点。现代药理学研究表明两药配伍，有协同增效的效果，认为其作用机制可能是通过改善衰老大鼠肾脏功能，提高神经内分泌功能，对水钠的重吸收增加，使尿液浓缩，尿量减少。

（三）益智－茯苓

茯苓，甘淡，健脾补中，渗湿利水，宁心安神；益智，温脾止泻、摄涎唾，补肾固精、缩小便。茯苓以补益渗利为主，益智以温涩为要。二药伍用，一利一涩，相互制约，相互促进，脾可健、肾可固、缩小便、止泄泻。主治：①下元虚寒，气化功能失调，以致小便淋漓不畅、小便浑浊等症；②脾肾虚寒，泄泻等症。常用量：茯苓 10~15g，益智 6~10g。

（四）益智-山药

《慎斋遗书》记载"益智温肾，与山药同用，则不起火"。益智辛、温，归肾、脾经，温补之中兼有收涩之性，既能温肾助阳以散寒，又能固肾缩尿而止遗；山药补脾益肾，固涩精气；二药伍用，用于肾虚遗精。

（五）益智-制首乌

制首乌，善于补益精血，精足则髓化有源，髓海充盈，使元神得养。益智，味辛，性温，入肾、脾二经，一方面能温补肾中阳气，固精缩尿，助君药以补肾填精益髓；另一方面能温脾开胃，促进脾胃能健运，使精血化生有源。《本草纲目》称其："益智，行阳退阴之药也；三焦、命门气弱者宜之"。王好古谓之："益脾胃，理元气，补肾虚，滑沥"。二者配伍，脾肾同治，气血双补，脾胃健，精血化生泉源不竭，肾气足，脑髓充盈。

（六）益智-桑螵蛸

桑螵蛸生味甘咸平无毒，入肾，《本草备要》：补肾缩小便，止小儿夜尿。益智，性味辛温无毒，入脾肾，能精固气，摄涩唾，精小便。两药同用，能固肾、益气、健脾，肾与膀胱相表里，肾得所养，则膀胱自固，尿乃不遗。

【现代研究】

一、中成药

（一）缩泉丸

性状：本品为淡棕色水丸，味微咸；处方：山药、益智（盐炒）、乌药；方解：方中益智辛、温，归肾、脾经，温补之中兼有收涩之性，既能温肾助阳以散寒，又能固肾缩尿而止遗，故为君药。乌药辛、温，归肾与膀胱经，辛开温散，疏通气机，温肾散寒，暖膀胱而助气化，用为臣药。山药补脾益肾，固涩精气，为佐药。三药合用补肾散寒而除下焦虚冷，使肾气复而膀胱约束有权，以达缩尿止遗之功；制法：以上三味，粉碎成细粉，过筛，混匀，用水泛丸，干燥，即得。功能与主治：补肾缩尿。用于肾虚小便频数，夜卧遗尿[16, 28]。

（二）草薢分清丸

性状：本品为白色光亮的水丸，除去包衣呈灰棕色；味甜、微苦；处方：粉草薢 320g 石菖蒲 60g 甘草 160g 乌药 80g 益智（炒）40g；方解：方中粉萆薢利湿化浊，系治白浊之专药，为君药。益智温肾阳，缩小便为臣药。乌药温肾化气，能疏邪逆诸气，逐寒而温肾；石菖蒲化浊通窍而利小便，共为佐药。甘草调和诸药而为使药。诸药合用，共奏分清化浊，温肾利湿之效；制法：以上五味，粉碎成细粉，过筛，混匀，用水泛丸，干燥。将滑石粉粉碎成极细粉包衣打光干燥，即得；功能与主治：分清化浊，温肾利湿。用于肾不化气，清浊不分，小便频数，时下白浊。

（三）益智温肾十味丸

性状：本品为棕黄色的水丸；气香，味辛、咸；处方：益智150g方海150g白硇砂60g干姜60g荜茇60g榸子60g莲子60g苦石莲60g冬葵果60g麝香0.1g；功能主治：祛肾寒，利尿。用于肾寒肾虚，腰腿痛，尿闭，肾结石等症。

（四）参茸蛤蚧保肾丸

处方：红参6g鹿茸13g蛤蚧70g当归30g熟地黄60g枸杞子60g山茱萸30g肉苁蓉30g巴戟天30g杜仲60g远志30g沉香16g山药60g茯苓60g白术30g益智（制）30g补骨脂30g；制法：以上十七味，粉碎成细粉，过筛，混匀，每100g粉末加炼蜜40g与适量的水，泛丸、干燥，即得；性状：本品为褐色的水蜜丸；味微甜；功能与主治：温肾补虚，用于肾虚腰痛，夜尿频多，病后虚弱，头晕眼花，疲倦乏力。

（五）宁心益智口服液

药物组成：人参、黄芪、龟甲、玉竹、益智、远志、五味子等；性状：本品为淡黄色或棕黄色的液体；味甜；功能与主治：补气养阴，宁心益智。用于神经衰弱表现为健忘，多梦，头晕，身倦乏力者。

二、其他

（一）益智果脯

选取个体大，色泽鲜绿无锈斑，六七成熟鲜益智果实。用清水洗去果实表面的灰尘、污物及杂物。将益智果浸入下列混合液中：饱和食盐水+6%柠檬酸，浸泡36h。食盐可促进果肉细胞适当脱水，扩大细胞间距，有利于糖渗透和填充，柠檬酸起护色作用。用清水漂洗果实表面数次，再用微沸的热水烫5min，捞起并迅速浸入冷水中冷却。然后采用两次抽真空渗糖处理，第一次用30%的糖液，常压浸泡1h，在温度为55℃，压力为0.09MPa的真空条件下渗糖24h，渗糖量约为23.4% 第二次用含糖量为50%糖液，常压浸泡24h，在与第一次同样真空条件下渗糖量约为43.4%。最后沥糖、烘干、包装。

由于益智果味较辛辣且香浓，为了保证产品具有原果风味，避免糖煮导致风味损失。在低糖益智果脯制作过程中先将果实制成盐胚，糖液中加入柠檬酸后，制成的低糖多味果脯口感得到较大改善，甜、酸、辣、咸适中，回味好，风味较佳。同时，果实先制成盐胚，糖液中加入0.5%食用明胶，用柠檬酸调ph=2~3左右，这些都有利于降低水分活性，增强产品的保藏性和抗菌能力。从现代营养角度来讲，甜、酸、辣多味益智果脯具有理想的口感和保健作用。

（二）益智粉及益智固体饮料

将益智果实用10倍量的水提取，收集挥发油，过滤，再加8倍量的水提取过滤，再加8倍量的水提取4hr，过滤，滤液合并。将滤液浓缩，再加与益智果实药材等重的麦芽糊精，搅拌均匀。而后在进风温度180℃出风温度75℃，进料流量500mL/h的条件下喷雾干燥得益智提取物粉。

将益智提取物粉与椰子粉或木瓜粉、植物脂末、精制白砂糖、拮抗剂按一定的配比混合均匀，即得。

本产品在发挥保健功能的同时又使人享受到椰香，木瓜的独特风味，并掩盖了益智提取物口感不好的缺憾。

（三）益智茶

益智−粉碎−加水提取−浓缩−浸提−冷却−粗滤−调配−粗滤−多步精滤−杀菌−灌装−分析−检测。将茶叶和益智液在热水80℃~90℃中浸提，先用不锈钢茶滤器粗滤，去除茶渣后，再以滤纸或滤膜过滤，以除去茶汤中的微粒、杂质、混浊物，使茶汤清澈明亮。过滤后的茶水加入蜂蜜调味，加热杀菌，趁热装入瓶中冷藏。经多数人品尝，口感良好。冷藏6个月，不变质。

增加记忆及增强免疫的功能；增强肌力、消除疲劳，具有补虚益气、养血安神等作用；有益志安神、延年益寿的功效；用于治疗脾胃虚弱，体倦乏力；治疗头晕、健忘、目眩等症；用于治疗老年性痴呆，智力障碍，记忆力差等病症[21-27]。

【参考文献】

[1] 中国科学院中国植物志委员会. 中国植物志 [M]. 北京：科学出版社，1981.

[2] 国家药典委员会. 《中华人民共和国药典》2015年版[S]. 北京：中药医药科技出版社，2015.

[3] 陈萍.益智仁的化学成分及药理活性研究进展[J].现代药物与临床，2013,28（4）:617.

[4] 李伟霞.药对研究（Ⅲ）——药对的功效物质基础[J].中国中药杂志，2013，38（24）:4196.

[5] 张俊清. 益智的历史沿革与应用特点[J].中国实验方剂学杂志，2011，17（21）：289.

[6] 邱琼华. 基于尿液生成排泄探讨缩泉丸配伍机制[J]. 中国实验方剂学杂志，2013，19（10）：207.

[7]中华人民共和国卫生部药典委员会.卫生部药品标准中药成方制剂[M].北京：化学工业出版社.

[8] 中华人民共和国药典委员会.临床用药须知.中药卷.2005年版[M]. 北京：人民卫生出版社.

[9] 吴清和.缩泉丸的药理学研究[J].新中医，1991，（12）：49.

[10] 张屏. 蒙药益智温肾十味丸质量标准[J]. 中国实验方剂学杂志，2013，19（13）：75.

[11] 闻庆. 海南岛药食同源植物资源及其开发利用现状[J]. 广东药学院学报，2015,31（1）:126.

[12]刘红.益智加工品开发与研制[J].保鲜与加工，2002，2：27.

[13]张俊清. 姜科药用植物益智 *Alpinia oxyphylla* 资源化学研究[J]. 南京中医药大学，2013.

[14] 王英强，张奠湘，陈忠毅. 益智传粉生物学的研究[J]. 植物生态学报，2005，29（4）:599-609.

[15] 张伯礼，王永炎，陈汝兴，等. 健脑益智颗粒治疗血管性痴呆的随机双盲临床研究[J]. 中国中西医结合杂志，2002，22（8）:577-580.

[16] 罗秀珍，冯锦东. 中药益智化学成分的研究[J]. 药学学报，2000，35（3）:204-207.

[17] 罗秀珍，余竞光，徐丽珍，等. 中药益智挥发油化学成分[J]. 中国中药杂志，2001，26（4）:262-264.

[18]阎小萍，王昊，张铁忠.通脉益智胶囊治疗血管性痴呆的临床观察[J].中国中西医结合杂志，2001，21（8）:573-575.

[19] 王平，梅家俊，张六通，等. 醒脑益智方对SAM-P/10老化痴呆鼠海马超微结构的影响[J]. 湖北中医药大学学报，2001，3（2）:18-19.

[20] 赖世隆，胡镜清. 补肾益智方对老年性痴呆大鼠学习记忆能力保护作用的观察[J]. 广州中医药大学学报，2000，17（2）:106-109.

[21] 王昌俊，吕继端，刘庆芳，等. 益智灵的益智健脑作用研究[J]. 中成

药，1993（6）:28-29.

[22] 陈永灿.古代针灸益智临床经验节要[J].中国针灸，1997（5）.

[23] 易美华，肖红，尹学琼,等.益智提取物对超氧阴离子自由基清除作用研究[J].中国食品学报，2002，2（4）:21-24.

[24] 张铁忠，万迎新.通脉益智胶囊抗动脉粥样硬化作用的实验研究[J].北京中医药大学学报，2002，25（5）:33-37.

[25] 李兴华，胡昌江，李文兵,等.益智仁止泻作用初步研究[J].时珍国医国药，2009，20（10）:2498-2499.

[26] 陈蓉、李仁茂.益智对小鼠实验性高脂血症的降脂作用[J].中国组织工程研究，2001，5（12s）:49-50.

[27] 钟恒亮，王荔萍，陈力.益智仁口服液镇静催眠作用实验研究[J].贵阳医学院学报，2002，27（2）:132-133.

[28] 黄勤挽，胡昌江，李兴华,等.益智仁盐炙对豚鼠膀胱逼尿肌活动影响的研究[J].时珍国医国药，2009，20（12）:2932-2933.

胡椒 Hujiao

Piper nigrum L.

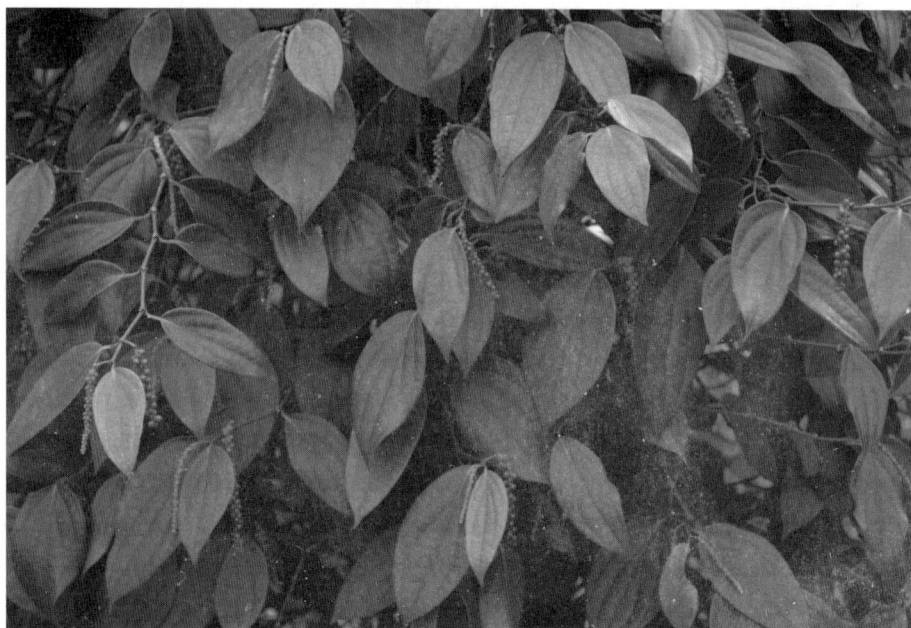

图1 胡椒原植物图片

【基本概况】

本品为胡椒科植物胡椒 *Piper nigrum* L.。其果实入药，能温中散寒，下气止痛，止泻，开胃，解毒。在海南产于海口、琼海和万宁等地。台湾、福建、广东、广西及云南等省区均有栽培。原产东南亚，现广植于热带地区。

【采收加工】

秋末至次春果实呈暗绿色时采收，晒干，为黑胡椒；果实变红时采收，用水浸渍数日，擦去果肉，晒干，为白胡椒。

【生物学研究】

一、胡椒的植物形态学

攀缘状藤本，茎无毛，长2~4m或更长，直径4~8mm，节常生根。叶厚，近革质，形状变异极大，阔卵形、卵状长圆形或椭圆形，稀有近圆形，长10~15cm，宽5~9cm，顶端短渐尖，基部圆或带浅心形，两面均无毛，下面有时稍呈粉白色，叶脉5~7条，罕有9条，在腹面平坦，在背面明显凸起，靠近中脉的1对互生，其中较上的1条离叶基2~3.5cm发出，下1条离叶基约1.5cm或稍离基部发出，余者均由叶基发出，最外面1对极细弱，网状脉明显;叶柄长2~3cm；托叶约达叶柄长的1/2或与其等长。花通常单性，少有两性，通常雌雄异株或固有杂性。穗状花序短于叶或稀有与叶等长；总花梗短，长5~15mm；苞片浅杯状，基部贴生于肉质的花序轴上；雄蕊2枚，花药肾形，花丝粗；子房圆形，柱头3~4裂，稀有5裂。浆果球形，无柄，直径3~4mm，熟时红色，干后黑色。花期：6~10月[1]。

二、胡椒遗传多样性研究[2]

范睿等利用简单重复序列区间（ISSR）技术分析来自不同国家的56份胡椒种质资源的遗传多态性，发现56份胡椒种质可聚为3大分支，亚洲热带进化支、美洲热带进化支以及泛热带分布的大胡椒进化支。

基于核糖体DNA（nrDNA）ITS（international transcribed spacers，ITS）序列发现世界范围内胡椒属植物可形成了三大分支，亚洲热带进化支，美洲热带进化支和南太平洋岛屿进化支，表明胡椒属植物亲缘关系与其地理距离存在相关性。

parthasarathy等应用GIS和聚类分析多样性，结果发现亲缘关系较近的种类常出现在相同或邻近地区，表明在小的区域范围内。该植物类群亲缘关系与地理距离呈较强的正相关。但在亚洲热带进化支内，地理距离较远的种类反而具有较近的亲缘关系，物种相似性并未表现出地域性特征，与以往研究结果存在一定差异。

【栽培技术】

一、胡椒栽培技术

胡椒生长于荫蔽的树林中。生长慢，耐热、耐寒、耐旱、耐风、耐剪、易移植。不耐水涝。栽培土质以肥沃的砂质壤土为佳，排水、光照需良好。

（一）胡椒栽培技术指导[3]

1.繁殖和育苗

采用优良插条定植，植株生长快，结果早，产量高，寿命长。

优良插条标准为：长度30~40cm，5~7节；蔓龄4~6个月，粗0.6cm以上；气根发达，且都是"生根"；插条顶端二节各带一个分枝和10~15片叶，腋芽发育饱满；没有病虫害和机械损伤。一般按整形的要求割下主蔓，立即按标准切取插条，切口要平滑，防止破裂。插条要边切边蘸水，置于阴凉处，准备育苗或直接定植。育苗的苗圃地宜选排水良好、土层深厚的砂质土壤。苗圃四周要挖排水沟，起畦高25cm，宽1m，畦面要平整。育苗时按行距20cm开成50°的斜面，在斜面上按株距10cm排列插条，使气根紧贴土壤，插条顶端二节露出地面，盖土后压紧，随即淋足水和荫蔽，荫蔽度90%左右。常淋水保湿，直至成活。插条培育一个月左右便可出圃。

2.胡椒园开垦

（1）胡椒园的选择和规划胡椒怕积水，应选缓坡地、排水良好的平地和透水好的土壤种植。椒园面积不宜过大，一般3~5亩为宜。椒园最好为长方形，东西走向，周围营造防护林或保留原生林带。椒园应有排水系统，排除积水。椒园四周离防护林2m，离胡椒2.5m，挖大沟，沟宽约100cm，深80cm；园内约每隔15株设一条纵沟，宽60cm，深50cm；行间设小沟，使互相连通，以利排水，减少水害和病害。

（2）开垦先划出防护林带，接着深耕30cm，除净园内树桩、树根、杂物等。坡度在5°以下的修大梯田，田面宽6m种二行。坡度有5°以上的修小梯田，种一行。梯田内侧挖一条小排水沟。在平地、缓坡地和大梯田，也可采用垄栽，有利于排水和防病。植穴宽80cm，深60cm，挖穴时表土和底土分开放置。曝晒一个月后回土，施充分腐熟、干净、细碎的有机肥30kg，过磷酸钙0.25~0.5kg，与表土充分混匀踏紧，做成土堆，准备定植。

支柱。提供胡椒攀缠生长的树叫活支柱。采用的活支柱有刺桐、厚皮树、牛尾棱、苹婆树、槟榔、椰子、菠萝蜜等。采用活支柱应注意修枝和施肥管理。 还有一种支柱是石柱。一般石柱茎部粗13~15cm，端部粗10~12cm，长约3m（包括入土部分70cm）。且大小比较均匀。石柱靠近地面部分的直径如小于12cm则容易被强台风刮断。

定植。栽植密度和时期：一般株行距2×2.5m。土壤肥沃可用2×3m，瘦瘠地可用2×2m。定植在春秋两季较为适宜。定植宜在阴天和晴天的下午进行。土壤湿度过大时不宜定植。

定植方法：定植方向应与梯田的走向一致。定植时距柱20cm，挖穴深30cm，坡面成50°斜面，并压实。种单苗时，种苗对着柱放置；种双苗时，种苗对着柱呈"八字"形放置。每条种苗上端1~2节露出土面，种苗根系紧贴斜面，分布均匀，自然伸展，随即盖土压紧，在种苗两侧施腐熟的在机肥5kg，然后再回土做成中间呈锅底形的土堆，盖草、遮阴和淋足定根水。荫蔽度80%~90%为宜。植后1~2天淋水一次，成活后淋水可逐渐减少。定植一年内都要保持荫蔽，切勿让太阳晒坏椒头，引起幼苗死亡。植后如有死株，要及时补种。椒苗抽出新蔓时，要及时栽支柱。此外，要注意松土、除草、施肥和绑蔓。

3、管理养护

（1）施肥管理。

①幼龄椒施肥，应以含氮较多的水肥为主，配合有机肥和少量化肥，贯彻勤施薄施，生长旺季多施的原则。春季施有机肥和磷肥。每株施腐熟的牛粪堆肥30kg，过磷酸钙0.5kg，并结合施肥时进行扩穴改土。在植株两旁和椒头正面轮流穴施。初次肥穴在椒头一方，穴内壁离椒头60cm，使肥穴和植穴连通。肥穴宽30cm，长80~100cm，深70cm。施肥时选将表土回穴至一半，然后下肥，将表土和肥料充分混匀，回土时要压紧，并稍高出地面，以防肥穴积水。扩穴改土应在植株封顶放花前完成。

②生长正常期，每隔20~30天施水肥一次。水肥由人畜粪尿和绿叶沤制而成。一龄椒每次每株施2~3kg。如果水肥浓度低，每担可加复合肥0.2kg。水肥一般在植株正面和两旁轮换沟施。在每次割蔓前施一次质量较好的水肥和每株加强复合肥0.1kg，以促进植株生长。冬季一般不宜施速效氮肥。应施钾肥和复合肥。每株0.1kg，也可施火烧土，每株10~15kg，以提高植株抗寒能力。

③结果树施肥，应根据胡椒开花结果的各个物候期对养分的需求进行。一般每个结果周期施肥4~5次。每株施肥量大致为：牛粪或堆肥30~40kg，饼肥1kg，水肥40~50kg，尿素0.2~0.3kg，过磷酸钙1.5kg，氯化钾0.4kg，复合肥1kg。

（2）整形修剪。中国主要植椒区，一般采用留蔓6~8条，剪蔓4~5次的整形方法，植后2~3年封顶投产，产量较高。

中小椒抽生新蔓时，多余的芽和蔓要及时切除。结果椒顶部树冠过大和枝条过密时，必须把顶部的老弱枝和徒长枝剪除，外围过长的枝短截，保持树冠上下平衡，大小一致和通风透光，使其充分利用光能和减少病害的发生。

（3）绑蔓、摘花。中小椒及时绑蔓，能使气根发达和牢固地吸附于支柱上，在新蔓长出3~4节时，每隔10~15天绑蔓一次。用柔软的麻皮在蔓的节下将几条主蔓分布均匀地绑于支柱上，尽量使主蔓每节都紧贴于支柱上。在换柱的方向，主蔓间的距离要宽些，便于以后更换支柱，结果椒每年绑蔓1~2次，每隔50~60cm用塑料绳绑一道。

胡椒一年四季都可开花结果。中小椒必须摘花，才能使植株正常生长。二龄植株，冠幅达120cm以上时，可保留植株下部花穗，让其结果，但要加强施肥管理，才能保证植株正常生长。结果椒，在海南省一般留春花，湿度较低的地区，一般留春花、夏花。其他季节抽生的花穗，一律摘除。

胡椒怕积水。在雨季，必须及时做好椒园的排水工作。在干旱季节应及时灌水。最好采用喷灌，起畦栽培的，也可进行沟灌。沟灌水位不能超过垄沟的2/3，让其慢慢渗透。一般不宜采用淹灌，防止水害和病害传播。

（二）光照、温度、水分、土壤等对胡椒生产的影响[4]

邢谷杨和邬华松等测得大田胡椒光合作用强度的年变化、日变化规律与温度、光照强度的关系非常密切，胡椒植株不同方向、不同部位和内外不同层次光合产物的日积累量是各不相同的，胡椒叶片光合作用与温度、光照强度的关系是呈单峰曲线变化的，胡椒叶片的光补偿点为100lx、光饱和范围为25000~50000lx、净光合速率的高峰值为25℃，胡椒稳定叶净光合速率最大。此外，杨华庚等研究发现，胡椒果实灌浆期喷施叶面肥和GA$_3$均能明显增加叶绿素含量，提高光合强度，增加百果干重。

（三）胡椒基地建设

1981年，海南香饮所根据胡椒对环境条件的要求，将海南省胡椒生产区划分为一级栽培区、二级栽培区和三级栽培区。2005年又根据海南省各市（县）生态环境、生产规模、产业化基础以及区位优势度等将海南省的海口市、文昌市、琼海市、万宁市、定安县和屯昌县确定为胡椒优势区，并确定了优势区内胡椒业的主攻方向、发展目标及扶持重点等[4]。

二、胡椒病虫害防治[4]

（一）病虫害主要类型

胡椒病虫害主要有胡椒瘟病、胡椒细菌性叶斑病、花叶病、胡椒枯萎病、胡椒根结线虫病等。

（二）病虫害防治方法

胡椒瘟病原菌为棕榈疫霉菌，侵染来源为带菌的土壤和病死株的组织，靠流水、风、雨、人畜传播，发生在雨季9~11月，降雨是本病发生流行的主导因子。综合防治措施为：以"治水"为主，农药处理为辅，即密造林、深挖沟、起高垄、定期清落叶、松土晒菌、勤检查、早发现、早防治。可用于防治胡椒瘟病的农药有硫酸铜、霜疫灵和敌克松等。

胡椒细菌性叶斑病在海南省周年都可以发生，旱季发病轻，雨季发病重，特别是发病椒园遭到台风袭击后，又遇连续下雨，常导致病害大流行。降雨量是本病发生发展的基本条件，台风是本病大流行的主导因子，温度、湿度、栽培管理与本病也有较密切的关系。根据胡椒细菌性叶斑病的流行规律，提出了以铲除病原细菌为主，药剂防治为辅的综合防治措施。

棉蚜是中国胡椒花叶病的传毒介体之一，带病的插条（种苗）也是该病的主要传播途径，用红葡萄酒原液喷洒花叶型病株，可使花叶植株逐渐恢复正常。

防治胡椒花叶病的主要措施为：建立无病苗圃、加强施肥管理、防止椒园高温干旱、喷药防治传毒昆虫、及时处理发病植株、加强幼苗定期检查等。

胡椒枯萎病的病原为尖孢镰刀孢菌，主要防治方法为：加强检疫，无病区输出的种苗须经百菌清等消毒，并不带有土壤。及早挖除病株，并集中就地烧毁，病穴土壤用福尔马林或硫酸铜等消毒。病、健株间隔离沟，并进行消毒。

胡椒根结线虫病是由线虫引起的一种病害，发病时严重影响胡椒的生长发育和产量，海南胡椒根结线虫病发生在松软的红壤土为主，发生率在85%以上。

研究表明，用0.5%阿维菌素颗粒剂和10%噻唑磷颗粒剂，能取得良好的防治效果。

【药学研究】

一、化学成分

据测定，胡椒果实主要化学成分包括：生物碱（主要是吡咯烷类酰胺生物碱）、挥发油、有机酸、木脂素、酚类化合物和微量元素等。其中有机酸主要包括：葵酸、月桂酸、肉豆蔻酸、棕榈酸、硬脂酸、罂酸、油酸、亚油酸、斑鸠菊酸、锦葵酸、苹婆酸等。微量元素主要包括：Ca、Cu、Mn、Fe、Zn、Pb、Cd 等。生物碱主要包括：胡椒碱、胡椒油碱 A、胡椒油碱 B、胡椒油碱 C、胡椒林碱、胡椒新碱、胡椒油酸A等，其中含量最大且活性最高的是胡椒碱。胡椒挥发油成分主要是一些不同结构的单萜类化合物、单萜类氧化物和倍半萜类化合物共约 50 种，其中含量较多的是：莰烯、柠檬烯、可巴烯和石竹烯，在这些成分中石竹烯、3-莰烯、β-水芹烯、胡椒烯、δ-榄香烯、1-甲氧基-4-（2-丙烯基）苯、β-蒎烯、α-葎草烯、δ-荜澄茄烯等是胡椒的主要风味成分[3]。

二、药理研究[5]

（一）中枢神经药理作用

胡椒中的胡椒碱150mg/kg有明显的对抗戊四唑惊厥作用,使惊厥率显著降低。100、150 mg/kg均有对抗电惊厥的作用,且对大鼠的"听源性发作"均有明显对抗作用。在小于TD_{50}剂量下,胡椒碱及其衍生物对电休克及戊四唑、印防己毒素、士的宁、筒箭毒碱和谷氨酸引起的大鼠和小鼠惊厥均有不同程度的对抗作用,并能降低动物的死亡率。

胡椒碱有明显的镇静作用,能减少小鼠的自发性活动,对硫喷妥钠有协同作用,剂量依赖性的延长苯巴比妥钠催眠时间,能使苯巴比妥的血药浓度维持在高水平。

（二）抗炎作用

胡椒根提取物,按1、2g生药/kg,灌胃给药3d,最后1d给药1h后,于一侧正反两面涂一层二甲苯,2h后处死小鼠,剪下两耳,测肿胀长度,结果表明,胡椒根醇提取物大剂量对小鼠耳肿胀有显著拮抗作用。

（三）保肝作用

胡椒碱的橄榄油混悬液腹腔注射100、200mg·kg^{-1}·d^{-1}，3d能减轻CCl_4

及叔丁基过氧化氢腹腔注射10、15μL·（0.2mL）$^{-1}$引起的MDA形成增加,显著降低血清中GPT和碱式磷酸酶的水平,与已知保肝药水飞蓟相比,其保肝作用相对较弱。A黑胡椒对于肝解毒系统的调节作用,它能诱导谷胱甘肽-S-转移酶,细胞色素b5,细胞色素P450水平的提高,从而调节肝的解毒功能。

（四）抗癌作用

实验证明,黑胡椒对于1,2-二甲基肼（一种结肠致癌物）所引起的结肠癌有抑制作用,对活性成分研究表明,抗癌前体化合物为毕澄茄素,是多环氧木脂素类化合物。

（五）抗菌杀虫作用

从胡椒中分离得到两个酚类化合物，即3,4-二羟基苯乙醇葡萄糖苷及3,4-二羟基-6-（N-乙胺基）苯甲酰胺，经实验证明对poodkonne pathgens，salinonella typhimurium，staphoiloco aureus，bacillus cereus，escherichia col4种菌有抑制活性。

Nokuji NakataniAD从胡椒中分离得到一酰胺类化合物对collosokruchus chinensis及culex pipens两种虫有杀虫活性。Helen C F Su也从胡椒中得到对calloso lruchus macu-latus有杀灭作用的一些酰胺类化合物,其对该雄虫的半数致死量为每只2.18，0.25，0.84μg,对雌虫为每只6.70、1.43、3.88μg。Masakaz及Fumiyuki等也在这方面做过研究。

（六）其他活性

经Firoza Khanom等的研究表明,胡椒的甲醇提取物有较强的酪氨酸酶抑制活性。H J Damien Dorman等对黑胡椒中挥发油成分的抗氧化作用进行了体外研究,结果显示出其强度高于水溶性的α维生素E。

胡椒中的胡椒碱还可作为生物利用度增强剂使用。在小鼠体内,胡椒碱通过提高胃肠对羟苯基丁氧酮的吸收以及抑制肝脏微粒体药物代谢酶的活性,以达到增加羟苯基丁氧酮的生物利用度,从而发挥其抗炎的功效。由于胡椒碱在提高生物利用度方面的作用,A Khajuria等人还阐述了其可能的作用机制,它可能非极性溶剂的形式与药物形成非极性混合物,从而提高药物的渗透性。

此外还表现出能保护大脑,避免由于局部脑缺血所造成的损伤,同时其有抗血小板凝聚的作用。

三、质量评价

（一）性状鉴别[6]

（1）黑胡椒。果实近圆球形。直径3~5mm.表面暗棕色至灰黑色，具隆起的网状皱纹，顶端有细小的柱头残基，基部有自果柄脱落的疤痕。质硬，外果皮可剥离，内果皮灰白色或淡黄色，断面黄白色，粉性。中央有小空隙。

（2）白胡椒。果核近圆球形，直径3~5mm。最外为内果皮，表面灰白色，平滑、先端与基部间有多数浅色线状脉纹。

（二）药材显微鉴别[6]

（1）黑胡椒粉末暗灰色。外果皮石细胞类方形、长方形或形状不规则，直径19~66μm，壁较厚。内果皮石细胞表面观类多角形，直径20~30μm；侧面观方形，壁一面薄。种皮细胞棕色，多角形，壁连珠状增厚。油细胞较少，类圆形，直径51~75μm。淀粉粒细小，常聚集成团块。

（2）白胡椒粉末黄白色。种皮细胞、油细胞、淀粉粒同黑胡椒。

（三）理化鉴别[6]

（1）取本品粉末少量，加硫酸1滴，显红色，渐变红棕色，后转棕褐色。

（2）取本品粉末0.5g，加无水乙醇5mL，超声处理30min，滤过，滤液作为供试品溶液。另取胡椒碱对照品，置棕色量瓶中，加无水乙醇制成每1mL含4mg的溶液，作为对照品溶液。照薄层色谱法（中国药典通则0502）试验，吸取上述两种溶液各2μL，分别点于同一硅胶G薄层板上，以苯—乙酸乙酯—丙酮（7:2:1）为展开剂，展开，取出，晾干，喷以10%硫酸乙醇溶液，加热至斑点显色清晰，分别置日光和紫外光灯（365nm）下检视。供试品色谱中，在与对照品色谱相应的位置上，显相同颜色的斑点或荧光斑点。

（四）含量测定照高效液相色谱法测定[6]。

色谱条件与系统适用性试验以十八烷基硅烷键合硅胶为填充剂；以甲醇–水（77：23）为流动相；检测波长为343nm。理论板数按胡椒碱峰计算应不低于1500。

对照品溶液的制备取胡椒碱对照品适量，精密称定，置棕色量瓶中，加无水乙醇制成每1mL含20μg的溶液，即得。

供试品溶液的制备取本品中粉约0.1g，精密称定，置50mL棕色量瓶中，加无水乙醇40mL，超声处理（功率250W，频率20kHz）30min，放冷，加无水乙醇至刻度，摇匀，滤过，精密量取续滤液10mL，置25mL棕色量瓶中，加无水乙醇至刻度，摇匀，滤过，取续滤液，即得。

测定法 分别精密吸取对照品溶液与供试品溶液各10μL，注入液相色谱仪，测定，即得。本品按干燥品计算，含胡椒碱（$C_{17}H_{19}NO_3$）不得少于3.3%。

（五）检查[6]

水分不得过14.0%。

（六）指纹图谱

张艳秋等[7]建立了胡椒药材的指纹图谱。采用高效液相色谱法，选用YMCC$_{18}$色谱柱（250 mm × 4.6 mm,5μm），流动相为甲醇-水（65:35）；体积流量为1mL/min；检测波长为245nm。结果建立了胡椒药材的指纹图谱，并检测了不同来源10批胡椒药材HPLC指纹图谱,相似度较高，并且利用"中药色谱指纹图谱相似度评价软件"生成了胡椒药材的对照指纹图谱，共有指纹峰12个，各色谱峰分离良好；对比分析4批市售胡椒粉HPLC指纹图谱与对照图谱的相似度。所建立的胡椒药材的指纹图谱有良好的精密度、重现性、稳定性，适于胡椒的质量控制.临床应用。

四、临床应用

（一）治疗小儿消化不良性腹泻[8]

内服，用白胡椒1克研粉，加葡萄糖粉9g配成散剂。1岁以下每次0.3~0.5g，3岁以下0.5~1.5g，一般不超过2g，每日3次，连服1~3天为一疗程。如有脱水现象须补液。治疗小儿单纯性消化不良性腹泻20例，痊愈18例，好转2例。二外敷：以胡椒末填敷患儿脐眼，外贴暖脐膏，固定24h，未愈可再贴1次。观察40例，均有效。三穴位注射：取白胡椒研碎蒸馏制成50%注射液，行穴位注射。取穴：天枢、足三里。小儿每穴0.2mL，成人每穴0.5mL，两侧交替应用。治疗42例，经治1~5次（一般1~3次）均获痊愈。

（二）治疗肾炎

取白胡椒7粒，新鲜鸡蛋1个。先将鸡蛋钻一小孔，然后把白胡椒装入鸡蛋内，用面粉封孔，外以湿纸包裹，放入蒸笼内蒸熟。服时剥去蛋壳，将鸡蛋胡椒一起吃下。成人每日2个，小儿每日1个。10天为一疗程，休息3天后再服第二疗程，一般用3个疗程。试治6例，除1例10年的慢性肾炎患者外，其余5例均治愈。

（三）治疗慢性气管炎和喘息[9,10]

将白胡椒粒放入75%酒精中泡30min，取出切成2或4瓣，用于穴位埋藏。选穴:膏肓，定喘，脚骨前压痛点（天突至膻中穴之间的压痛点），膻中，肺俞。治疗时胸前、背后各取1穴，切开1cm长、0.5cm深之切口，用止血钳伸入作穴位按摩，患者有酸麻胀感和喉头发热感，再把胡椒瓣放入穴位，盖好敷料，不必缝合，7天做1次，一般需做2~3次。胡椒不被吸收，故须注意局部感染。亦可将白胡椒制成10%的注射液，行穴位注射；进针后待有酸麻胀感时快速注入0.7~1.0mL（成人量）药液。选穴：大椎，定喘，膏肓，肺俞；配穴：通气，膻中，丰隆，孔最。可交替选用，每次2~3穴。7~10天为一疗程，连续二个疗程可望不咳不喘。

（四）治疗神经衰弱[11]

取白胡椒1粒（剪成两半）置于耳穴部位，胶布固定；而后用拇指捏压敷药部位至有发热感，每日4~6次。捏压时不宜搓捻以免移位，若胡椒破碎或捏压无刺激时，需重新更换。一般宜持续2周，如有反复则宜继续第二疗程。取穴：神经衰弱-枕、肾、神门；神经衰弱综合症-皮质下、额、心。初步观察，对失眠、头痛、头昏、入睡困难、睡眠浮浅等疗效显著，对多梦、记忆力减退等疗效较差。

（五）治疗皮肤病[12]

李俊杰等自拟胡椒粉方治疗急、慢性湿疹，对43例进行疗效观察，43例中，男15例，女28例。年龄16~60岁。病史最短1周，最长1年，均以症状、体征做出诊断。治疗方法：白胡椒50g，血竭5g，冰片5g，硫黄10g。研成粉末，以适量凡士林调成糊状，，均匀涂于患处皮肤上，并保持患处皮肤上始终有该药。1周为一疗程，可连续用2个疗程。治疗期间忌饮茶、酒。忌食辛辣刺激性食物。评定标准：治愈：症状消失、皮肤颜色正常、无斑丘疹、无结节。有效：瘙痒及疼痛减轻、斑丘疹面积缩小。无效：症状、体征均无明显变化。结果显示在43例中，治愈32例，有效8例，无效3例，有效率93.2%。

【传统应用】

一、药性与功效

味辛、性热。归胃、大肠经。温中散寒，下气止痛，止泻，开胃，解毒。主治胃寒疼痛，呕吐，受寒泄泻，食欲不振，中鱼蟹毒[13]。

二、传统用法

内服：煎汤，1~3g；或入丸散。外用：适量，研末调敷，或置膏药内外贴。

【现代研究】

一、烹调用途

在烹调饮食中，用于去腥解膻及调制浓味的肉类菜肴。兼有开胃增食的功效，又能解鱼、蟹、荤等食物的毒，故为家厨中常用调料。

吴桂苹等[14]以青胡椒为主要原料,研制胡椒复合调味酱。通过单因素试验、正交试验和验证试验,确定了胡椒复合调味酱的最佳配方：姜：蒜：花椒：白砂糖：食盐：黄豆：青胡椒的质量比为1：1：1：4：6：20：40，添加玉m油质量为所用原辅料总质量的2倍，所得产品的感官评分最高。

二、食用禁忌

一般人群均可食用，消化道溃疡、咳嗽咯血、痔疮、咽喉炎症、眼疾患者慎食。

【参考文献】

[1] 广东省植物研究所 . 海南植物志（第一卷）[M]. 北京：科学出版社，1964：331.

[2] 范睿，邬华松，郝朝运等 . 胡椒资源遗传多样性研究 [J]. 热带作物学报 ,2014,35（1）：098-103.

[3] 邢谷杨，林鸿顿 . 胡椒高产栽培技术 [M]. 海南：海南出版社，2003.

[4] 邬华松，杨建峰，林丽云 . 中国胡椒研究综述 [J]. 中国农业科学 ,2009,42（7）:2469-2480.

[5] 韦琨，窦德强，裴玉萍等 . 胡椒的化学成分、药理作用及与卡瓦胡椒的对比 [J]. 中国中药杂志 ,2002,27（5）:328-333.

[6] 国家药典委员会 . 中国药典 [S], 北京：中国医药科技出版社 ,2015.

[7] 张艳秋，洪金波 . 海南胡椒药材的 HPLC 指纹图谱研究 [J]. 中草药，2007，38（7）:1084-1087.

[8] 夏宗骏 . 糖椒散治疗小儿单纯性消化不良腹泻[J]. 江西医药，1966(4).

[9] 谢淑章，牛金花 . 黑胡椒贴敷穴位治疗气管炎和小儿肠炎的体会 [J].

针灸临床杂志，1995（4）:32.

[10] 宋百花，张秀梅. 白胡椒肺俞外贴治疗小儿喘息性支气管炎 [J]. 新疆中医药，1996（1）:36-37.

[11] 杨媛媛. 胡椒治疗神经衰弱 [J]. 当代老年，2009（12）:42.

[12] 李俊杰，李俊秀. 自拟胡椒粉方治疗急、慢性湿疹43例疗效观察 [J]. 中国社区医师，2000（12）.

[13] 国家中医药管理局《中华本草》编委会. 中华本草（第三册）[M]. 上海：上海科技出版社,1999.439

[14] 吴桂苹，宋菁，谷风林，等. 胡椒复合调味酱的加工工艺研究 [J]. 中国调味品，2016，41（3）:91-94.

海金沙 Haijinsha

Lygodium japonicum（Thunb.）Sw.

【基本概况】

本品为海金沙科植物海金沙*Lygodium japonicum*（Thunb.）Sw.。成熟孢子入药，名为海金沙，能利水通淋，清热解毒。在海南产于儋州、临高、东方、白沙、三亚等地。江苏、浙江、安徽南部、福建、台湾、广东及云南等省区均有分布。生长于向阳的林缘或灌丛中。日本、菲律宾和印度等国也有分布。

【采收加工】

秋季孢子未脱落时采割藤叶，晒干，搓或打下孢子。生用。

【生物学研究】

一、海金沙的植物形态学

植株高攀达1~4m。羽片多数，对生于叶轴的短距上，平展，相距9~11cm，柄长约1.5cm，柄的两侧有狭边并被短灰毛，二回羽状，二型：不育羽片三角形，长与宽约10~12cm；一回小羽片2~4对，互生，柄长4~8mm，柄有狭翅及短毛，卵圆形，长4~8cm，宽3~6cm；二回小羽片2~3对，互生，近无柄，卵状三角形，掌状三裂；末回裂片短阔顶生的长2~3cm，宽6~8mm，顶端钝，基部近心脏形，叶缘有不规则的浅圆锯齿；

能育羽片卵状三角形，长与宽约相等，为10~20cm；一回小羽片4~5对，互生，相距2~3cm，长圆状披针形，长5~10cm，宽4~6cm；二回小羽片3~4对，卵状三角形，羽状深裂；叶脉明显，纤细，斜上，一至二回二叉分歧，直达锯齿；主脉明显；叶为纸质，干后绿褐色，主脉及小脉两面略有短毛；叶轴上面有狭边。孢子囊穗长2~4mm，疏离，黑褐色；孢子表面有小疣[1]。

【药学研究】

一、化学成分

含有田蓟苷、山奈酚-7-O-α-L-吡喃鼠李糖苷、山奈酚、对香豆酸、1-正十六烷酸甘油酯、蒙花苷、香叶木苷、山奈酚-3-O-芸香糖苷、（6S,9R）-6-羟基-3-酮-α-紫罗兰醇-9-O-β-D-葡萄糖苷、3-甲氧基-4-羟基苯甲酸[2-4]等化合物。挥发油成分含有不饱和烃类、有机酸类、酮类和非萜源醇类等化合物[5]。

二、药理研究

（一）抗菌作用

海金沙多糖对普通变形杆菌和稻瘟病病原菌有相对较强的抑制活性[6-7]。丁利君等[8]对海金沙总黄酮提取液的抑菌效果进行了分析，结果表明海金沙黄酮提取液对不同微生物的抑菌效果不同，对细菌（金黄色葡萄球菌、大肠杆菌）有良好的抑制作用，对霉菌（黑曲霉、黄曲霉）无抑制作用。

（二）排石作用

海金沙水提醇可明显促进输尿管蠕动频率，使输尿管上段的压力明显增加，具有排石作用[9]。

（三）沙利胆作用

刘家骏等[10]从海金沙中分离出单体成分——反式对香豆酸（Trans-p-coumanic acid），分子式$C_9H_8O_3$，分子量:164，系白色结晶,溶点为210℃~212℃，稍溶于冷水，能溶于热水、醚和碱液。经药理试验,证实有利胆作用。

（四）清除自由基

贲永光等[11]比较了不同溶剂提取海金沙总黄酮对自由基活性清除能力的大小。应用DPPH法、邻苯三酚自氧化法和Fenton反应分别研究了浓度95%乙醇、乙酸乙酯、丙酮、乙酸、氯仿、甲醇提取物清除自由基活性的能力。结果显示6种溶剂提取得到的海金沙提取物对DPPH.、OH.和O^{2-}.均有一定程度的清除作用，不同溶剂所得提取物对自由基的清除作用均有差别，其中浓度95%乙醇提取得到的海金沙提取物对3种自由基清除效果均最好。认为海金沙科作为抗氧化物质资源进行开发利用。

（五）降血糖作用

吴颖等[12]研究了海金沙根和根状茎提取液对糖尿病小鼠动物模型的降血糖作用。将四氧嘧啶用NS配成0.02g/mL，按200mg/kg注射到小鼠腹腔；连续2d用葡萄糖灌胃（2g/kg），早晚各1次，以葡萄糖氧化酶法测空腹血糖，大于11.00mmol/L为造模成功小鼠。将入选小鼠随机分为模型组、水提液组、醇提液组和降糖灵组（0.10g/kg），另取20只正常小鼠为对照组（蒸馏水），灌胃1次/d，连续15d，第16天用葡萄糖氧化酶法测空腹血糖。结果表明水提液和醇提液组血糖显著降低。认为海金沙根和根状茎水提液和醇提液对四氧嘧啶所致糖尿病模型小鼠有降血糖作用。

三、质量评价

1. 性状鉴别

（1）全草多为把状。茎纤细，缠绕扭曲，长达1m以上，禾秆色。多分枝，长短不一。叶对生于短枝两侧，二型，草质皱缩。营养叶尖三角形，二回羽状；一回羽片2~4对，互生，卵圆形，长4~8cm，宽3~6cm；二回羽片2~3对，卵状三角形，掌状3裂，裂片短而阔，顶生裂片长2~3cm，宽6~8mm，边缘有不规则的浅圆齿；孢子叶卵状三角形，长宽近等，10~20cm；一回羽片4~5对，互生，长圆状披针形，长5~10cm，宽4~6cm；二回羽片3~4对，卵状 三角形。羽片下面边缘有流苏状孢子囊穗，黑褐色。体轻，质脆，易折断。气微，味淡。

（2）孢子为细小，均匀的颗粒，多则聚成粉末状.棕黄色或淡棕黄色。质轻，用手捻之有光滑感，置手掌中，可由指缝间滑落。在扩大镜下观察为大小均匀，近圆形或钝三角形的四面体，三角锥状的颗粒。顶面观成三角锥形，并可见三叉状裂隙，侧面观成三角形，并可见外壁颗粒状细纹.

火验法：取少量粉末，搁于燃烧的纸上，立即发出很高的火焰,并有爆花飞溅及响声，但无灰渣残留。有残渣者，示有泥土等掺杂。

水验法：取海金砂少许，撒于水上，浮于水面不下沉者为真品，下沉者，示有泥土掺杂。

（二）药材显微鉴别

（1）茎横切面：与根茎相似，参见"海金沙根"条，其区别点在于：厚壁组织5~6列细胞，壁均较薄；基本薄壁组织较宽广；内皮层细胞凯氏点明显，胞腔内无黄色油状物，维管束中木质部呈三叉状。

（2）叶横切面：表皮细胞1列，外被多细胞或单细胞非腺毛，黄棕色；叶肉栅栏组织与海绵组织分化不完全；主脉维管束周韧型，主脉处上下表皮内侧均有厚壁组织，木化或微木化。

（3）叶表面观：表皮细胞垂周壁薄，深波状弯曲，气孔位于下表皮，圆形或长圆形，直径24~31μm，副卫细胞2~4个，直轴式或不定式。非腺毛1~4个细胞，顶端细胞较长，长126~690μm，直径18~32μm，壁厚至5μm，有的胞腔内含棕色物。

（三）理化鉴别

薄层色谱：取海金沙草2g，置索氏提取器中，用石油醚脱脂后，用95%乙醇提取至无色，回收乙醇，残渣加25mL乙酸乙酯溶解，再以2%碳酸氢钠液萃取至无色，萃取液浓缩至干，加95%乙醇定容至2ml，为点样液。另取咖啡酸标准品制备成对照品试液。分别取点样液、对照品液各10μL，分别点于聚酰胺薄膜上，以苯-甲醇-阔醋酸（45：20：6）为展开剂，展距13cm，置紫外灯下观察，斑点均呈蓝色荧光。

（四）咖啡酸的含量测定

徐世霞等[13]建立了海金沙藤中咖啡酸的含量测定方法。方法采用反相高效液相色谱法测定,Kromasil100-5C$_{18}$色谱柱（150mm×4.6mm），以甲醇-水-冰醋酸-三乙胺（11：89：1.5：0.3）为流动相,检测波长320nm，流速1.0mL·min^{-1},柱温35℃。结果咖啡酸与其他成分达到基线分离，线性范围为进样量0.005~0.500μg（r=0.9999），平均回收率为97.7%，RSD=1.7%。结论所建方法准确、简便,可用于海金沙藤的质量控制。

（五）指纹图谱

欧阳玉祝等[14]通过水蒸气蒸馏法制备海金沙挥发油，用GC/MS分析了挥发油乙醚萃取物的化学成分，构建了海金沙的气相色谱指纹图谱，并进行了方法学考察.指纹图谱由14个特征峰构成，不同产地样品的图谱有一定差异；指纹图谱相对保留时间的精密度、稳定性和重现性的RSD分别在1.8%，1.76%和2.45%以下。挥发油用GC/MS共检出20个化学成分，主要成分是α-油酸单甘油酯和油酸二羟基乙酯，相对含量分别为47.82%和42.77%。

四、临床应用

（一）治疗胆石症及尿路结石

由金钱草、海金沙、鸡内金、石韦、冬葵子等为主组成的金海汤治疗尿路结石36例，治愈30例，有效4例，无效2例，总有效率94.4%[15]。

（二）治疗带状疱疹

海金沙用麻油调成糊状，敷于患处约0.3cm厚同时包扎，配合病毒灵片口服，治疗带状疱疹5例，疗效满意[16]。

【传统应用】

一、药性与功效

（一）性味

性寒，味甘。归膀胱，小肠经。

（二）功能

主治清利湿热，通淋止痛。用于热淋、砂淋、血淋、膏淋、尿道涩痛。

二、传统用法

内服：煎汤，5~9g，包煎；或研末，每次2~3g。黎族地区用其孢子治疗不孕症。

【参考文献】

[1] 陈焕镛.海南植物志（第一卷）[M].北京：科学出版社,1964：27.

[2] 国家中医药管理局《中华本草》编委会.中华本草（第二册）[M].上海:上海科技出版社,1999：93.

[3] 张雷红,殷志琦,叶文才等. 海金沙草化学成分的研究[J].中国中药杂志,2005,30（19）:1522-1524.

[4] 张雷红,范春林,张现涛等. 海金沙草中一个新的甾体苷类化合物的分

离和结构鉴定（英文）[J].中国药科大学学报，2006,37（6）:491-493.

[5] 张雷红,殷志琦,范春林等.海金沙地上部分的化学成分[J].中国天然药物,2006,4（2）:154-155.

[6] 苏育才.海金沙多糖的分离纯化及抗菌活性[J].福建师范大学学报,2005,21（4）:76-79.

[7] 周仁超,李淑彬.蕨类植物抗菌作用的初步研究[J].天然产物研究与开发,1998,11（4）:53-56.

[8] 丁利君，孙俊，周送霞.超声波辅助提取海金沙黄酮及其抑菌效果研究[J].现代食品科技，2009，25（10）:1212-1215.

[9]田代华.实用中药辞典[M].北京:人民卫生出版社，2002.214.

[10] 刘家骏，陈澍禾，王静,等.海金沙利胆作用的实验研究[J].安徽医学，1987,8（1）:34.

[11] 贲永光，李康，李坤平,等.海金沙不同溶剂提取物清除自由基活性的研究[J].安徽农业科学，2009，35（19）:8989-8991.

[12] 吴颖，孔德平.海金沙植物根和根状茎部位降血糖作用的初步实验研究[J].时珍国医国药，2009，20（7）:1781-1782.

[13] 徐世霞，晁若冰.RP-HPLC测定海金沙藤中咖啡酸的含量[J].华西药学杂志，2005，20（6）:552-553.

[14] 欧阳玉祝，许秋雁，吕程丽.海金沙挥发油的指纹图谱和GC/MS分析[J].应用化工，2010，39（3）:444-446.

[15] 严峰，郝华.金海汤治疗尿路结石36例[J].河北中医，2007,29（4）:320-320.

[16] 楼英.海金沙治带状疱疹5例分析[J].浙江临床医学,2002,4（4）:265-265..

海南青牛胆 Hainanqingniudan

Tinospora hainanensis H.S.Lo et Z.X.Li.

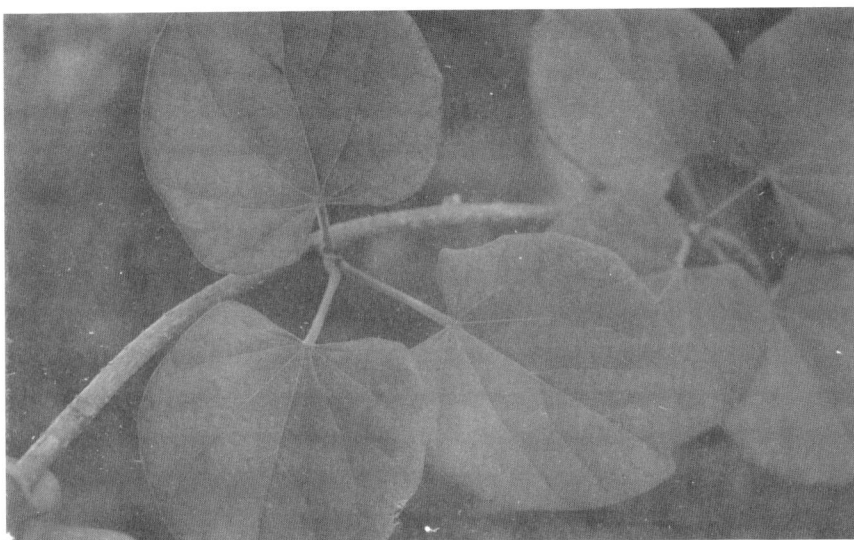

图1　海南青牛胆原植物

【基本概况】

　　本品为防己科植物海南青牛胆*Tinospora hainanensis* H.S.Lo et Z.X.Li.。藤茎入药，能镇痛，肌松，抗炎，抗菌。分布于海南各地。生长于村边、路旁的疏林中。

【生物学研究】

一、海南青牛胆的植物形态学

落叶大藤本，长3~10m或更长，全株无毛，老茎肥壮，直径6~10mm，有膜质的表皮，无毛，皮孔初时透镜状，2裂，后呈圆形，十字形裂，明显凸起，叶片膜状薄纸质，心形或心状圆形，长11~15cm，宽9~12cm，顶端常骤尖，基部心形，弯缺深1~2.5cm，后裂片圆，干时淡绿色，两面无毛；基出脉常5条，脉腋内有一小片密集的褐色腺点，网状小脉两面凸起；叶柄长3~12cm，基部膨大，扭曲。花序与叶同时出现，雌花序假总状或基部有短分枝，由小聚伞花序组成，小聚伞花序梗长1~3mm，有花2~4朵，很少1朵；苞片钻状披针形，长约2~3mm。脱落；萼片6，外轮小，近三角形，常1.2~1.5mm，宽1mm，内轮阔卵状椭圆形，长3.5~4mm，宽约2.5mm，盛开时微外展；花瓣6，狭披针形，长约2mm，宽约0.4mm，边缘伸展，不内折，顶端短尖；不育雄蕊6，比花瓣稍短；心皮3，长约2mm，柱头大。雌花未见。核果红色，阔椭圆状，长1.1~1.2cm，宽7~9mm；果核阔椭圆形，长9~10mm，背部圆，背脊仅两端明显，并延伸成刺状，两侧散生刺状和乳头状突起，腹面平坦，胎座迹腔状，孔椭圆形，长约3mm，宽约1.5mm。花期：4月；果期：6月[1]。

【药学研究】

一、化学成分

（一）季铵生物碱

含（S）-反式-轮环藤酚碱、2，3-二甲氧基-9,10-二羟基-N-甲基四氢原小檗碱、（S）-反式-甲基四氢非洲防己碱、非洲防己和巴马汀碱[2-4]。

（二）蜕皮素

罗汉松甾酮A、24-epj罗汉松甾酮A和20-羟蜕皮素[5-6]。

（三）挥发油

主要为脂肪酸类，占挥发油总含量的78.12%，其中不饱和脂肪酸占总含量的35.17%，亚油酸占挥发油总含量25.82%[7]。

（四）游离氨基酸

共19种，其中10种为人体必需氨基酸。游离氨基酸总量为0.2702%人体必需氨基酸占总游离氯基酸达75%。精氨酸含量为0.0909%[8]。

（五）无机元素

含钙、镁、锌、锶[9]。

（六）其他

β-香树脂醇、阿魏酸二十二酯、丁香苷、甾醇、高级脂肪酸及高级脂肪醇。

二、药理研究

现代药理研究表明，海南青牛胆具有抗骨质疏松症等作用，其最大耐受量试验的结果是小鼠的日用剂量为临床成人日用剂量600倍以上，说明海南青牛胆对小鼠短期接触无明显毒副作用，安全性较高。

（一）抗骨质疏松[10]

通过使用吸附树脂法、柱色谱法及法对海南青牛胆提取物化学成分进行了系统研究，并利用先进的活性追踪指标对各分离部位进行筛查，结果确定海南青牛胆治疗骨质疏松的活性部位之一为植物总留酮部分。药理实验证明海南青牛胆植物总留酮能显著抑制韩的流失，并可促进成骨细胞的形成，改善因韩流失后成骨细胞合成受阻而造成的骨质疏松。

利用维甲酸所致的大鼠骨质疏松整体模型来研究海南青牛胆浸膏的抗骨质疏松作用，以测定大鼠的骨密度、血清及对大鼠股骨干骨、湿骨的影响为指标。试验结果显示，与空白组比较，模型组大鼠的骨密度显著降低，药物组大鼠的骨密度较空白组显著升高；较模型组而言，药物高剂量组能显著降低大鼠血清水平；模型组股骨湿质量、干质量较空白组均显著降低，与其比较，药物高剂量组股骨湿度明显升高，而股骨干重方面，药物高、中、低计量组均显著增加。实验结果初步反映了海南青牛胆提取物对骨质疏松模型大鼠抗骨质疏松作用的有效性。

（二）抗炎、抗菌、止痛、肌松和促进血液循环[11]

海南青牛胆中已分离鉴定的5种季铵生物碱属于原小檗碱及四氢原小檗碱类，具有抗炎、抗菌、止痛和肌松等作用。利用大鼠完全弗氏佐剂性关节炎模型，通过腹腔注射海南青牛胆藤莲水煎剂，观察其对佐剂性关节炎大鼠的体质量、踝周径、热致敏时间、继发性关节炎、以及继发性关节炎关节病理的影响。结果发现海南青牛胆莲水煎剂使大鼠体质量减轻，继发性关节炎的肿胀显著减轻、继发性关节炎评分下降、热过敏潜伏期显著延长、踝关节的病理变化改善。

罗汉松留酮、表罗汉松留、税皮留酮具有很强的生物活性，能促进蛋白质的合成。同时 ¢ 香树酯醇也具有抗关节炎作用。另外巴马汀碱对痢疾杆菌、大肠杆菌、乙型链球菌和亚洲甲型流感病毒均有抑制效果，具有清热解毒作用，能治疗多种炎症。轮环藤酚碱具有松弛横纹肌和阻断神经节等作用。非洲防己碱和巴马汀碱还有促进血液循环和活血化疲的作用。

（三）降血糖血脂、抑制血小板凝聚、抗血栓和抗癌[11]

不饱和脂肪酸在海南青牛胆的挥发油中所占比例较高，其中亚油酸的量最高。不饱和脂肪酸对降低血糖血脂、抑制血小板凝聚、抗血栓、防治皮肤老化、糖尿病、肥胖症等具有显著效果。

亚油酸是人体不能自行合成的必需脂肪酸之一，它有助于生长、发育及妊娠特别是皮肤和肾的完整性及妊娠只依赖于脂肪酸。另外亚油酸还可抑制人胰腺癌细胞的增殖、迁移和促进其凋亡。

三、质量评价

含量测定。吴丽媛等建立了高效液相色谱法测定海南青牛胆药材中盐酸巴马汀的方法。方法中采用 Agilent TC–C$_{18}$（4.6mm×250mm，5μm）色谱柱柱，流动相为乙腈 –0.4% 三乙胺水溶液（24：76），用磷酸调 pH 至 4.0，流速 1.0mL·min^{-1}，检测波长 347nm，柱温 40℃。结果表明该测定方法精密度高，重复性好，可作为海南青牛胆中盐酸巴马汀的含量测定方法[12]。

【传统应用】

黎族地区用其藤茎松弛肌肉紧张，并可治疗跌打损伤。

【参考文献】

[1] 刘玉壶.中国植物志（第三十卷第一分册）[M].北京:科学出版社.1996：22.

[2] 郭幼莹,林连波,申　静.海南青牛胆化学成分的研究[J].药学学报,1998,33（S）:350–354.

[3] 郭幼莹,林连波,符小文,等.海南青牛胆生物碱的研究[J].药学学报,1999,34（9）:690–692.

[4] Keisuke Kojima, Youying Guo, Lianbo Lin, et al. Absolute Structure of（S）–Trans–N–Methyltetrahydroprotoberberine Alkaloid，β –Cyclanoline[J].

Natural Medicines,1999,53（3）:145-148

[5] 符小文,郭幼莹,林连波. 海南青牛胆中分出一种新季铵生物碱[J].海南医学院学报,1995,33（5）:121-124.

[6] 林连波，符小文，郭幼莹，等. 海南青牛胆非生物碱成分的分离与鉴定（Ⅲ）[J].中草药，2001,32（1）:12-13.

[7] 林连波，刘明生，林强，等. 海南青牛胆挥发油化学成分的研究[J].中国药学杂志，2001,36（8）:536-536.

[8] 郭玲,艾朝辉,刘明生,等. 海南青牛胆中游离氨基酸的分析[J].中国野生植物资源,2003,22（1）:51-52.

[9] 符小文,张俊清,林连波，等. 海南山苦茶中九种元素含量测定[J].中国野生植物资源, 2001, 20（2）:47.

[10] 姜月霞，刘侠，刘明生海南青牛胆抗骨质疏松的药效学研究中草药，2010,41（8）:1348-1350.

[11]吴丽媛,关世侠,姜月霞,刘明生.海南青牛胆化学成分与药理作用研究进展[J].现代药物与临床,2010,25（3）:177-180.

[12] 吴丽媛，张鹏威，董琳等. HPLC 测定海南青牛胆中盐酸巴马汀的含量[J].中国实验方剂学杂志,2012,18（8）:75-77.

海南狗牙花 Hainan gouyahua

Ervatamia hainanensis Tsiang

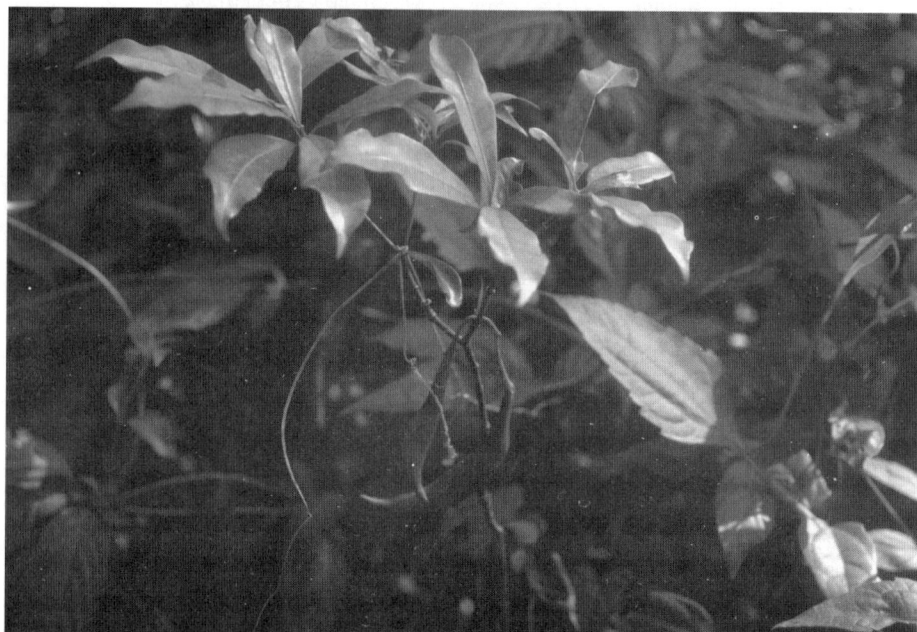

图1　海南狗牙花原植物

【基本概况】

　　本品为夹竹桃科植物海南狗牙花 *Ervatamia hainanensis* Tsiang。根和叶入药，名为单根木，能清热解毒，降压，消肿止痛。全年均可采，洗净，切片晒干；叶鲜用。海南各地、广东、云南等省区均有分布。生长于低海拔至中海拔山地林中和灌木丛中。

【生物学研究】

一、海南狗牙花的植物形态学

灌木，高1.3m，全株无毛；枝淡灰色，有微小的皮孔及小条纹，小枝有棱；节间长2.5~6cm。托叶早落，灰褐色，卵圆形，长1mm；叶纸质，倒卵状椭圆形，有时长椭圆形，长4~9cm，宽1.7~3.5cm（最大的175.5cm），顶端通常骤急尖，基部宽楔形或急尖，中脉上面凹陷，下面略隆起，侧脉每边10~14条，几平行，近平坦或略隆起，网脉两面不明显；叶柄长2~14mm。花序腋生或稀有假顶生，为伞房式的多歧聚散花序，有花7~12朵，结果时伸长，花梗长1~1.5cm，苞片和小苞片卵形，急尖，长约1mm，花蕾顶端卵形或椭圆形，末端急尖；花萼5深裂，内面萼腺约20枚，生于萼管中部以上，裂片长2mm，宽1mm，边缘无色而透明；花冠白色，冠管上部膨大，裂片长圆状镰刀形，长7mm，宽4mm（最大的9mm×5mm），基部边缘覆瓦状排列，近垂直，雄蕊着生于冠管中部以上，花药长圆状披针形，顶端急尖，基部圆；心皮2枚，离生，花柱圆柱状，柱头胀大，顶端2裂。蓇葖双生，几无柄，成180°，椭圆状披针形，长3cm，直径1.3cm（最大的6cm×1cm），有长喙，喙长1cm（最长2cm），外果皮淡灰色，种子在每个成熟心皮内有10~20颗，分为4排，不规则的三角形，长宽约12mm。花期：3~6月；果期：6~12月[1, 2]。

【药学研究】

一、化学成分及药理研究

金丽等[3]采用多种柱层析方法分离和纯化化合物，用光谱方法确定化合物的结构。结果分离得到10个化合物，其化学结构鉴定为：8-羟基-6-甲氧基-3-正戊基异香豆素（1），环阿尔廷醇（2），23-环木菠萝烯-3β，25-二醇（3），钝叶甾醇（4），α-香树脂醇（5），α-香树脂醇乙酸酯（6），11-氧代-α-香树脂醇乙酸酯（7），β-香树脂醇乙酸酯（8），豆甾醇（9），[24S]-豆甾-4＋烯-3-酮（10）。其中化合物1，4，9和10为首次从该植物中分得。化合物 1 和 4 为首次在该属植物中发现。

梁爽等[4]根据理化性质及波谱学方法对海南狗牙花根茎的进行结构鉴定，结果分离得到12个化合物，伏康京碱（voacangine,1），伊波加因（ibogaine,2），伊波加明（ibogamine,3），冠狗牙花碱（coronaridine,4），19-海尼山辣椒碱（19-heyneanine,5），19-表-海尼山辣椒碱（9-epi-heyneanine,6），3-羟基冠狗牙花碱（3-hydroxyl coronaridine,7），冠狗牙花羟基伪吲哚碱（coronaridine hydroxyindolenine,8）,3-（2-羰丙基）-冠狗牙花碱[3-（2-oxopropyl）coronaridine,9]，老刺母碱（vobasine,10），α-香树醇（α-amyrin,11），α-香树酯醇乙酸酯（α-amyrin acetate,12）。其中化合物1,2,6,11,12均为首次从该属植物中分离得到。

黄丽瑛等[5]从海南产的药用狗牙花Ervatamiaofficinalis中分离并鉴定了9个吲哚生物碱，分别鉴定为12-methoxy-voaphylline（Ⅰ），tabernanthine（Ⅱ），jollyanine（Ⅲ），19，20-dihydro-decarbomethoxyvobasine（Ⅳ），20-epi-19，20-dihydro-decarbomethoxyvobasine（Ⅴ），iboluteine（Ⅵ），conopharyngine（Ⅶ），16'-decarbomethoxy19，20-dihydro-conoduramine（Ⅷ），20-epi-16'-decarbomethoxy19，20-dihydro-conoduramine（Ⅸ）。Ⅴ，Ⅷ和Ⅸ为新生物碱，Ⅷ和Ⅸ经药理实验显示有较强的抗肿瘤作用。

谭兴起等[6]方法采用硅胶、Sephadex LH-20等柱色谱方法对海南狗牙花中的吲哚类生物碱进行分离，采用NMR等波谱学方法进行结构鉴定。结果从海南狗牙花中分离鉴定了7个吲哚类生物碱，分别为：海南狗牙花素（hainanervatasine，Ⅰ）、海南狗牙花新（hainanervatacine，Ⅰ）、老刺木碱（vobasine，Ⅱ）、冠狗牙花定（coronaridine，Ⅳ）、3-羟基冠狗牙花定（3-hydroxyl coronaridine，Ⅴ）、3-（2-羰基-丙基）冠狗牙花碱[3-（2-oxopropyl）coronaridine，Ⅵ]、山辣椒胺（tabernamine，Ⅶ）.结论化合物Ⅰ、Ⅱ为新化合物，分别命名为海南狗牙花素（Ⅰ）、海南狗牙花新（Ⅱ），化合物Ⅳ、Ⅵ为首次从该植物中分离得到。

王希等[7]研究了海南狗牙花（Ervatamia hainanensis Tsiang）干燥茎的生物碱成分和抗肿瘤活性。方法中采用现代色谱分离手段分离，并结合质谱，核磁共振对所纯化得到的化合物进行结构与鉴定。采用MTT法，研究所分生物碱的抗肿瘤活性。结果共分离纯化得到13个化合物，分别鉴定为19S-Hydroxyibogamine（1）、Tabernaelegantine C（2）、16-Epivobasine（3）、3-氧冠狗牙花定碱（3-Oxocoronaridine,4）、榴花灵碱（Conodurine,5）、Ervadivaricatine B（6）、19,20-Dihydroetabernamine A（7）、10-羟基海尼山辣椒碱（10-Hydroxyheyneanine,8）19,20-Dihydroetabernamine（9）、

Pleiocarpamine（10）、Deoxytubulosine（11）、缝籽木醇（Geissoschizol,12）、10- 羟基缝籽木醇（10-Hydroxygeissoschizol,13）。抗肿瘤活性研究发现化合物 9 和 11 对 A549 表现出良好的抗肿瘤活性，其他化合物抑制作用较弱。结论：化合物 1-3,5-7 首次从该植物中分离得到，化合物 10 首次从狗牙花属中分得，化合物 9,11 为首次从夹竹桃科中分得。首次研究并发现化合物 9 和 11 对 A549 表现出良好的抗肿瘤活性。

二、质量评价：

性状鉴别根圆柱形或圆锥形，长可达30cm,直径约8cm,表面灰棕色或黄棕色，具纵裂纹，皮部易剥落，而露出棕黄色木部，鲜时有乳汁溢出，干后呈棕色稠状物附着。质坚硬，不易折断，断面中央木部占大部分，淡黄色。气微，味微苦。

【传统应用】

一、药性与功效

（一）性味
苦、辛，性凉。归肝；胃；大肠经
（二）功能主治
清热解毒，降压，消肿止痛。主治高血压病，咽喉肿痛，风湿痹痛，跌打损伤，痈肿疮疖，毒蛇咬伤[2]。

二、传统用法

内服：煎汤，10~15g。外用：适量，捣敷。
黎族地区用其根及叶治疗毒蛇咬伤。

【参考文献】

[1] 广东植物研究所.海南植物志（第三卷）[M]. 北京：科学出版

社,1974:224.

[2] 国家中医药管理局《中华本草》编委会.中华本草（第六册）[M]. 上海:上海科技出版社,1999:288.

[3] 金丽，卢嘉，金永生，等. 海南狗牙花化学成分[J]. 中国天然药物，2008，6（4）:271–274.

[4]梁爽，陈海生，金永生,等. 海南狗牙花化学成分研究[J]. 中国中药杂志，2007，32（13）:1296–1299.

[5] 黄丽瑛，牟睐，周韵丽. 海南药用狗牙花中生物碱的分离和鉴定[J]. 中草药，1997（6）:323–326.

[6] 谭兴起，陈海生，郭良君,等. 海南狗牙花中的吲哚类生物碱化学成分研究[J]. 中草药，2008，39（6）:805–808.

[7] 王希，杨升平，黄蓉,等.海南狗牙花茎的生物碱成分研究[J]. 2016.

葫芦茶 Hulucha

Desmodium triquetrum（Linn.） DC.

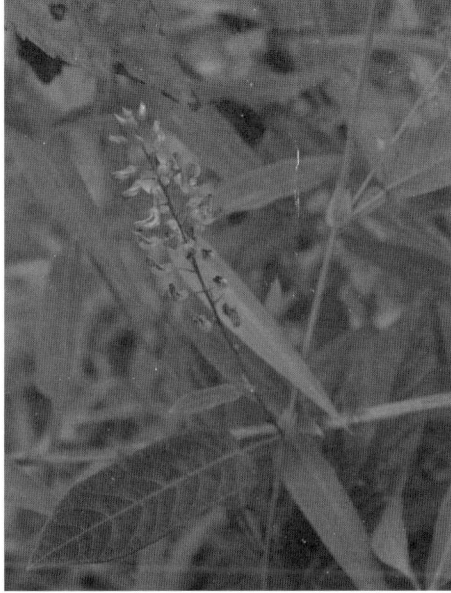

图1 葫芦茶原植物

【基本概况】

本品为蝶形花科植物葫芦茶 *Desmodium triquetrum*（Linn.） DC.。枝叶、根入药，名为葫芦茶和葫芦茶根，茎叶能清热解毒，利湿退黄，消积杀虫，根能清热止咳，拔毒散结。夏、秋季采收，洗净，晒干。海南各地、广西、广东、贵州及云南等省区均有分布。印度、缅甸、老挝及越南也有分布。生于荒地或山地林缘，路旁，海拔1400m以下。

【生物学研究】

一、葫芦茶的植物形态学

灌木或亚灌木，茎直立，高1~2m。幼枝三棱形，棱上被疏短硬毛，老时渐变无。叶仅具单小叶;托叶披针形，长1.3~2cm，有条纹;叶柄长1~3cm，两侧有宽翅，翅宽4~8mm，与叶同质;小叶纸质，狭披针形至卵状披针形，长5.8~13cm，宽1.1~3.5cm，先端急尖，基部圆形或浅心形，上面无毛，下面中脉或侧脉疏被短柔毛，侧脉每边8~14条，不达叶缘，叶下面网脉明显。总状花序顶生和腋生，长15~30cm，被贴伏丝状毛和小钩状毛;花2~3朵簇生于每节上;苞片钻形或狭三角形，长5~10mm;花梗开花时长2~6mm，结果时延长到5~8mm，被小钩状毛和丝状毛;花萼宽钟形，长约3mm，萼筒长1.5mm，上部裂片三角形，先端微2裂或有时全缘，侧裂片披针形，下部裂片线形;花冠淡紫色或蓝紫色，长5~6mm，伸出萼外，旗瓣近圆形，先端凹入，翼瓣倒卵形，基部具耳，龙骨瓣镰刀形，弯曲，瓣柄与瓣片近等长;雄蕊二体;子房被毛，有5~8胚珠，花柱无毛。荚果长2~5cm，宽5mm，全部密被黄色或白色糙伏毛，无网脉，腹缝线直，背缝线稍缢缩，有荚节5~8，荚节近方形;种子宽椭圆形或椭圆形，长2~3mm，宽1.5~2.5mm.花期6~10月，果期10~12月[1]。

【药学研究】

一、化学成分

（一）黄酮类

含有4',7-二羟基异黄酮、4',5,7-三羟基黄酮、（＋）-儿茶素、山奈素-3-O-β-D-葡萄吡喃糖苷、山奈素-3-O-β-D-葡萄吡喃糖（6→1）-a-L-鼠李吡喃糖苷、槲皮素-3-O-β-D-葡萄（6→1）-a-L-鼠李吡喃糖苷[3-4]等化合物。同时还鉴别出葫芦茶中含有芦丁成分[5]。

（二）酚类

含水杨酸、原儿茶酸、4-羟基苯甲酸、3,5-二羟基苯基-β-D-葡萄吡喃糖苷、3,5-二羟基苯基-6-O-反式-对羟基-肉桂酰基-β-D-葡萄吡喃糖苷，即葫芦茶苷（Tadehaginoside）[3-4,6]。

（三）三萜类

冬青素A、熊果酸[3]。

（四）其他

含木栓酮、表木栓酮、豆甾醇、鞣质等成分[6]以及胡萝卜苷、对甲氧基-反式-肉桂酸[5]。

二、药理研究

（一）杀灭寄生虫作用

民间每次用30~250g生药加水煮沸治小儿蛔虫和成人钩虫；在腌制咸鱼和肉类时放入本品可防止蝇蛆，也有将其割刈后用来杀死厕所内的蝇蛆。

李树荣等[7]选用椎实螺为实验对象，用葫芦茶粉剂和煎剂做杀灭药剂进行试验。结果认为两种剂型对椎实螺都有杀灭效果。将两种剂型比较，粉剂的杀灭效果、加工方法都较煎剂的好。粉剂有效浓度在0.1%时24h内可出现死亡，当浓度在0.5%时可在24h内实现椎实螺全部死亡。煎剂的有效浓度在0.0143%时48h后出现死亡，当有效浓度在0.572%时，52h后全部死亡。李树荣等[8]用葫芦茶的提纯物葫芦茶素A（Triquetin A），Cyclokievitone，葫芦茶素D（Triquetin D），葫芦茶素C（Triquetin C），山柰酚（Kaempferol），二氢山柰酚（Dihydrokaemoferol），对羟基桂皮酸（P-hydroxycinnamic acid），L-2-O-甲基-手-肌醇（2-O-Methyl-L-chiro-inositol），卫矛醇（Galactitol），10%葫芦茶浸膏剂等不同浓度及其相关溶剂，5%二甲亚枫、蒸馏水、10%吐温-80为对照组，对兔球虫的卵囊进行杀灭试验，用卵囊减少率为其效果判定，效果最好的是Cyclokievitone和葫芦茶素D（Triquetin D），葫芦茶素A（Triquetin A）稍差。其余提纯物与对照组的药效基本相似。

（二）保肝作用

唐爱存等[9]研究了葫芦茶苷对四氯化碳（CCl$_4$）诱导急性肝损伤大鼠的保护作用及对肝组织Caspase-3与Caspase-8活性的影响。将健康雄性SD大鼠随机分为正常对照组，肝损伤模型组，阳性对照组（水飞蓟宾胶囊），葫芦茶苷低中高剂量组（3、6、12 mg·kg^{-1}），每日灌胃给药1次，连续给药14d，正常组与模型组每天灌服等体积的生理盐水，末次灌胃给药1h后，除空白对照组外，皮下注射CCl4原液建立急性肝损伤大鼠模型，检测大鼠血清丙氨酸氨基转移酶（ALT）、门冬氨酸氨基转移酶（AST）、乳酸脱氢酶（LDH）

和γ-氨基酰转肽酶（γ-GT）、胆碱酯酶（CHE）、总胆汁酸（TBA）和总胆红素（TBIL）；检测肝组织匀浆超氧化物歧化酶（SOD）、谷胱甘肽过氧化物酶（GSH-PX）活性以及还原型谷胱甘肽（GSH）、丙二醛（MDA）和肝微粒体一氧化氮（NO）的含量,并检测肝组织Caspase-3,Caspase-8活性。结果与模型组比较，葫芦茶苷能降低血清ALT，AST，LDH，γ-GT活性及TBA和TBIL含量（P＜0.05或P＜0.01），升高血清CHE含量；降低肝微粒体NO含量和MDA含量，增加肝组织SOD，GSH-PX活性和GSH含量，并降低肝组织Caspase-3，Caspase-8的活性（P＜0.05或P＜0.01）。表明葫芦茶苷对四氯化碳致急性肝损伤大鼠具有明显的保护作用,其机制可能与其抗氧自由基、抑制脂质过氧化作用以及下调Caspase-3和Caspase-8的活性有关。

（三）其他

葫芦茶浸膏剂能促进消化、增进食欲，达到增加体重的目的。

（四）毒性

葫芦茶浸膏剂毒性观察试验中，用量达 2.5g/kg 至 5.0g/kg 时，在近期内会影响动物的食欲[10]。在对葫芦茶 10% 浸膏剂驱除兔球虫实验中，投服30.0mL（约合 1.9g/kg）后，粪便中卵囊减少的最多，但同时兔也出现死亡，说明 10% 浓度的葫芦茶浸膏剂对兔球虫的有效剂量是 1.4~1.6g/kg[11]。在对葫芦茶水提物驱除中华许氏绦虫的试验中，发现当浓度 2.0% 以上时对鱼有一定毒性。24h 内死亡的鱼，均有不同程度的烂鳃病，死亡越早越严重[12]。

三、质量评价：

（一）鉴别

文东旭等[13]采用3种展开系统分别对葫芦茶进行薄层色谱实验。结果各斑点分离效果较理想。考虑实际情况，可取熊果酸和芦丁作为对照品，进行葫芦茶的薄层色谱鉴别。

（二）含量测定

史丽颖等[14]采用分光光度法，分别以齐墩果酸、没食子酸、芦丁对照品为对照,建立葫芦茶中总皂苷、总多酚及总黄酮的分析方法。结果葫芦茶叶的乙醇提取物中总黄酮的量最高，50%丙酮-水提取物中总多酚的量最高。方法简便、准确、稳定性好、重现性好。

四、临床应用

（一）治疗前列腺增生症

公英葫芦茶合补中益气丸治疗前列腺增生98例，结果临床治愈32例，占32.7%；显效66例，占67.3%[15]。

（二）治疗寄生虫病

以葫芦茶为主的中草药治疗168例华支睾吸虫感染者，并同时与23例西药（硫双二氯酚、呋喃丙胺）治疗作对照，治疗组163例中（另有5例癌变）有159例虫卵阴转，阴转率达94.6%，且无明显不良反应，比一向沿用治血吸虫药物治疗华支睾吸虫感染更为优胜。

（三）治疗烧伤

由九里明、葫芦茶、白芨、地榆等组成的九白茶洗剂治疗烧伤创面89例，结果全部治愈[16]。

（四）治疗感冒中暑

由山芝麻、穿心莲、葫芦茶、三桠苦、板蓝根等组成中西药复方制剂治感佳片，可治疗温病初起，感冒发热头痛等症[17]。

（五）治疗急性病毒性肝炎

由虎杖、绵茵陈、葫芦茶等为主组成的复方虎杖糖浆治疗急性病毒性肝炎黄疸型34例、无黄疸型9例，结果临床治愈41例，好转2例，尤对小儿急性病毒性肝炎疗效显著。

（六）其他

以葫芦茶为主药，结合辨证施治，治疗痈、食滞、热淋、黄疸、疳等多种疾病，收效甚佳[18]。

【传统应用】

一、药性与功效

（一）性味

茎叶：味苦、涩，性凉。根：味微苦、辛，性平。

（二）功能主治

茎叶：清热解毒，利湿退黄，消积杀虫。主治中暑烦渴，感冒发热，咽喉肿痛，肺病咯血，肾炎，黄疸，泄泻，痢疾，风湿关节痛，小儿疳积，钩虫病，疥疮。根：清热止咳，拔毒散结。主治风热咳嗽，肺痈，痈肿，瘰疬，黄疸[2]。

二、传统用法

内服：煎汤，15~30g。茎叶可外用，适量，捣汁涂，或煎水洗。

【现代研究】

一、保鲜剂

彭琼等[19]研究葫芦茶提取液对草莓的保鲜效果。按葫芦茶：水1：20的比例制备葫芦茶提取液原溶液和稀释5倍的稀释液,对草莓进行保鲜试验。结果为葫芦茶稀释液对草莓的呼吸作用具有抑制作用，处理3d后呼吸强度显著低于对照（P＜0.05）。葫芦茶提取液处理可以明显延缓草莓可滴定酸下降的速度，葫芦茶提取液处理后6 d草莓可滴定酸下降20%左右，而对照下降30.6%。表明葫芦茶提取液能明显改善草莓感观品质，具有保鲜效果。

【参考文献】

[1] 陈焕镛.海南植物志（第二卷）[M].北京：科学出版社,1965：281.

[2] 国家中医药管理局《中华本草》编委会.中华本草（第四册）[M].上海：上海科技出版社,1999.661

[3] 文东旭,郑学忠,井上史一郎,等.葫芦茶化学成分的研究（Ⅰ）[J].中草药,2000,31（1）:31

[4] 文东旭,郑学忠,史剑侠,等.葫芦茶化学成分的研究（Ⅱ）[J].中草药,1999,30（4）:2521

[5] 文东旭,郑学忠,陆敏仪,等.葫芦茶的薄层色谱鉴别（Ⅰ）[J].中草药,2001,32（5）:451

[6] 吕华冲,何蔚珩,杨其蒀,等.葫芦茶化学成分的研究（Ⅱ）[J].中草

药,1995,26（5）:1801

[7] 李树荣，李琦华，张菁,等. 葫芦茶对椎实螺的杀灭实验[J]. 中兽医学杂志，2003（1）:3-4.

[8] 李树荣，杨灿，王芸,等. 葫芦茶提纯物对兔球虫卵囊的离体杀灭试验[J]. 云南农业大学学报，2003，18（2）:170-174.

[9] 唐爱存，陈兆霓，卢秋玉,等. 葫芦茶苷对肝损伤大鼠肝组织Caspase-3与Caspase-8活性的影响及保肝作用研究[J]. 中华中医药学刊，2017（3）:689-692.

[10] 李树荣,项伟,李琦华,等. 葫芦茶及浸膏剂对小白鼠毒性的影响[J].中兽医学杂志,2002,8（1）:4-5.

[11] 李树荣,王家富,王存亮,等. 葫芦茶浸膏剂对兔球虫的临床试验 [J].中国养兔杂志，2002,（5）:8-9.

[12] 李树荣，李增寿，李琦华，等. 两种驱虫药对中华许氏绦虫的驱除试验[J].中兽医医药杂志,2002,（3）:10-12.

[13] 文东旭，陆敏仪，唐人九,等. 葫芦茶的薄层色谱鉴别[J]. 中草药，2001，32（5）:451-452.

[14] 史丽颖，于大永，冯宝民,等. 葫芦茶根和叶中化学成分定量分析[J]. 中草药，2009（S1）:289-292.

[15] 王占忠. 公英葫芦茶合补中益气丸治疗前列腺增生98例 [J].江苏中医,1995,16（8）:19-19.

[16] 肖廷刚.自拟九白茶洗剂治疗烧伤创面89例[J].广西中医药1995,18（1）:16-17.

[17] 中华人民共和国卫生部药典委员会.中华人民共和国卫生部药品标准中药成方制剂（第十二册）[M].北京：人民卫生出版社，1997：102

[18] 葛槐发,李美春.葫芦茶临床应用举隅[J].广西中医药,1994,17（4）:34.

[19] 彭琼，孙艳娟，杨振德,等. 葫芦茶提取液对草莓保鲜效果的研究[J].安徽农业科学，2008，36（31）:13844-13845.

矮紫金牛 Aizijinniu

Ardisia humilis Vahl

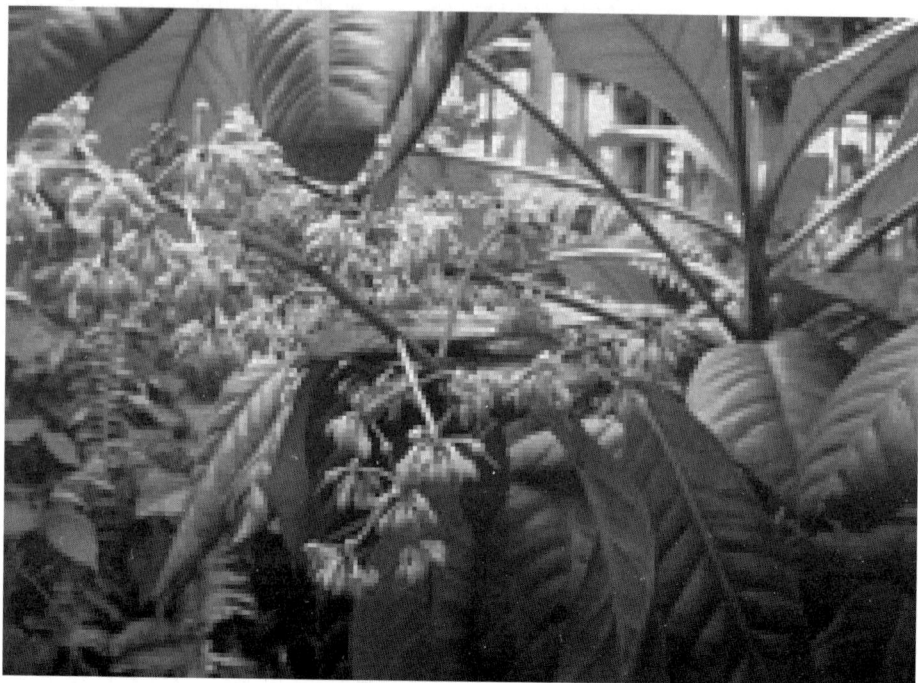

图1 矮紫金牛原植物

【基本概况】

本品为紫金牛科植物矮紫金牛*Ardisia humilis* Vahl.。茎皮入药，名为地打果树皮。黎族地区认为其根性凉，用以治疗热证。夏、秋季剥取茎皮，晒干。在海南产于琼山、万宁、陵水、保亭、三亚等地。广东徐闻也有分布。生长于海拔40~1100m的山间、坡地疏、密林下，或开阔的坡地。

【生物学研究】

一、矮紫金牛的植物形态学

灌木，高1~2m，有时达3~5m；茎粗壮，无毛，有皱纹，除侧生特殊无花枝外不分枝。叶互生，叶片革质，倒卵形或椭圆状倒卵形，稀倒披针形，顶端广急尖至钝，基部楔形，微下延，长15~18cm，宽5~7cm，有时长达28cm，宽12cm，全缘，两面无毛，背面密布窝点，中脉明显，于背面隆起，侧脉约12对或更多，不成边缘脉；叶柄长5~10mm，粗壮。由多数亚伞形花序或伞房花序组成的金字塔形的圆锥花序，着生于粗壮的侧生特殊花枝顶端，长8~17cm或更长，花枝长13cm或达30余cm，仅中部以上具少数叶；花梗长6~10mm，果时常达15mm；花长5~6mm，花萼基部连合达1/3，无毛，萼片广卵形，顶端急尖，基部近耳形，互相重叠，长1~2mm，具腺点或不明显，全缘；花瓣粉红色或红紫色，广卵形或卵形，顶端急尖，长5~6mm，无毛，无或有腺点；雄蕊与花瓣近等长，花丝长为花药的1/2，花药长圆状披针形，顶端渐尖，背部具腺点；雌蕊与花瓣等长，子房球形，具腺点，无毛；胚珠多数，3轮。果球形，直径约6mm，暗红色至紫黑色，具腺点。花期：3~4月；果期：11~12月[1-2]。

【栽培技术】

一、矮紫金牛栽培技术

（一）繁殖采用种子繁殖和扦插繁殖

种子繁殖。秋季果实采收回来让其充分成熟后，用清水浸泡数日搓去果肉，并去掉浮于水面的不饱满种子,然后放于通风干燥的地方干燥数日后立即进行播种。种子也可与湿沙混合贮藏越冬,翌年春季播种。播种前种子可用100 倍液的福尔马林浸 30min 左右，播种后盖土 0.5cm，再浇 1 次水，以后经常保持土壤湿。秋播的种子,55~70d 后萌发，幼苗长出 2~4 片真叶时及时间苗，锄草，灌溉和施肥，苗期每周施一次稀薄完全肥，以氮肥为主。苗高 10cm 左右时转入大田管理。

扦插繁殖。选择1~2年生健壮的枝条，插条一般长10~20cm左右，带2~3个发育好的芽，插条可用生根粉进行处理，药剂质量浓度为500~1000mg/L的水溶液，插条下切口浸入水溶液中5~15s，有利于促进生根。苗高30cm左右时起苗。

（二）养护

春末夏初干旱时易发生病虫害，养护中要及时打药防治，发现病虫注意适当修剪病残枝。果后于12月初增施有机肥，增强树势，有利于来年开花。

二、光照、温度、水分、土壤等对矮紫金牛生产的影响[3]

矮紫金牛在我国主要分布于海南岛及广东省的南部地区，调查发现矮紫金牛在海南分布的海拔高度较低，琼海、万宁等地在海拔10m以下的半自然林中亦有分布。极其耐阴，在较阴的林下生长良好，叶片深绿，叶片长可达32cm，宽可达12cm,但在有阳光直射的疏林中生长不良,光照增强时可见叶片边缘枯死,叶片黄绿色；主根发达，吸水能力强，能耐一定的干旱，但喜阴湿、土壤肥沃且排水良好的微酸性生境。植株生长速度中等，后期生长较慢，最后树高2~3m；枝条集中长于植株的顶部，树冠径0.2~0.8m。

【传统应用】

树皮含单宁，亦供药用，煎水服治头痛、便血等症。

【参考文献】

[1] 广东植物研究所.海南植物志（第三卷）[M].北京：科学出版社,1974：170.

[2] 陈介.中国植物志（第五十八卷）[M].北京：科学出版社,1979.48.

[3] 吴庆书,林尤河,李东海等.矮紫金牛的生物学特性及其在园林中的应用[J].科技创新导报，2009,2：15-16.

裸花紫珠 Luohuazizhu

Callicarpa nudiflora Hook.et Arn.

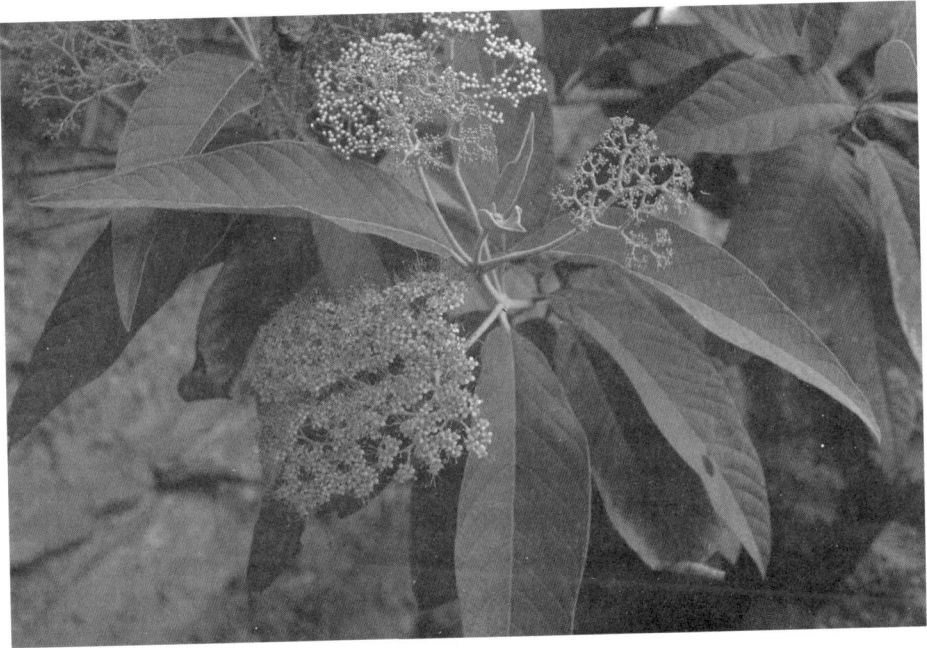

图1　裸花紫珠原植物

【基本概况】

本品为马鞭草科植物裸花紫珠*Callicarpa nudiflora* Hook.et Arn.。叶入药，名为赶风柴，能散瘀止血，解毒消肿。全年均可采收，以夏秋采收为好，以叶入药，除去杂质，晒干。在海南产于定安、儋州、澄迈、白沙、昌江、东方、三亚、陵水、保亭、琼中等地。广东、广西均有分布。生长于平地至海拔1200m的山坡，谷地，溪旁林中或灌木中。

【生物学研究】

一、裸花紫珠的植物形态

常落叶灌木至小乔木，高1~7m；老枝无毛而皮孔明显，小枝，叶柄与花序密生灰褐色分枝茸毛。叶片卵状长椭圆形至披针形，长12~22cm，宽4~7cm，顶端短尖或渐尖，基部钝或稍呈圆形，表面深绿色，干后变黑色，除主脉有星状毛外，余几无毛，背面密生灰褐色茸毛和分枝毛，侧脉14~18对，在背面隆起，边缘具疏齿或微呈波状；叶柄长1~2cm。聚伞花序展开，6~9次分歧，宽8~13cm，花序梗长3~8cm，花柄长约1mm；苞片线形或披针形，花萼杯状，通常无毛，顶端截平或有不明显的4齿；花冠紫色或粉红色，无毛，长约2mm，雄蕊长于花冠2~3倍，花药椭圆形，细小，药室纵裂；子房无毛。果实近球形，径约2mm，红色，干后变黑色。花期：6~8月；果期：8~12月[1,2]。

二、裸花紫珠的遗传多样性研究

杨先国等[3]对4种紫珠属药用植物进行RAPD多态性分析，该方法采用试剂盒提取法提取裸花紫珠、广东紫珠、大叶紫珠与杜虹花4种新鲜植物叶中的总DNA，采用经过筛选的20条随机引物进行PCR扩增，分析结果表明，20个引物共检测出152条带，多态性条带共137条，多态率达88.2％。从DNA分子水平来说，样本间遗传距离越大，说明遗传分化越大；聚类分析结果表明，4个紫珠属样本可分为3类，其中杜虹花与广东紫珠的遗传距离最近，大叶紫珠与裸花紫珠各为一类，上述分析结果与紫珠属植物的生药学分类相一致。采用RAPD分子标记研究紫珠属资源之间的遗传多样性和亲缘关系，对于紫珠属药用植物种质资源的遗传育种、合理利用具有重要意义。

【栽培技术】

一、组培繁殖

朱红林等[4]以野生裸花紫珠茎段为外植体,采用组织培养的方法建立裸花紫珠组培快繁技术体系。结果表明用0.1%升汞溶液消毒10min最佳,污染率小于16%，腋芽萌芽率70%；以MS为基本培养基，6-BA浓度为0.5mg/L时，外植体芽诱导率最高，为87.5%;6-BA和NAA配合使用，继代增殖最佳，繁殖周期为30d，增殖系数为10；以1/2MS为基本培养基，IBA浓度为1.0mg/L时，生根率100%，根粗壮、有须根；河沙、椰糠及红土体积比为（1-2）∶1∶1时，移栽成活率达95%以上。

黄赛等[5]以带腋芽的裸花紫珠（*Callicarpa nudiflora* Hook.et Arn.）嫩茎段为外植体，研究其组培快繁技术。结果表明，用0.1%的升汞处理外植体15 min，接种于MS+1.5 mg/L 6-BA+30 g/L蔗糖培养基上，7 d后萌发腋芽；丛生芽在MS+2.0 mg/L 6-BA+30 g/L蔗糖的培养基增殖效果最佳，增殖系数达8.50；丛生芽的继代培养周期是30d，超出40d时会有死株现象；培养基MS+0.5~0.8 mg/L NAA+0.5 g/L活性炭+30 g/L蔗糖适宜诱导生根，生根率达100%；生根苗移栽在$V_{河沙}∶V_{木屑}∶V_{园土}=1∶1∶1$的混合基质中，塑料薄膜保湿20d成活率达93%,且植株生长良好。

二、种子育苗

王春梅等[6]探讨了不同环境因子对裸花紫珠种子育苗的影响。从果实和种子不同处理、不同基质配方播种,以温湿度、光照及季节性播种等方面对裸花紫珠种子育苗技术进行研究。新鲜饱满的裸花紫珠果实,除去果皮后冷处理（7℃）3天后播种,第8天种子萌发,发芽率达80.2%。以河沙为萌芽基质8~11天开始发芽,发芽时间较短,发芽率最高,达82.2%。在3月份进行播种,萌芽时间最短,发芽率最高,达82.9%。种子育苗的最佳方法是春季采收成熟果实去皮,自然风干5天,低温（7℃）处理3天,25~30℃下河沙基质播种,裸花紫珠种子萌芽效果最好。

三、扦插繁育

周再知等[7]以药用植物裸花紫珠（*Callicarpa nudiflora*）1年生半木质化枝条为材料，采用吲哚丁酸（IBA）5个浓度（0、1000、1500、2000、2500mg/L）处理。每隔6d从1500mg/L IBA浓度与对照处理插穗的基部取样1次，测定在生根过程中内源吲哚乙酸（IAA）、脱落酸（ABA）、赤霉素（GA₃）、玉m素核苷（ZR）含量的变化。扦插80 d后，采用隶属函数法综合评价生根效果。结果表明不同IBA浓度处理对插穗生根影响差异显著。与对照相比，IBA处理不同程度地提高了插穗的生根率、平均生根数、最长根长和平均根长，降低了偏根率。其中，以1500mg/L IBA处理生根效果最好，其生根率、根体积最大，综合评价指数最高。在裸花紫珠插穗根原基诱导和愈伤组织形成阶段，1500mg/L IBA处理可提高插穗基部IAA和GA₃含量，降低ABA和ZR含量，IAA/ABA和IAA/ZR比值迅速升高。在不定根形成、发生及生长发育阶段，IAA含量下降，IAA/ABA和IAA/ZR比值逐渐降低。较低的内源ABA、ZR含量和较高的IAA、GA₃含量及IAA/ABA、IAA/ZR比值,有利于裸花紫珠插穗半木质化插穗不定根的形成和发育。

【药学研究】

一、化学成分

冯世秀等[8]通过对国内外1996—2016年文献调研显示,其化学成分主要有苯丙素类、黄酮类、三萜类、二萜类、环烯醚萜类、酚酸类及其苷和甾醇等。

（一）黄酮类

裸花紫珠中黄酮类化合物主要有：木犀草苷、木犀草素–3'–O–β–D–吡喃葡萄糖苷、木犀草素–4'–O–β–D–吡喃葡萄糖苷；luteolin–7–O–（6''–trans–caffeoyl）–β–D–glucopyranoside、luteolin–7–O–（6'–trans–cin–namoyl）–β–D–glucopyranoside、木犀草素、芹菜素、芹菜素–7–O–β–D–葡萄糖苷、luteolin–7–O–（6''–p–coumaryl）–β–D–glucopyranoside、5，7，4'–三羟基–3'–甲氧基黄酮[10]；槲皮素、阿亚黄素、5，7，4'–三羟基黄酮；5，4'–二羟基–3，7，3'–三甲氧基黄

酮、5－羟基-3，7，3'，4'-四甲氧基黄酮，5，7-二羟基－3，3'，4'-三甲基黄酮；鼠李秦素、5-羟基-3，7，4'-三甲氧基黄酮、5-羟基-3，7，3'，4'-四氧甲基黄酮；异鼠李素、素珠藓黄酮、木犀草素-4'-O－（6''-E-咖啡酰）-β-D-吡喃葡萄糖苷；木犀草素-3'-O－β-D-吡喃葡萄糖苷、金圣草黄素-7-O－β-D-葡萄糖苷、芹菜素-7-O－β-D-葡萄糖苷、木犀草素-3'-甲氧基-6-羟基-7-O－β-D-吡喃葡萄糖苷；去鼠李糖毛蕊花苷、木犀草素；岳桦素等。

（二）萜类

裸花紫珠所含萜类化合物主要有：环烯醚萜类化合物 nudifloside；婆婆纳苷；8-乙酰基哈帕苷、6-氧－香草酰筋骨草苷；梓醇、益母草苷 callicosideA、calliocoside B；倍半萜类化合物（6S，9R）-roseoside、（3S，5R，6R，7E，9S）-megastigman-7-ene-3，5，6，9-tetrol；二萜类化合物 16，17-dihydroxy-3-oxophy-llocladane、7α-hydroxysandaracopinmaricacid、3，4-seco-12R，13S-dihydroxy-4（18），8（17），14（15）-lab-datrien-3-oic acid；三萜类化合物齐墩果酸、熊果酸、2α-羟基乌索酸、2α，3α，19α-三羟基－乌索烷-12-烯-28-酸；乌苏-12-烯-3β-醇；2α，3α，24-三羟基－乌索烷-12-烯-28-酸、2α，3α，19α-三羟基－乌索烷-12-烯-28-O-β-D-葡萄糖苷、2α，3α，19α，23-四羟基－乌索烷-12-烯-28-O-β-D-葡萄糖苷；2α，3α-二羟基-12-烯-28-乌苏酸、2α，3β，19α-三羟基-12-烯-28-乌苏酸、2α，3α，19α，23-四羟基-12-烯-28-乌苏酸、2α，3α，19α-三羟基齐墩果烷-12-烯-28-O-β-D-吡喃葡萄糖苷；2α，3α，24-三羟基－齐墩果烷-12-烯-28-酸、2α，3β，24-三羟基－齐墩果烷-12-烯-28-酸、2α，3β，19α-三羟基－齐墩果烷-12-烯-28-O-β-D-葡萄糖苷、2α，3α，19α，23-四羟基－齐墩果烷-12-烯-28-O-β-D-葡萄糖苷；2α，3α，19α，23，29-四羟基－乌索烷-12，19-二烯-28-O-β-D-葡萄糖苷等。

（三）酚类

从裸花紫珠叶中分离得到苯丙素类化合物主要有毛蕊花糖苷、异毛蕊花糖苷、连翘酯苷B、benzyl-4'-hydroxy-benzoyl-3'-O-β-D-glucopyranoside、1，6-di-O-caffeoyl-β-D-glucopyranoside、tortoside F、samio-side、角胡麻苷、6-O-咖啡酰-β-D-葡萄糖、6-O-咖啡酰-α-D-葡萄糖、密花树苷K 等；酚酸类如香草酸、对二羟基桂皮酸、咖啡酸、阿魏酸、原儿茶酸、原儿茶醛等。

（四）挥发油类

多位学者分别采用 GC-MS 技术分析了裸花紫珠中挥发油类成分，鉴定70种成分，占总挥发油成分的98.69%，分析发现挥发油成分主要为单萜及其含氧衍生物，其中相对百分含量较高的成分有：β–蒎烯（20.70%），α–蒎烯（9.41%），石竹烯氧化物（6.90%），石竹烯（6.65%），邻伞花烃（6.62%），反式–4–侧柏醇（5.85%）和桃金娘烯醇（5.61%）等。

二、药理研究

冯世秀等[8]综述了裸花紫珠的药理作用主要有止血、抗炎、抑菌、抗氧化细胞毒等作用。

（一）止血

梁纪军等发现裸花紫珠总黄酮能明显缩短小鼠断尾出血时间和凝血时间；易博等发现裸花紫珠的止血活性成分主要集中在醇提物经大孔树脂处理后的乙醇洗脱部位，并且可能是通过影响内源性凝血途径发挥止血作用。王杰等发现裸花紫珠正丁醇提取物具有明显的止血作用，促进血小板 PI3K/Akt 信号转导、刺激血小板的活化可能是其止血作用的机制之一。张利等通过测定裸花紫珠粗提物及各分离部位和单体对凝血酶原时间、凝血酶时间、活化部分凝血活酶时间、血浆纤维蛋白原四项指标观察其对凝血系统的影响，结果显示裸花紫珠有较好的凝血效果，其有效部位可能在40%甲醇洗脱部位。

（二）抗炎

梁纪军等研究出裸花紫珠总黄酮能明显抑制二甲苯所致小鼠耳廓肿胀，具有良好的抗炎作用。董琳等从裸花紫珠提取到单体 5–羟基–3，7，3'，4'–四甲氧基黄酮并发现其具有抗炎作用.

（三）抑菌

裸花紫珠被誉为植物抗生素，对金黄色葡萄球菌、伤寒沙门氏菌、肺炎球菌等具有不同程度的抑菌作用，杨郴等研究发现裸花紫珠对链霉素耐药结核分枝杆菌和链霉素敏感结核分枝杆菌有较好的体外抑菌活性。谢泳超等发现裸花紫珠联合盐酸万古霉素对MRSA有协同抗菌作用，能更好地治疗MRSA引起的肺炎，可提高抗生素对耐药菌疗效，缩短疗程，为临床治疗MRSA所致的感染提供一种更安全有效的治疗方法。

（四）抗氧化活性

蔡灏等研究5种紫珠属药材中总酚、总黄酮与其抗氧化活性的相关性，结果发现除了抗脂质过氧化外，其他方法所得结果均与总酚和总黄酮含量呈正相关。潘争红等发现裸花紫珠醇提物、醇提物的水部位、正丁醇部位、乙酸乙酯部位和化合物木犀草素、木犀草苷、毛蕊花糖苷具有较强的抗氧化活性，5-羟基-3，7，3'，4'-四甲氧基黄酮的抗氧化活性则较弱。

（五）其他作用

Mei 等采用MTT 方法测定出从裸花紫珠中分离出的环烯醚萜类化合物 nudifloside 和化合物lin-earoside 对慢性白血病骨髓内K562 细胞系具有抑制作用。马燕春等研究发现黄酮类化合物是裸花紫珠活性部位的主要化学成分，有抑制肿瘤细胞增殖的潜在功效；苯乙醇苷类化合物含量较高，但不表现细胞毒活性；环烯醚萜苷类成分少量存在，表现出微弱的细胞毒活性。 Huang 等从裸花紫珠中提取发现4 种三萜皂苷，其中 2α，3α，19α，24-四羟基-乌索烷-12-烯-28-酸 28-O-β-D-葡萄糖苷、2α，3α，19α，23-四羟基-乌索烷-12-烯-28-酸 28-O-β-D-葡萄糖苷、2α，3α，19α，23-三羟基-乌索烷-12-烯-28-酸28-O-β-D-葡萄糖苷这三种成分能抑制D-半乳糖胺诱导的大鼠肝组织上皮干细胞毒性，提示裸花紫珠有保肝作用，可开发利用于各型病毒性肝炎的辅助治疗。陈颖等采用碳粒廓清试验对裸花紫珠的增强免疫功能进行研究，结果表明裸花紫珠水提取液具有增强小鼠免疫功能的作用。

三、质量评价：

（一）性状鉴别[9]

本品常皱缩卷曲，展平后呈卵状披针形或矩圆形，长6~8cm，宽4~8cm；顶端短渐尖至渐尖，基部钝或稍呈圆形，边缘具疏齿，微波状或近全缘。上表面黑色，下表面密被浓厚的黄褐色星状毛。侧脉羽状小脉近平行与侧脉几成直角。叶柄长0.5~3cm，被星状毛。气微香，味涩、微苦。

（二）药材显微鉴别[9]

本品横切面：上、下表皮均为1列细胞，外均被腺毛、非腺毛和腺鳞，以下表皮较多；上表皮下方有1列较大的下皮细胞。栅栏组织为1~2列细胞；海绵组织细胞小，排列较紧密。主脉维管束外韧型，呈马蹄状环，韧皮部间有纤维群。主脉上下表皮内侧均有数列厚角细胞。薄壁细胞含草酸钙簇晶或方晶。

裸花紫珠粉末灰棕色。非腺毛有两种：一种为迭生星状毛，大多碎断，中轴直径18~30mm，壁厚，非木化。完整者1~10余轮。每轮1~7个侧生细胞；另一种1~4细胞，末端有分叉，壁薄。腺鳞头部6~8细胞，扁球形，直径50~60mm。腺毛头部4细胞，直径22~27mm，柄1~2细胞。上表皮细胞多角形，壁略呈连珠状增厚。

（三）理化鉴别

冯志强等[10]对裸花紫珠药材进行了薄层鉴别，具体方法为取本品5g，加H_2O100mL，煎煮，保持微沸1h，放冷，用脱脂棉滤过，滤液蒸干，残渣加甲醇20mL使溶解，滤过，滤液加中性氧化铝（100~200目）2g，搅拌均匀，滤过，滤液置水浴锅上蒸干，残渣加甲醇1ml使溶解，作为供试品溶液；另取裸花紫珠对照药材5g，同法制成对照药材溶液；照薄层色谱法，吸取上述两种溶液各5μL，分别点于同一0.5%氢氧化钠溶液制成的硅胶G薄层板上，以乙酸乙酯-甲醇-浓氨水（17:2:1）为展开剂，展开，取出，晾干，喷以10%三氯化铝乙醇试液，在105℃烘10min，立即置紫外光灯（365nm）下检视。供试品色谱中，在与对照品药材色谱相应的位置上，显相同颜色的荧光斑点。

（四）含量测定

（1）总黄酮的含量测定。冯志强等[10]采用分光光度法测定裸花紫珠药材的总黄酮含量，方法学验证表示，精密度、稳定性和重现性都良好，并确定按干燥品计算，每g含总黄酮以无水芦丁（$C_{27}H_{30}O_{16}$）计，不得少于85mg。

（2）总酚的含量测定。颜小捷等[11]采用Folin-酚比色法测定裸花紫珠中总酚的含量。实验条件为Folin-酚用量为0.5mL，7.5%Na_2CO_3用量为1.5mL，反应条件为40℃下加热10min，显色条件为25℃下显色60min，没食子酸浓度在0~18μg时与其吸光度有良好线性关系，其回归方程$Y=32.262X-0.0012$（n=7），r=0.9999，根据此线性回归方程进行裸花紫珠总酚的含量测定。该方法简单方便、稳定性好、准确度高，可用于裸花紫珠原料及其制剂的质量控制和定量分析。

（五）检查

冯志强等[10]对裸花紫珠药材进行了进行总灰分、酸不溶性灰分和水分检查。

（1）总灰分测定。用的供试品须粉碎，使能通过二号筛，混合均匀后，取供试品2~3g（如需测定酸不溶性成分，可取供试品3~5g），置炽灼至恒重的坩埚中，称定重量（精确至0.01g），缓缓炽热，注意避免燃烧，至完全灰化时，逐渐升高温度至500℃~600℃，使完全灰化并至恒重。根据残渣重量，计算供试品中总灰分胡含量（%）。如供试品不易灰化，可将坩埚放冷，加热水或10%硝酸按溶液2mL，使残渣湿润，然后至水浴锅上蒸干，残渣照前法炽灼，至坩埚内容物完全灰化，总灰分不得过6.0%。

（2）酸不溶性灰分。取上项所得灰分，在增祸中小心加入稀盐酸约10mL，表面皿用热水5mL冲洗，洗液并入坩埚中，用无灰滤纸滤过，坩埚内的残渣用水洗于滤纸上，并洗涤至洗液不在显氯化物为止。滤渣连同滤纸移至同一坩埚中，干燥，炽灼至恒重。根据残渣重量，计算供试品中酸不溶性灰分的含量（％），酸不溶性灰分不得过3.0％。

（3）水分。取药材粉末约2g，平铺于已干燥至恒重的扁形称量瓶中，精密称定，打开瓶盖，在100℃~105℃干燥5h，盖好瓶盖，移至干燥器中，冷却30min，精密称定重量，再在上述温度下干燥1h，冷却，称重，至连续两次重量差异不超过5mg为止，根据减失重量计算药材水分，药材水分含量不得过12.1％。

（六）指纹图谱

（1）裸花紫珠叶的HPLC指纹图谱。郑东昆等[12]建立了裸花紫珠叶的HPLC指纹图谱，并同时测定其中10种成分的含量。采用Waters Sunfire C_{18}色谱柱（4.6 mm × 250 mm，5μm），流动相乙腈（A）-0.1％甲酸（B），梯度洗脱，流速为1mL·min^{-1}，检测波长330nm，柱温30℃。运用中药色谱指纹图谱相似度评价系统（2012）进行分析。各批次裸花紫珠叶的指纹图谱相似度较高，10种成分分离度良好。裸花紫珠枝及同属4种紫珠与裸花紫珠叶对照图谱存在明显差异，定量分析条件通过方法学验证，平均加样回收率在96.0％~ 105.0％。所建立的定性、定量分析方法简便，准确度高，专属性强，可作为裸花紫珠鉴定及质量控制的依据。

（2）不同采收期裸花紫珠的HPLC指纹图谱。刘幼娴等[13]建立裸花紫珠药材高效液相指纹图谱研究方法，该研究采用0.4％磷酸水溶液（A）-乙腈（B）；梯度洗脱为0~15min，16％~25％B，15~25min，25％~39.7％B；AgilentZORBAXSB-C_{18}色谱柱（4.6mm × 250mm，5μm）；柱温为30℃；流速为1mL·min^{-1}；进样量为10μL；检测波长327nm；检测时间25min等色谱条件。研究了不同采集时间共25批裸花紫珠药材的指纹图谱，获取14个共有特征色谱峰，确定了其中的3个成分，利用相似度分析、主成分分析及对应分析对它们进行了分析.结果表明：HPLC指纹图谱结合计量分析法可有效评价裸花紫珠的质量，该方法可有效应用到裸花紫珠原料及其制品的质量控制中。

四、临床应用

刘小芬等[14]对近年来裸花紫珠及其剂型临床应用进行了综述，临床上主要用于治疗皮肤科、妇产科及外科等疾病。

（一）皮肤科疾病

（1）带状疱疹。孔凤利将阿昔洛韦联合裸花紫珠分散片治疗带状疱疹40例，总有效率为92.50%，疗效确切。唐慧东等采用裸花紫珠分散片、阿昔洛韦、消炎痛、维生素B$_{12}$注射液联合治疗带状疱疹，临床治愈率为96.50%，未见明显不良反应。

（2）急慢性湿疹。杨政等将慢性湿疹患者82例随机分成2组，治疗组裸花紫珠片联合外用地塞米松软膏治疗，对照组单纯外用地塞米松软膏，结果证明裸花紫珠片联合外用地塞米松治疗慢性湿疹疗效显著。黄早发等将入选的143例急性湿疹患者随机非盲法分为治疗组88例和对照组55例，治疗组裸花紫珠胶囊联合除湿止痒洗液，对照组单纯外用除湿止痒洗液，均为10d为1个疗程，共治疗1个疗程，疗效比较显示治疗组有效率明显高于对照组。

（3）过敏性紫癜。绕瑛将过敏性紫癜患者103例随机分为实验组52例，服用裸花紫珠胶囊3粒，每日3次，对照组51例，采用盐酸左西替利嗪胶囊，每日口服1粒（5mg）。2周为1个疗程，共治疗2个疗程。实验组痊愈率和总有效率分别为46.15%和86.54%，对照组治愈率及总有效率分别为21.57%和43.14%，相互比较有明显差异。裸花紫珠胶囊治疗过敏性紫癜疗效满意，复发率低，安全可靠。

（4）痤疮。胡文斌等应用裸花紫珠胶囊联合姜黄搽剂治疗痤疮45例，结果表明裸花紫珠胶囊对消除痤疮局部炎症疗效满意。岳宗栋将137例寻常痤疮患者随机分为盐酸美他环素片组67例和裸花紫珠胶囊联合盐酸美他环素片组70例，观察2组第2周、第4周疗效，结果表明盐酸美他环素片联合裸花紫珠胶囊治疗寻常痤疮比单用盐酸美他环素片有更好的疗效和安全性。

（二）妇产科疾病

（1）宫颈炎。马丽丽等对64例宫颈炎患者随机分为2组进行对照治疗，治疗组使用裸花紫珠栓，对照组使用保妇康栓，结果表明裸花紫珠栓治疗宫颈炎临床效果好。

（2）宫颈糜烂。吴玉英等采用波姆光联合裸花紫珠栓治疗宫颈糜烂，可缩短术后阴道排液时间、减少阴道出血和感染的发生，一次性治愈率高。薛碧玉用裸花紫珠栓加激光治疗宫颈中、重度糜烂，使用后阴道排液明显减少，防止痂皮感染，疗效显著。

（3）念珠菌性阴道炎。王贤英应用裸花紫珠栓治疗妊娠合并念珠菌性阴道炎31例，裸花紫珠栓能迅速消除临床症状，改善阴道环境，总有效率达98.36%。黄秀英将242例念珠菌性阴道炎患者随机分为保妇康栓组和裸花紫珠栓组各121例，在使用伊曲康唑基础上分别给予保妇康栓和裸花紫珠栓配合治疗，裸花紫珠栓总有效率为94.21%。

（三）产后出血及其他出血性疾病

（1）药物流产术后出血。章凤贞将160例药物流产术后患者随机分成2

组，全部病例均采用m非司酮配伍m索列醇药物流产，治疗组开始口服m非司酮的同时服用裸花紫珠颗粒，对照组口服m非司酮不再加服其他药物，结果说明裸花紫珠颗粒可以明显减少流产后出血量，缩短出血持续时间。杨美霞等对80例发生不全产的病例随机分为治疗组和对照组各40例，治疗组口服产后逐瘀胶囊每次3粒，每日3次，连续服用12d，同时服用裸花紫珠胶囊每次0.9g，每日3次，连续服用6d；对照组进行常规清宫术。治疗组40例中，治愈37例总有效率为97.5%。结果显示两药联用治疗流产不全收到良好的效果，且避免了清宫术，减少患者的痛苦。王梦娜将裸花紫珠胶囊联合血府逐瘀片治疗药物流产不全患者32例，效果良好，能避免清宫术造成的疼痛及严重并发症。m非司酮联合裸花紫珠胶囊用于药物流产可有效缩短出血时间，且不良反应少。裸花紫珠胶囊联合缩宫素可以减少药物流产后阴道出血量及出血时间，更有利于子宫复旧。

（2）阴道出血。苏凤珍等将60例炎症性阴道出血病例随机分为治疗组和对照组各30例，对照组服用妇炎康胶囊（每粒0.5g），每次3粒，每日3次，宫血宁胶囊（每粒0.13g）每次2粒，每日3次，均连服7d；治疗组服用妇炎康胶囊每次3粒，每日3次，裸花紫珠胶囊（每粒0.4g）每次3粒，每日3次，连服7d。治疗组痊愈率、总有效率均明显高于对照组，妇炎康胶囊联合裸花紫珠胶囊治疗阴道出血疗效显著。

（3）子宫出血。陈延君等对45例功能失调性子宫出血患者应用裸花紫珠颗粒联合妇康片治疗，月经周期和经期恢复正常，月经量明显减少，不良反应发生率显著降低。

（4）鼻出血。刘会清等随机选取125例急诊鼻出血行前鼻孔堵塞患者，85例口服裸花紫珠颗粒，40例口服维生素K治疗，结果口服裸花紫珠颗粒组患者鼻腔填塞后不适感轻，撤出填塞物时鼻腔肿胀轻，分泌物少。曹焕光用快速止血纱布贴敷联合裸花紫珠口服治疗小儿反复鼻出血，治疗后无鼻出血复发。

（5）肺结核咯血。廖丽锦等用裸花紫珠分散片和止血药合用治疗除大咳外各种程度的肺结核咯血止血疗效好，止血疗程缩短，对肺结核病的其他症状也有明显的改善作用。

（6）外伤性前房积血。外伤性前房积血治疗不及时常会导致患者视力严重下降甚至失明，屈思萌等采用裸花紫珠颗粒治疗外伤性前房积血患者，取得较好的效果，积血吸收时间短，吸收快，视力恢复好，并发症较少。

（四）外科疾病

（1）内痔出血。钟利进将102例内痔患者随机分为治疗组和对照组各51例，治疗组裸花紫珠胶囊联合常规抗感染和消痔栓，对照组用安络血联合常规抗感染和消痔栓，观察2组患者的便血量、肛门不适、疼痛等症状，治疗组治愈14例，显效22例，总有效率90.2%，对照组治愈11例，显效14例，总有效率80.4%，2组比较差异有统计学意义。裸花紫珠胶囊治疗Ⅰ期内痔出血有良好的抗菌消炎及止血作用，疗效确切。

（2）伤口清创缝合后。黄业东对54例外伤伤口有污染的患者进行伤口清创缝合后，口服裸花紫珠胶囊6d，患者伤口全部甲级愈合，无感染、血肿及愈合不良。结果表明裸花紫珠可替代抗生素预防外伤患者感染。陈宝军对156例门诊患者随机分为观察组80例和对照组76例，2组在给予相应的基础治疗后，观察组患者先应用微波对病灶进行热凝，在创面外敷裸花紫珠颗粒粉，同时加服裸花紫珠颗粒，每日3次，每次0.6g，连服5d。结果显示裸花紫珠颗粒可以减少微波治疗术后创面感染、加速创面愈合、缩短病程且安全有效。

（五）其他疾病

裸花紫珠胶囊与诺氟沙星联用治疗急性菌痢疗效较好。黄开明等将裸花紫珠内服外敷治疗口腔溃疡与联合用药治疗口腔溃疡疗效相当，具有良好止痛、消炎、促进创面愈合、减少复发等疗效。裸花紫珠片联合思连康（双歧杆菌四联活菌片），治疗病毒性腹泻取得了满意的临床效果。王思明采用裸花紫珠胶囊治疗慢性胆囊炎，观察组总有效率90.7%，对照组总有效率69.8%，观察组疗效优于对照组。裸花紫珠分散片联合美沙拉嗪治疗中度溃疡性结肠炎有较好的疗效。此外，裸花紫珠有明显的解酒作用。裸花紫珠胶囊在液氮冷冻术后的应用可以减轻患者的不适感，减少并发症，减少病毒疣的复发率。

【传统应用】

一、药性与功效

（一）性味
味涩、微辛、微苦，性平。

（二）功能主治
散瘀止血，解毒消肿。主治衄血，咳血，吐血，便血，跌打瘀肿，外伤出血，水火烫伤，疮毒溃烂[2]。

二、传统用法

内服：煎汤，15~30g。外用：适量，捣敷；或研末撒；或煎水洗。

【参考文献】

[1] 裴鉴，陈守良.中国植物志（第六十五卷第一分册）[M]. 北京:科学出版社，1982：38.

[2] 国家中医药管理局《中华本草》编委会.中华本草（第6册）[M]. 上海:上海科技出版社，1999：556.

[3] 杨先国,谷陟欣,卢捷,等. 4种紫珠属药用植物RAPD多态性分析[J].亚太传统医药,2015,11（7）:28-31.

[4] 朱红林,徐靖,陈健晓,等. 裸花紫珠的组培快繁技术体系[J]. 贵州农业科学，2015，43（7）:144-147.

[5] 黄赛，潘梅，戚华莎,等. 裸花紫珠试管苗生产技术初探[J]. 湖北农业科学，2014，53（13）:3121-3123.

[6] 王春梅，张浪，赵明苑,等. 海南黎药——裸花紫珠种子育苗技术研究[J]. 中国农学通报，2014（7）:238-241.

[7] 周再知、刘式超、张金浩,等. 外源IBA对裸花紫珠扦插生根和内源激素含量变化的影响[J]. 热带作物学报，2016，37（6）:1075-1080.

[8] 冯世秀、张旻、易博,等. 裸花紫珠化学成分与药理活性研究进展[J]. 中草药，2017，Vol.48Issue（5）:1015-1026.

[9] 董琳,王勇,陈英等. 黎药裸花紫珠叶的生药学研究[J]. 齐齐哈尔医学院学报,2014，35（15）:2187-2188.

[10] 冯志强，陈国彪，纪满和,等. 裸花紫珠药材质量标准研究[C]. 海南省药学会2009年学术会议论文集，2009.

[11] 颜小捷，谷陟欣，卢凤来,等. FOLIN-酚比色法测定裸花紫珠中总酚含量[J]. 中国实验方剂学杂志，2013，19（18）:74-78.

[12] 郑东昆，陈伟康，马双成,等. 裸花紫珠指纹图谱研究及10种成分的含量测定[J]. 中国中药杂志，2015，40（9）:1776-1782.

[13] 刘幼娴，谷陟欣，卢凤来,等. 不同采收期裸花紫珠的 HPLC 指纹图谱研究[J]. 广西植物，2014（2）:174-178.

[14] 刘小芬，李顺祥. 裸花紫珠研究进展[J]. 中南药学，2015（4）:396.

槟榔 Binglang

Aareca cathecu Linn.

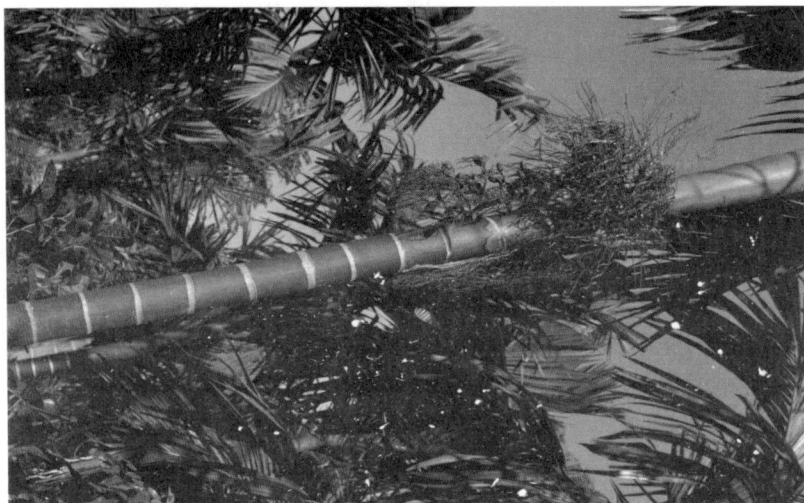

图1　槟榔原植物

【基本概况】

本品为棕榈科植物槟榔*Aareca cathecu* Linn.。果皮入药名为大腹皮，种子入药名为槟榔。果皮：味辛，性温。种子：味苦、辛，性温。海南、云南、台湾等省区均有分布。马来西亚、菲律宾等国也有分布。

【采收加工】

一、果实采收

一般采收分两个时期。第一个时期，11~12月采收青果加工成榔干。以采收长椭圆形或椭圆形，茎部带宿萼，剖开内有未成熟瘦长形种子的青果加工成榔干品质为佳。第二时期，3~6月采收熟果加工榔玉。以采收圆形或卵形橙黄或鲜红熟果，剖开内有饱满种子的成熟果实加工成榔玉为佳品。

二、果实加工

（一）榔玉

将成熟果实晒1~2天，然后放在烤灶内用干柴火慢慢地烤干，约7~10天取出待冷，砸果取榔玉再晒1~2天即可。一般100kg鲜果可加工成榔玉17~19kg。

（二）榔干

采下青果去枝，然后置果实于锅内加水煮沸约30min，捞出晾干，再将果实放置于烤灶内用湿柴文火烘烤。约烤2~3天翻炒1次，连翻两次便可。约8~10天用木棒从上面直插底层，如一插便入，说明底层已干，此时取出即成榔干。一般100kg鲜果可烤得20~25kg。

（三）大腹皮

将成熟果实纵剖成半，剥下果皮，晒干，打松干燥即得。

（四）槟榔花

取尚未开放的雄花干燥而成。以土黄色或淡绿色为佳品。

三、规格

一等干货。呈扁圆形或圆锥形。表面淡黄色或棕色。质坚实。断面有灰白色与红棕色交错的大理石花纹。味涩微苦。每1000g 160个以内。无枯心、破碎、杂质、虫蛀、霉变。

二等干货。呈扁圆形或圆锥形。表面淡黄色或棕黄色。质坚实。断面有灰白色与红棕色交错的大理石样花纹。味涩微苦。每1000g 160个以上，间有破碎、枯心不超过5%；轻度虫蛀不超过3%。无杂质、霉变。

四、药材炮制

（一）槟榔片

取原药浸1~4天（如质松浮者略浸），捞出，润透，或近透时，蒸热趁热切片，切成2mm薄片，薄摊阴干，不宜日晒，否则容易泛色变红，影响美观。槟榔切片按老法需浸润多。

（二）炒槟榔

取槟榔片，置炒制容器内，用文火加热，炒至微黄色，取出晾凉。

（三）焦槟榔

取槟榔片，置炒制容器内，用中火加热，炒至焦黄色，取出晾凉。

五、药材贮藏

置通风干燥处，防霉，防蛀。槟榔片贮于干燥容器中，密闭。

【生物学研究】

一、槟榔的植物形态学

乔木，高 16~17m（最高的达 30m 以上）；茎有明显的环状叶痕。叶聚生于茎顶，长 1.3~2m；裂片多数，两面光滑，狭长披针形，长 30~60cm，宽 2.5~4cm，有时部分黏合，顶端不规则齿裂。肉穗花序多分枝，基部承托以草黄色、平滑的佛焰苞，分枝曲折，长 25~30cm，上部纤细，着生许多雄花；雄花：小，无梗，通常单生，很少成对，紧贴于总轴的凹陷处；萼片卵形，常不及 1mm；花瓣长圆形，长 4~6mm；雄蕊 6 枚，花丝短；退化雌蕊 3 枚，线形；雌花：数朵生于每一分枝的基部；萼片卵形；花瓣近圆形，长 1.2~1.5cm；退化雄蕊 6 枚，合生；子房长圆形，长 3.5~6cm，红色，中果皮厚，纤维质；种子卵形，基部平坦。花期：夏季。

【栽培技术】

一、槟榔栽培技术

用种子育苗。选择15~30年生，茎于上下均匀，节间短，产量高的母树采种。果实选翌年成熟（6月上、下旬），果皮是金黄色的留种。采下的果实，晒1~2天，待果皮稍干燥时，用湿沙层积法成堆积法催芽，20天左右发芽，芽长3cm时即可播种，可用苗床和营养袋育苗。生产上多采用营养袋育苗。苗生长约1年，高50~60cm，有5~6片叶时便可定植。海南于2~3月或8~10月，云南于5~6月定植。

定植后幼龄期需要适量荫蔽以保持土壤湿润，可间种绿肥、药材、经济作物等。如遇天旱，应适当浇水。植后6~7年间，每年中耕除草追肥2~3次。肥料以人畜粪和绿肥为主。成年树结果后，除施氮肥外，适当增施磷钾肥，以促进开花结果和增强植株抗寒抗风能力。植株进入开花结果年龄，应将幼林时的荫蔽树砍掉，以利其生长和结果。

喜温暖湿润的热带气候，不耐寒，生长最适温度为25℃~28℃，发芽温度为35℃。幼苗须适当荫蔽，成年树喜充足阳光；土壤以肥沃疏松的沙壤或壤土为好。用种子繁殖，将采摘的鲜果剥除果蒂，摊晒1~2天后，与湿润河砂或沙壤土进行层积催芽，并经常淋水保湿，保持砂藏温度。20~30天后露有白色胚根时播种，按行株距各33cm穴播育苗，每穴果实1~2个，覆土以不见果实为度，播后盖草浇水，保持湿润，出苗后即行肥水管理及除草、培土。苗高50~70cm时，于3~4月份或8~10月份雨水充足时节，带土定植，行株距2.3m×1.7m，栽后覆土浇水，盖章，并修剪部分叶片以及扦插遮阴树。3年后逐渐减少遮阴树，6年后将遮阴树全部砍去，7~10年开始结果，每年须中耕除草、施肥2次。

二、槟榔病虫害防治

病害有叶斑病，为害叶，及时除去枯枝落叶烧毁，用1∶1∶150波尔多液喷雾或用瑞毒霉等防治。果腐病，使青果蒂腐烂，导致落果，防治方法同叶斑病。果穗枯萎病，为害果穗和果实，及时将落果落叶清除烧毁，在幼果和青果期间用炭疽福美、多菌灵喷雾。极腐病，危害幼苗，用5%多菌灵可湿性粉800~1000倍液灌根。虫害有红脉穗螟在花期和幼果期为害，在3~4月结合施肥，每株施3%呋喃丹颗粒0.25kg或于4、5月和8、9月用Bt乳剂100倍液加3%苦楝油或Bt乳剂100倍加10%灭百可10-6喷雾。

【药学研究】

一、化学成分

种子含总生物碱0.3%~0.6%，主要为槟榔碱（arecoline），及少量的槟椰次碱（arecaidin），去甲基槟榔碱（guvacoline），去甲基槟榔次碱（guvacine），异去甲基槟榔次碱（isoguvacine），槟榔副碱（arecolidine），高槟榔碱（homoarecoline）等，均与鞣酸（tannic acid）结合形式存在。还含鞣质约15%，内有右旋儿茶精（catechin），左旋表儿茶精（epicatechin），原矢车菊素（procyanidin）A-1，B-1和B-2以及称为槟榔鞣质（arecatannin）A、B的两个系列化合物，这两个系列均系原矢车菊素的二聚体、三聚体、四聚体、五聚体。又含脂肪约14%，基中主要脂肪酸有月桂酸（lauric acid），肉豆蔻酸（myristic acid），棕榈酸（palmitic acid），硬脂酸（stearic acid），油酸（oleic acid）和少量的今苯二甲酸双（2-乙基已醇）酯[bis（2-ethylhexyl）phthalate]等。还含氨基酸，主要有脯氨酸（proline）占15%以上，以及色氨酸（TCMLIByptophane），蛋氨酸（methionine），酪氨酸（tyrosine），精氨酸（arginine），苯丙氨酸（phenylalanine）等。另含甘露糖（mannose），半乳糖（galactose），蔗糖（sucrose），槟榔红色素（areca red）及皂甙等。

二、药理研究[3-6]

（一）驱虫作用

槟榔有较强的杀犬蛔虫蚴体的活性作用。槟榔能影响肝吸虫的神经系统功能而起到明显的抑虫作用。槟榔对体外培养的猪囊尾蚴有良好的驱虫效果。槟榔煎剂对鼠蛲虫具有麻痹作用。槟榔碱是槟榔的有效驱虫成分，对猪肉、牛肉绦虫有较强的致瘫痪作用，但对神经无损伤；对棘球蚴虫有杀伤作用，氢溴酸槟榔碱有排蠕虫效果。槟榔碱使钉螺足平滑肌松弛，降低钉螺上爬附壁率，延长钉螺与灭螺药物接触的时间而发挥灭螺增效作用。

（二）对神经系统的作用

槟榔碱具有兴奋M胆碱受体的作用，使胃肠平滑肌张力升高，腺体分泌增加，瞳孔缩小，支气管收缩，心率减慢，并可引起血管扩张，血压下降；槟榔碱也能兴奋N胆碱受体，兴奋骨骼肌、神经节。槟榔碱尚有中枢抑制作用，可对抗嶂柳碱及东莨菪碱引起的动物行为兴奋并对脑电脱节现象有拮抗作用。槟榔碱还能增强尼古丁对大鼠离体海马脑片诱发第二个群峰电位的作用。

（三）对消化系统的作用

槟榔水提醇沉注射液能兴奋胆囊肌，增强总胆管收缩力，加速胆汁排出。槟榔能促进胃平滑肌的收缩作用[5-6]，促进豚鼠离体回肠自发性收缩的作用。槟榔通过抑制幽门螺旋杆菌对抗十二指肠球部溃疡。对大鼠肠道中提取分离的α-淀粉酶有显著的抑制作用。

（四）抗病原微生物的作用

槟榔水浸剂对许兰氏黄癣菌等皮肤真菌均有不同程度的抑制作用。槟榔有抗流感病毒作用，对内氏放线菌、黏性放线菌和血链球菌、牙龈卟啉菌、福赛类杆菌也有明显的抑菌作用。

（五）对泌尿生殖系统的作用

槟榔水煎剂可增加大鼠膀胱逼尿肌肌条的收缩活动。槟榔可致精子数量减少，精子畸形率增高，精子活动率降低。

（六）对循环系统的作用

槟榔碱可间接激活纤溶系统来对抗血栓形成。

（七）抗过敏作用

槟榔能抑制肥大细胞脱颗粒，抑制过敏反应后期炎症因子的产生。

（八）其他作用

槟榔的热水提液和醇提取液可明显抑制小鼠分离血浆中的淀粉酶活性，其醇提取液对小鼠的餐后血糖值显示有降低作用。以槟榔碱为先导的新型莨菪类化合物MA9701具有促智作用。

（九）毒性

槟榔常见的副作用为恶心呕吐、腹痛、头昏与心慌，冷服可减少呕吐。也有报道槟榔是一种很强的致癌物质，咀嚼槟榔会导致口腔黏膜下纤维化，并随时可能会转化为癌症。槟榔碱可对S.typhimurium菌及中国仓鼠V79细胞引起突变。槟榔能通过睾丸屏障影响小鼠的精子发育过程，对小鼠的生殖细胞有一定的遗传毒性。槟榔粗提物与槟榔碱对小鼠的肝脏都有损伤作用,都能促进肝细胞的凋亡,但纯槟榔碱比粗提物对肝脏的毒性可能更大。

三、质量评价：

（一）性状

果皮对半纵剖呈椭圆形瓢状，长5~7cm，宽约3cm。外果皮表面灰黄色，有棕色斑点及纵裂纹；内果皮凹陷呈心脏形，黄棕色，平滑坚硬；中果皮纤维性。已捶松的全体大多松散，纤维呈淡黄色棕毛状。体轻，质坚韧，易纵向撕裂。气微，味微涩。种子扁球形或圆锥形，顶端炖圆，基部平宽，高1.5~3cm，基部直径1.5~3cm。表面淡黄棕色至暗棕色，有稍凹下的淡色网状纹理，偶附有银白色内果皮斑片或果皮纤维，基部中央有凹窝，旁有大形淡色种脐。质极坚硬，切断面可见大理石样纹理，系红棕色的种皮及外胚乳向内错入于白色的内胚乳而成，纵剖面珠孔部位内侧有空隙，藏有细小干缩的胚。气微，味微苦涩。

（二）理化鉴别

（1）取本品粉末0.5g，加水4mL、加5%硫酸1滴，微热数min后，滤过，取滤液1滴于玻片上，加碘化铋钾试液1滴，即发生棕红色混浊，置显微镜下观察，可见有红色的四面体小方晶或球状结晶。（检查槟榔碱）

（2）取本品细粉，加氨水数滴及乙醚10mL，冷浸提取，提取液浓缩后滴于硅胶H薄层板上，以氯仿-甲醇-氨水（90∶10∶2）展开，碘化铋钾试液显色，以槟榔碱为对照品，样品液在相应位置处有橙红色斑点。

（三）含量测定

（1）中国药典标准。取本品粗粉约8g，精密称定，置具塞锥形瓶中，加乙醚80mL，振摇后加氨试液4mL，振摇10min，加无水硫酸钠10g，振摇5min，静置俟沉淀，分取乙醚液，置分液漏斗中，残渣用乙醚洗涤3次，每次10mL，合并醚液，加滑石粉0.5g，振摇3min，加水2.5mL，振摇3min，静置，至上层醚液澄清时，分取醚液，水层用少量乙醚洗涤，合并醚液，低温蒸发至约20mL，移置分液漏斗中，精密加入硫酸滴定液（0.01mol/L）20mL，振摇提取，静置俟分层，分取醚层，醚层用水振摇洗涤3次，每次5mL，合并洗液与酸液，滤过，滤器用水洗涤，合并洗液与酸液，加甲基红指示液数滴，用氢氧化钠滴定液（0→0.02mol/L）滴定。每1mL硫酸滴定液（0.01mol/L）相当于3.104mg的槟榔碱（$C_8H_{13}NO_2$）。本品按干燥品计算，含醚溶性生物碱以槟榔碱（$C_8H_{13}O_2$）计，不得少于0.30%。

（2）HPLC法测定生物碱。张春江等[7]通过反相离子对高效液相色谱法测定了槟榔及其产品中的生物碱。采用HypersilBDSC$_{18}$（250×4.6mm，5μm）色谱柱，柱温60℃；流动相为水-甲醇-磷酸-SDS（55mL∶45mL∶0.1mL∶1g），流速为1.0mL/min；采用SPD-20A紫外检测器，检测波长为215nm。结果显示，槟榔碱和槟榔次碱在25min内分离良好。测定的精密度为0.87%~1.58%，加标回收率为96.77%~100.23%。应用该方法对槟榔及其产品中槟榔碱和槟榔次碱的含量进行了测定分析。

四、临床应用[4,8]

（一）治疗脑卒中后抑郁症

槟榔胶囊治疗脑卒中后抑郁症52例，以百忧解为对照，结果治疗痊愈27例，显效12例，有效6例，无效7例，总有效率86.5%。与对照组比较无显著性差异。

（二）治疗呃逆

槟榔粉口服治疗呃逆160例，结果治愈134例，好转5例，无效20例，总有效率87.5%。

（三）治疗绦虫病

槟榔对猪肉绦虫，治愈率多在90%以上。但也有报告8例仅治愈4例（50%），认为与药质不良，制法不当有关。对短小绦虫的疗效，文献报告不一：报告的少数病例（1~6例）都获治愈；8例治愈6例（75%）；32例的排虫率为37.5%，而大便虫卵的阴转率为82.8%。但亦有报告14例仅治愈3例；治疗儿童8例次均属无效。对阔节裂头绦虫，报告虽均为个别病例，但均获治愈。对牛肉绦虫，疗效较差，治愈率一般在30~50%之间，如与南瓜子合并应用，则疗效可大大提高，治愈率达90~95%成以上；然亦有报告治疗23例，结果见虫头驱出者5例，驱出大部虫体（未见虫头驱出）者14例，无效4例。实践证明：槟榔与南瓜子对绦虫均有使之瘫痪的作用，但槟榔主要作用于绦虫的头节和未成熟节片（即前段），南瓜子主要作用于中段与后段的孕卵节片，两者合用，可以提高治疗效果。用法：一般采用煎剂口服。常用量为60~100g，但也有用至120g或更多的。有人认为：超出有效剂量范围之外的增加剂量，并不能提高疗效。煎剂的制备，一般是将槟榔切碎，先用热水300~500mL浸泡数h，而后用温火煎成200mL左右，于清晨空腹时1次服下。服药前1日晚禁食或进少量流质饮食。服药后可视具体情况在半至2h左右服硫酸镁20~30g。合并应用南瓜子的，则先服南瓜子粉80~125g，待半至2h左右再服槟榔煎剂，而后再服硫酸镁。服药完毕至排虫时间由半h至数h不等。治愈病例大多只服药1次，但亦有少数需服药2次或2次以上的。根据临床观察，新鲜槟榔较放置已久的效力大；槟榔煎煮前用水浸泡数h，较即时煎者疗效高；服用泻剂较不服泻剂的效果佳；槟榔煎剂采用十二指肠管注入法较口服法效果好而副作用少。槟榔与南瓜子合并应用，不但对牛肉绦虫效果显著，而且对短小绦虫亦可提高疗效。副作用有恶心、呕吐、腹痛及头昏、心慌，亦有引起呕血或肠阻塞者。经验认为，服药后保持安静，或煎剂冷服，或用2.5%明胶液滴定去除槟榔煎剂中的鞣酸，可以减少恶心、呕吐等副作用。此外，槟榔与阿的平联合治疗牛肉绦虫可提高疗效；槟榔与南瓜子、石榴皮联合治疗猪肉绦虫、短小绦虫亦有较好效果。

（四）治疗姜片虫病

治愈率自47.2~90%以上不等。一般服药后1~3h即可排出虫体。最快者为15~40min。药物制备与用法大体与治疗绦虫病相同。除采用单味煎剂外，尚有配合乌梅、甘草使用的。如配合黑丑研末内服，其疗效优于单味煎剂。

（五）治疗鞭虫病

槟榔切片或打碎，取100g，加水500mL浸渍12h以上，再煎至100~200mL，分成2~3等份于清晨空腹时分次服下，以防呕吐。服药前1日先服硫酸镁20~30g，服药后经3h不泻者可再服硫酸镁1次。也有主张服药前后不服泻剂的。服药1次无效者，5日后可再服1次。根据20例大便复查结果，其中转阴者占13例。另报告2例均治愈。

（六）治疗蛲虫病

报告的少数病例（3例）均获治愈，而多数病例（71例儿童），治愈率仅占38%，且反应较多；更有报告24例儿童治疗结果无1例治愈。用法：成人用3~4两；儿童5~7岁用25~30克。水煎清晨空腹1次服，3日后再服1次。

（七）治疗钩虫病

报告的疗效很不一致。有效率一般在55%或以上，最高的达91%，低的为32%。认为槟榔煎剂对于四氯乙烯无效病例更有卓效。用槟榔子制备煎剂才能奏效，用槟榔片则无效。但也有不少报告指出，无论槟榔子或片、煎剂，对于驱除钩虫均无效果或效果极差。槟榔用量一般为100~125g。槟榔煎液加糖调味可防止发生恶心、呕吐等副作用。肝脏有实质病变，肝功能减退时不宜服用。

（八）治疗蛔虫病

有效率为40~68%。大多数于服药后24h内排虫。用法：以新鲜槟榔切片作煎剂，14岁以上用60~90g，10~13岁50g，7~9岁40g。煎液可1次服完，或分3次于半h内服完。据观察，1次服的效果较分次服者为佳，但易引起呕吐。服药后数h服用硫酸镁1剂，可提高疗效。

（九）治疗牛带绦虫病

南瓜子粉配合槟榔粉煎剂及硫酸镁治疗牛带绦虫病64例，治疗后排虫率100%，治愈率100%。

（十）治疗青光眼

用槟榔片制成1∶1滴眼液，每5min滴1次，共6次；随盾30min1次，共3次；以后按病情每2h滴1次。眼压控制在正常范围后，每日滴2~3次，每次1~2滴，以防复发。对急慢性青光眼有缩瞳、降眼压作用。控制眼压效果较毛果芸香碱为优，而缩瞳作用比毛果芸香碱维持时间短。刺激性较毛果芸香碱稍大，一般点药后均有轻度疼痛和结膜充血，几min后可完全消失。

【传统应用】

一、药性与功效

（一）性味

果皮：味辛，性温。种子：味苦、辛，性温。

（二）功能主治

果皮：下气宽中，行气消肿。主治胸腹胀闷，水肿，脚气，小便不利。种子：驱虫，消积，下气，行水，截疟。主治虫积，食滞，脘腹胀痛，泻痢后重，脚气，水肿，疟疾[2]。

二、传统用法

内服：煎汤，6~15g，种子单用杀虫，可用60~120g，或入丸、散。果皮可煎水外用，或研末调敷。

【现代研究】

周文化等[9]以新鲜槟榔为主料，以金银花、甘草为辅料,经提取、过滤、制得槟榔固体饮料提取物，再以蔗糖作为甜味剂，以可溶性淀粉为增稠剂，经熬制、干燥、粉碎得槟榔固体饮料。采用正交试验，寻找槟榔固体饮料的最佳加工工艺。结果表明：槟榔固体饮料的最佳配方为槟榔11g，甘草1.0g，金银花0.6g；最佳提取条件为温度95℃，时间45min，料液比1：25；加糖量为15g，熬制时间15min，可溶性淀粉2.5g。产品溶解性、色泽、口味良好。

【参考文献】

[1] 广东植物研究所.海南植物志（第四卷）[M]. 北京:科学出版

社,1977：169.

[2] 国家中医药管理局《中华本草》编委会.中华本草（第八册）[M].上海:上海科技出版社,1999：439.

[3] 张橡楠. 槟榔化学成分和药理作用研究进展[J]. 生物技术世界，2012,（07）：9-10.

[4] 刘明生,杨卫丽.黎药学概论[M].北京：人民卫生出版社,2008.

[5] 古桂花,曾薇,胡虹,徐彷周,袁劲松.槟榔粗提物及槟榔碱对小鼠肝细胞凋亡的影响[J].中药药理与临床,2013,（02）:56-59.

[6] 孙娟，曹立幸，陈其城，蒋志，陈志强，周吕. 槟榔对健康人胃电图及胃动素、促肾上腺皮质激素释放激素的影响[J]. 中药新药与临床药理，2016,（02）：281-285.

[7] 张春江，吕飞杰，台建祥,等. 槟榔及其产品中生物碱成分的反相离子对高效液相色谱法测定[J]. 食品科学，2008，29（7）:345-347.

[8] 张慧娟.槟榔临床新用[J].辽宁中医学院学报,2004,（04）:320-321.

[9] 周文化、李忠海、崔阳阳,等. 槟榔固体饮料的加工工艺研究[J]. 中南林业科技大学学报，2009，29（5）:131-135.

薜荔 Bili

Ficus pumila L.

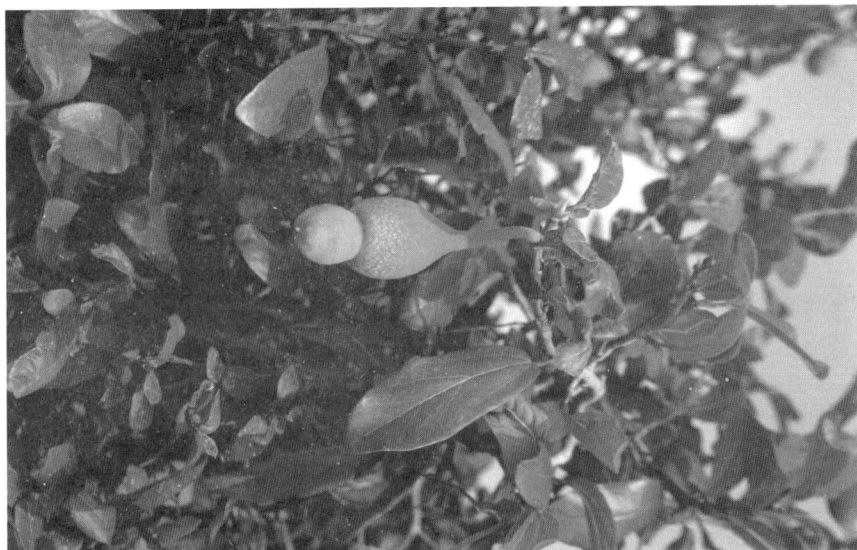

图1 薜荔原植物

【基本概况】

本品为桑科植物薜荔 *Ficus pumila* L.。别名："木莲"、"凉粉果"、"鬼馒头"、"凉粉子"、"木馒头"。全株入药，能祛风除湿，通血活络，解毒消肿。在海南产于昌江、白沙、儋州、文昌、万宁、保亭等地。常攀于残墙破壁或树上[1,2]。

【采收加工】

全年均可采取其带叶的茎枝，鲜用或晒干。

【生物学研究】

一、薜荔的植物形态学

薜荔（bìlì）攀缘或匍匐灌木，叶两型，不结果枝节上生不定根，叶卵状心形，长约 2.5cm，薄革质，基部稍不对称，尖端渐尖，叶柄很短；结果枝上无不定根，革质，卵状椭圆形，长 5~10cm，宽 2~3.5cm，先端急尖至钝形，基部圆形至浅心形，全缘，上面无毛，背面被黄褐色柔毛，基生叶脉延长，网脉 3~4 对，在表面下陷，背面凸起，网脉甚明显，呈蜂窝状。

叶柄长 5~10mm；托叶 2，披针形，被黄褐色丝状毛。榕果单生叶腋，瘿花果梨形，雌花果近球形，长 4~8cm，直径 3~5cm，顶部截平，略具短钝头或为脐状凸起，基部收窄成一短柄，基生苞片宿存，三角状卵形，密被长柔毛，榕果幼时被黄色短柔毛，成熟黄绿色或微红；总便粗短；雄花，生榕果内壁口部，多数，排为几行，有柄，花被片 2~3，线形，雄蕊 2 枚，花丝短；瘿花具柄，花被片 3~4，线形，花柱侧生，短；雌花生另一植株榕一果内壁，花柄长，花被片 4~5。瘦果近球形，有黏液。花果期 5~8 月。

常绿攀缘或匍匐灌木；含乳汁；小枝有棕色绒毛。叶异型、二型；在不生花序托的枝上叶小而薄，心状卵形，基部偏斜，几无柄，长约2.5cm，基部斜；在生花序托的枝上叶较大而厚，革质，卵状椭圆形，网脉凸起，长3—9cm，顶端钝，表面无毛，背面有短毛，网脉明显，突起成蜂窝状。隐花果单生于叶腋，梨形或倒卵形，长约5cm，径约3cm，有短柄。花期4~5月，果6月，瘦果9月成熟，果熟期10月。

花期4~5月，与无花果相似，花极小，隐生于肉质囊状花序托内，分瘿花、雄花、雌花三种，授粉是通过果苞包片错位覆盖处的空隙由一种小虫完成，果实的大小、产量高低与授粉效率有较大的关系。授粉后发育成倒卵形的复花果，长约5cm，基部生苞片，果顶部有乳头状凸起，宿存萼片。果实于8~9月成熟，老熟时囊果皮（外果皮）暗褐色，并自行3裂向外飘撒种子。种子白色或淡。

二、薜荔的传粉生物学研究

薜荔榕小蜂 *Blastophaga pumilae* 是薜荔的传粉昆虫，栖息于薜荔隐头花序中，在其生物学行为中以钻入花序产卵或传粉最为关键。

薜荔榕小蜂 *Blastophaga pumilae* 为薜荔 *Ficus pumila* 的传粉昆虫,雌雄二型,雌蜂有翅能飞行,进入薜荔隐头花序(以下简称花序)产卵或传粉,雄蜂无翅,完成交尾后死亡。薜荔雌雄异株,分别产生雌、雄花序。花序顶端孔道内着生数百苞片,致使花序腔与外界隔离。苞片由外至内可分为口部苞片、通道苞片和腔内苞片。花有3种类型:雌花序中仅有雌花,雌花花柱长,受粉后结实;雄花序中有瘿花和雄花,瘿花花柱短,柱头喇叭状,子房被小蜂产卵后发育成虫瘿,雄花迟熟待虫瘿中小蜂羽化之时花药方才开裂。雌小蜂出飞后花粉被传往新一期的花序[3]。

【栽培技术】

一、繁殖[4]

繁殖采用种子繁殖和扦插、嫁接及组织培养。目前多采用播种育苗和扦插法等繁殖。

(一)播种育苗

果实采摘后堆放数日,待花序托软熟后用刀切开取出瘦果,放入水中搓洗,并用纱布包扎成团用手挤捏滤去肉质糊状物取子,种子阴干贮藏至翌年春播。一般发芽率可达90%以上,成苗达85%以上:早春整地作畦耙平后,复1cm厚的黄心土,用木板整平床面撒播,复土以不见种子为度,洒透水,用竹弓支撑扣上薄膜和遮阳网,以利保温保湿和避免强阳光直射。

当温度在10℃~23℃时,10天可出苗,于4月中下旬阴雨天按株行距15cm×20cm移植于大田苗床,然后盖上遮阳网,按常规育苗管理,至9月中下旬揭去遮陌网进行日光锻炼,11月下旬扣上薄膜罩以防霜冻危害,翌年春可供造林。

(二)扦插

(1)扦插基质。常用1:1的黄心土和细河沙,有条件的可用蛭石、珍珠岩和谷壳灰作扦插基质。此外,还可采用无土水插法繁育,即用无污染的河水或井水,自来水必须在桶内盛放二天后再用,将剪好的插穗插入玻璃瓶内或其它容器内,插穗上半部可用钻孔的瓶盖或塑料板支撑固定,发根后移植于苗床。

(2)插穗选择。当年萌发的半木质化或一年生木质化的大叶枝条(结果枝)以及一年生木质化的小叶枝条薜荔(营养枝)都可选用。结果枝插条长12~15cm，营养枝长20cm，结果枝留叶2~3片，斜插于土内，深度为插条长的1/3，每平方m插40株；营养枝露出小枝平埋于土内或剪去3/5以下的小枝后斜插。扦插前可用25或50ppm的ABT生根粉液浸插条基部1~2h。

（3）温度、湿度和光的调控。一般从盖有透光度为50%的遮阳网的钢架或竹木架结构的大棚下建砖砌扦插床，床底先后各铺厚5cm的卵石和粗砂层，然后铺厚20cm的扦插基质。扦插后浇透水，用竹弓支撑盖上薄膜，四周用砖压紧，以利保湿保温。床内相对湿度保持在85%左右，土壤湿度10%左右即可；温度在25℃左右，当温度超过28℃时，在傍晚应揭开床的两头薄膜通风换气降温10~20min。有条件的可用全光照自动间歇喷雾装置的苗床扦插育苗。

（4）扦插时期 春、夏、秋三季都可扦插，以6月下旬~8月中下旬较适宜，此时日平均温度在25℃以上，利于生根。一般20天可产生愈伤组织，25~30天出现根眼点，40天长出新根。

（5）扦插成活率。结果枝一般在80%以上，营养枝可达95%以上。

（三）嫁接

在营养枝扦插成活后（一年生苗），或二年生的实生苗的基部进行芽接繁殖。

（四）组织培养

以薜荔的茎尖、带腋芽的茎段及幼叶作为培养材料，并为薜荔的生长与分化创造快速繁殖的条件。

二、移植造林

（一）造林地的选择

对土壤要求不严，酸性或中性环境均可生长，但以排水良好的湿润肥沃的沙质壤土生长最好。

（二）整地

对于连片基地造林，往往为红壤或黄壤岗地，因此必须进行撩壕整地或大穴整地，宽、深各50cm，在大树边或残墙断壁、围墙边应作高30~40cm，宽50cm见方的肥土墩。

（三）施足基地

在撩壕或大穴底部在栽前半个月回填草皮15cm厚，再填入猪牛栏粪或经堆沤的厩肥15cm，然后施下经过筛的垃圾土10cm，最后复入表土，土面高出原地面10cm。

（四）栽植

春季选阴天或晴天的16时后栽植，栽前用磷肥黄泥浆沾根或用100ppm的ABT6号生根粉液沾根。栽时做到藤蔓朝向攀附物、舒根、压紧并浇透水。

三、抚育管理

（1）在阳光直射的空旷地——基地造林后，还应在当日或次日为薜荔遮阳蔽荫至9月下旬，可用竹弓支撑遮阳网或搭架盖竹廉、麦杆、芦苇或茅草做成荫棚。

（2）松土除草，追施稀薄的尿素或复合肥液（400倍液），于5月、6月、8月、9月各追肥一次。

（3）注意排水和抗旱。

（4）基地造林后，在当年内用旧砖堆砌成墙垛，或搭好棚架，供薜荔攀附。

（5）为防薜荔幼小藤蔓攀附时滑落，用塑料带将藤蔓轻松地捆缚在树上或棚架柱上；对于栽在围墙或墙垛边的可用封口的胶纸带或用水泥粘在墙壁上。

（6）防牲畜践踏、啃食危害。

四、病虫害防治

（一）病虫害主要类型

主要病虫害为薜荔白绢病。

（1）症状。病害发生在植株基部，开始叶基部接近土壤处呈水渍状；不久变成褐色，腐烂，并产生白色绢丝状的菌丝层，多呈辐射状向根部附近土壤表面蔓延；最终导致整个叶丛枯死，在病部白色菌丝层中，还产生油籽大小的、初为黄白色后变为黄褐色的菌核。

（2）病原。白绢病是由一种名为齐整小核菌的真菌侵染所致。病菌以菌核在土壤中存活，对不良环境的抵抗力很强，能在土壤中存活3~5年。但是如果在水浸的情况下，只能存活3~4个月。

（3）发生规律。高温高湿的条件有利于病害发生，故在高温多雨的8~9月份发病严重；酸性沙质土壤以及被病菌污染的盆土或连作地容易发病，危害也重。

（二）病虫害防治方法

消灭侵染源及早清除病叶、病株、集中烧毁，以防止菌核入土壤中。

病株清除后对病穴可撒拌石灰或其他药土消毒处理。

【药学研究】

一、化学成分[5,6]

（一）果实中的化学成分

（1）三萜和甾醇类化合物。主要有蒲公英萜醇、蒲公英萜醇乙酸酯、白桦脂酸、熊果酸、3β,28-Dihydrolean-12-en、3β,28-Dihydrolup-20 （29）-ene、羽扇醇、羽扇豆醇乙酸酯、Rhoiptelenol、赤杨、胆固醇、芸苔甾醇、豆甾醇和β-谷甾醇。

（2）香豆素类化合物。天然毒素、佛手内酯、氧化前胡内酯、东莨菪亭、7-甲氧基香豆素。

（3）黄酮和黄酮苷类化合物。柚皮素、花旗松素、染料木素、芹菜、白杨素、木犀草素、三粒小麦黄酮、橙皮素、槲皮素、儿茶素、表儿茶素和芦丁等。

（4）其他成分。VE-FPL、α-生育酚、正二十九醇、正二十八酸（n-octacosanoic acid）、正四十醇、中肌醇、β-D-葡萄糖乙醇苷、胡萝卜苷。

（二）茎中的化学成分

佛手柑内酯、β-谷甾醇、6α-羟基豆甾-4-烯-3-酮、6β-羟基豆甾-4-烯-3-酮、3β-羟基豆甾-5-烯-7-酮、4-acetonyl-3,5-dimerhoxy-p-quinol、胡萝卜苷、柚皮素、金圣草黄素。

（三）其他部位中的成分

薜荔花粉蛋白质含量高达39.88%，总糖含量为18.83%，还含有一定量的脂肪酸、黄酮类物质和维生素（VB、VC、VE和胡萝卜素）。花被中含果胶32.70%，蛋白质3.80%，总糖量20.33%，总黄酮15.14%；薜荔籽中亦含有丰富的营养成分，其中果胶含量高达10.8%，远高于其他含果胶量高的植物果实。

二、药理研究

薜荔具有抗菌、增强免疫、抗肿瘤、抗诱导、抗炎镇痛、驱蛔虫、抗炎等活性成分。

（一）对免疫系统的影响[5]

薛荔果多糖有提高机体免疫力的作用，对化疗所致的免疫抑制现象似有纠正作用，且对放疗和化疗后的骨髓有一定的保护作用。

（二）抗肿瘤活性[5]

薛荔果多糖和薛荔籽的水洗黏液对小白鼠多种移植性肿瘤有显著的抑制作用。此外，薛荔亦可用于治疗其他恶性肿瘤[11]。

（三）抗菌活性[5]

薛荔对多种病菌如伤寒杆菌、志贺痢疾杆菌、大肠杆菌、枯草芽孢杆菌等有抑菌效果。对啤酒酵母、橘青霉和黑曲霉等真菌均无抑菌作用

（四）抗炎活性

毛彩霓等[7]比较了薛荔水提取物与乙醇提取物的抗炎作用。方法中采用二甲苯致小鼠耳廓肿胀法和醋酸致小鼠腹腔毛细管通透性增高法观察薛荔水提取物与乙醇提取物对炎症的抗炎作用。结果显示醇提取物对两种抗炎模型均有明显的抑制作用,能显著降低小鼠腹腔毛细血管通透性增加及抑制小鼠耳廓肿胀。表明薛荔药材乙醇提取物的抗炎效果优于水提取物。

（五）抗氧化活性

王晶晶等[8]对薛荔果实乙醇提取液抗氧化活性进行了初步分析。以不同体积分数（20%~95%）乙醇为溶剂,室温下经超声波辅助浸提,获得薛荔果实乙醇提取液.分别采用还原力法、DPPH法、TEAC法和FRAP法评估了不同提取液的抗氧化活性,并用Folin-Ciocal-teu法测定了提取液中总酚的质量分数。结果表明不同体积分数乙醇溶液获得的薛荔果实提取液表现出不同的还原力，清除DPPH.、ABTS.+能力及总抗氧化能力，乙醇体积分数对提取液的抗氧化活性影响显著，不同乙醇提取液的抗氧化活性从高到低依次为：80%，95%，60%，40%，20%，其中体积分数为80%的乙醇提取液的还原力、清除自由基及总抗氧化能力最强，在700nm处吸光值为1.04，清除DPPH.半清除率质量浓度为2.20 mg·mL^{-1}，TEAC值为2.36，FRAP值为157.1，此结果与其提取液中总酚的质量分数（2.50%）最高相一致。

（六）其他[5]

薛荔粗汁液或其中的蛋白部分能消化特定种类的寄生虫，活性成分对野兔不发生溶血作用。

三、质量评价：

（一）性状鉴别

茎圆柱形，节处具成簇状的攀缘根及点状突起的根痕。叶互生，长

0.6~2.5cm，椭圆形，全缘，基部偏斜，上面光滑，深绿色，下面浅绿色，有显著突起的网状叶脉，形成许多小凹窝，被细毛。枝质脆或坚韧，断面可见髓部，呈圆点状，偏于一侧。气微，味淡。

（二）含量测定

（1）总黄酮的含量测定。张恩景等[9]采用反相高效液相色谱法测定薜荔果药材中黄酮的含量。采用Phenomenex Gemini C$_{18}$色谱柱（250mm×4.6mm，5μm），流动相为乙腈–0.5%冰醋酸梯度洗脱，流速为1.0mL.min^{-1}，检测波长254nm，柱温40℃。结果芦丁在5~100μg·mL^{-1}浓度与峰面积呈良好的线性关系，平均加样回收率为98.8%。研究结果可为薜荔果质量标准的制订提供一定依据。

张朝辉等[10]采用超声提取技术对薜荔（*Ficus pumila* L.）叶、薜荔壳和薜荔子中的总黄酮含量进行了测定。以亚硝酸钠、硝酸铝和氢氧化钠为试剂，芦丁为对照，溶液浓度在10~50μg/mL范围内与吸光度呈良好的线性关系，线性回归方程为y=0.5199x+0.0029，相关系数为0.9999。在合适的提取条件下，测得薜荔叶、薜荔壳和薜荔子中总黄酮提取率分别为7.05%、3.94%和2.54%.结果表明，薜荔叶中的总黄酮含量明显高于在薜荔壳和薜荔子中的，对薜荔黄酮的提取具有一定的借鉴作用。

（2）儿茶素的含量测定。夏爱军等[11]建立了薜荔中儿茶素的含量测定方法。方法采用HPLC法进行测定，色谱柱为Agilent C$_{18}$（4.6mm×250mm，5μm）；流动相为乙腈–0.4%磷酸溶液（10∶90）；流速为1.0mL·min^{-1}；检测波长为280nm。结果薜荔中儿茶素含量在10.05~90.45μg·mL^{-1}范围内线性关系良好（r=0.9998）；平均回收率为99.17%，RSD为1.01%。所建立的方法简便快速、准确、灵敏、重复性好，可用于薜荔中儿茶素的含量测定。

（3）芦丁和绿原酸的含量测定。张朝辉等[12]采用HPLC法对薜荔不同部位中的芦丁和绿原酸含量进行了测定。方法采用Inert Sustain C18色谱柱，乙腈–0.2%磷酸水溶液作为流动相，对薜荔叶、薜荔壳和薜荔籽中的芦丁和绿原酸含量进行了测定比较。结果表明：芦丁和绿原酸在25~200μg·mL^{-1}范围内的浓度与峰面积均呈良好的线性关系，平均回收率分别为101.4%和99.2%；薜荔不同部位中绿原酸的含量顺序为：薜荔叶＞薜荔壳＞薜荔籽；薜荔叶中芦丁含量远远大于薜荔壳和薜荔籽。本方法简单、快速、准确，重复性好，可以明确了解薜荔中不同药用部位绿原酸及芦丁的含量差异，为薜荔的进一步开发利用提供理论依据。

四、临床应用[5]

（一）治疗遗精

龙骨薛荔山莓汤治疗遗精症36例，经一个疗程治愈8例，2个疗程治愈17例，3个疗程治愈6例，好转5例，治愈率86.1%，好转率13.9%，总有效率100%。

（二）治疗胃粘膜异型增生

用四君子汤以益气健脾补虚，用莪术、徐长卿、白花蛇舌草等以行气活血化痰兼清郁热，配伍藤梨根30g，木馒头15g以清解癌毒，经患者坚持服用后，均能改善临床症状，控制病情进展。

（三）治疗肿瘤

临床中取其活血、补肾、解毒之功，用治各类肿瘤。若兼瘀血内阻，如肿瘤转移至骨骼所引起的疼痛，木馒头更为常用。木馒头常用量为12~15g。

（四）治疗急慢性鼻窦炎

"荔花鼻窦炎片"由薛荔和角花胡颓子组成，具有祛风利湿，消炎解毒等功效，临床用于治疗急慢性鼻窦炎。

【传统应用】

一、药性与功效

味酸、性凉。祛风除湿；活血通络；解毒消肿。主治风湿痹痛；坐骨神经痛；泻痢；尿淋；水肿；疟疾；闭经；产后瘀血腹痛；咽喉肿痛；睾丸炎；漆疮；痈疮肿毒；跌打损伤。

二、传统用法

内服：煎汤，9~15g（鲜品60~90g）；捣汁、浸酒或研末。外用：适量，捣汁涂或煎水熏洗。

【现代研究】

一、食品开发

食用山区农民将薜荔的果皮和花被制作凉粉，其果胶含量达32.70%，蛋白质含量为3.80%，含糖量达20.33%，粗纤维含量为5.05%，维生素和矿质元素丰富，且脂肪含量极低为2.67%，因而属于低脂、低热量食品。经研究，薜荔种子果胶含量为15.5%、Vc、VE及胡萝卜素含量超过花被中的含量，粗蛋白含量为15.7%，粗纤维含量为26.2%，大大超过花被及果皮，且含有人体所必需的8种氨基酸，矿质元素极为丰富，可抑制肿瘤细胞生长的微量元素硒，含量高达717μg/g。因此，为提高果胶及其他有效成分的提取率，建议制作薜荔凉粉和果冻时，将种子粉碎与果皮和宿存花被的粉碎物一起制凉粉和提取果胶。

二、园林绿化

由于薜荔的不定根发达，攀缘及生存适应能力强，且为常绿植物，在园林绿化、美化山石、护坡、护堤、既可保持水土，又可观叶、观果。

【参考文献】

[1] 陈焕镛.海南植物志（第二卷）[M]. 北京:科学出版社,1965：395.

[2] 国家中医药管理局《中华本草》编委会.中华本草（第二册）[M].上海:上海科技出版社,1999：499.

[3] 陈勇，李宏庆，马炜梁.薜荔榕小蜂产卵和传粉行为[J]. 昆虫学报，2003（01）：35-39.

[4] 吴松成.薜荔的开发利用及栽培技术[J].中国野生植物资源，2001（02）：51-52.

[5] 刘明生,杨卫丽.黎药学概论[M]. 北京：人民卫生出版社,2008.

[6] 肖文琳，陈文豪，宋小平等. 薜荔茎化学成分的研究[J]. 中成药，2015（08）：1734-1737.

[7] 毛彩霓，杨卫丽，刘明生. 薜荔药材两种提取物的抗炎作用研究[J].

海南医学院学报，2010，16（10）：1256–1258.

[8] 王晶晶，李均，陈炳华,等. 薛荔果实乙醇提取液抗氧化活性的初步分析[J]. 福建师大学报（自然科学版），2009，25（1）：110–114.

[9] 张恩景，马莉. 薛荔果的生药学研究及其黄酮的含量测定[J]. 中南药学，2013（8）：610–613.

[10] 张朝辉，丁芳林. 薛荔中的总黄酮含量测定研究[J]. 湖北农业科学，2016，55（14）：3727–3729.

[11] 夏爱军，韦少宣，廖厚知. HPLC法测定薛荔中儿茶素的含量[J]. 解放军药学学报，2015（4）：333–334.

[12] 张朝辉，丁芳林. HPLC法同时测定薛荔中的芦丁和绿原酸含量[J]. 中国野生植物资源，2016，35（5）：37–40.